常见病外治疗法丛书·刘万里 主编

内科常见病外治疗法

颜延凤 主编

中国中医药出版社
·北京·

图书在版编目（CIP）数据

内科常见病外治疗法 / 颜延凤主编 . —北京：中国中医药出版社，2017.9
（常见病外治疗法丛书）
ISBN 978 - 7 - 5132 - 4338 - 4

Ⅰ.①内…　Ⅱ.①颜…　Ⅲ.①中医内科—常见病—外治法　Ⅳ.① R250.5

中国版本图书馆 CIP 数据核字（2017）第 166957 号

中国中医药出版社出版
北京市朝阳区北三环东路 28 号易亨大厦 16 层
邮政编码　100013
传真　010-64405750
廊坊市三友印务装订有限公司印刷
各地新华书店经销

开本 710×1000　1/16　印张 24.5　字数 343 千字
2017 年 9 月第 1 版　2017 年 9 月第 1 次印刷
书号　ISBN 978 - 7 - 5132 - 4338 - 4

定价　75.00 元
网址　www.cptcm.com

社 长 热 线　010-64405720
购 书 热 线　010-89535836
维 权 打 假　010-64405753

微信服务号　zgzyycbs
微商城网址　https://kdt.im/LIdUGr
官 方 微 博　http://e.weibo.com/cptcm
天猫旗舰店网址　https://zgzyycbs.tmall.com

如有印装质量问题请与本社出版部联系（010-64405510）
版权专有　侵权必究

《常见病外治疗法丛书》编委会

主　编　刘万里（南京中医药大学附属南京市中西医结合医院）

主　审　艾炳蔚（南京中医药大学附属医院　江苏省中医院）

副主编　钮晓红（南京中医药大学附属南京市中西医结合医院）

　　　　王　旭（南京中医药大学附属南京市中西医结合医院）

编　委　（按姓氏笔画排序）

　　　　于红娟（南京中医药大学第三附属医院　南京市中医院）

　　　　王　睿（南京中医药大学附属南京市中西医结合医院）

　　　　王元钊（南京中医药大学附属南京市中西医结合医院）

　　　　卢岱魏（南京中医药大学附属南京市中西医结合医院）

　　　　叶　进（南京中医药大学附属医院　江苏省中医院）

　　　　边　逊（南京中医药大学附属南京市中西医结合医院）

　　　　刘文生（南京中医药大学附属南京市中西医结合医院）

　　　　刘德佩（南京中医药大学附属南京市中西医结合医院）

　　　　孙　刚（南京中医药大学附属南京市中西医结合医院）

　　　　孙玉明（南京中医药大学附属医院　江苏省中医院）

　　　　杜长明（南京中医药大学附属南京市中西医结合医院）

　　　　李　芳（南京中医药大学附属南京市中西医结合医院）

　　　　李新珍（南京中医药大学附属南京市中西医结合医院）

　　　　杨　江（南京中医药大学附属医院　江苏省中医院）

　　　　杨　明（南京中医药大学附属南京市中西医结合医院）

　　　　杨　璞（南京中医药大学附属南京市中西医结合医院）

　　　　杨润华（南京中医药大学附属南京市中西医结合医院）

　　　　杨增敏（南京中医药大学附属南京市中西医结合医院）

　　　　沈　波（南京中医药大学附属南京市中西医结合医院）

　　　　张永文（南京中医药大学附属南京市中西医结合医院）

　　　　张苏闽（南京中医药大学第三附属医院　南京市中医院）

　　　　陆　勤（南京医科大学附属妇产医院　南京市妇幼保健院）

　　　　郑艳辉（南京中医药大学第三附属医院　南京市中医院）

郑培华（南京中医药大学附属南京市中西医结合医院）

姚　昶（南京中医药大学附属医院　江苏省中医院）

夏承志（南京中医药大学附属南京市中西医结合医院）

钱春发（南京中医药大学附属南京市中西医结合医院）

徐天舒（南京大学医学院附属鼓楼医院）

徐梅昌（南京中医药大学附属南京市中西医结合医院）

黄子慧（南京中医药大学附属南京市中西医结合医院）

崔　倪（南京中医药大学附属南京市中西医结合医院）

章一凡（南京中医药大学苏州附属医院　苏州市中医医院）

韩元龙（南通市第六人民医院）

颜延凤（南京中医药大学附属南京市中西医结合医院）

戴奇斌（南京中医药大学附属南京市中西医结合医院）

《内科常见病外治疗法》编委会

主　编　颜延凤（南京中医药大学附属南京市中西医结合医院）

副主编　郑艳辉（南京中医药大学第三附属医院　南京市中医院）

　　　　徐天舒（南京大学医学院附属鼓楼医院）

　　　　章一凡（南京中医药大学苏州附属医院　苏州市中医医院）

编　　委（按姓氏笔画排序）

　　　　马士荣（南京中医药大学附属南京市中西医结合医院）

　　　　王玉娟（南京大学医学院附属鼓楼医院）

　　　　王东旭（南京中医药大学附属南京市中西医结合医院）

　　　　王光铭（南京中医药大学附属南京市中西医结合医院）

　　　　王智强（南京中医药大学附属南京市中西医结合医院）

　　　　邓　旭（南京中医药大学附属南京市中西医结合医院）

　　　　史国娟（南京中医药大学附属南京市中西医结合医院）

　　　　卢岱魏（南京中医药大学附属南京市中西医结合医院）

　　　　白牧鑫（南京中医药大学附属南京市中西医结合医院）

　　　　吉　庆（南京中医药大学附属南京市中西医结合医院）

　　　　朱　莹（南京中医药大学附属南京市中西医结合医院）

　　　　朱云仙（南京中医药大学附属南京市中西医结合医院）

　　　　刘　彦（扬州大学医学院附属医院　江苏省苏北人民医院）

　　　　刘　欣（南京中医药大学附属南京市中西医结合医院）

　　　　达坤林（南通大学附属第三医院　南通市第三人民医院）

　　　　孙　刚（南京中医药大学附属南京市中西医结合医院）

　　　　孙　蓉（南京中医药大学附属南京市中西医结合医院）

　　　　阮建国（南京大学医学院附属鼓楼医院）

　　　　李　芳（南京中医药大学附属南京市中西医结合医院）

　　　　李　明（南京大学医学院附属鼓楼医院）

　　　　李　敏（南京中医药大学附属南京市中西医结合医院）

　　　　杨润华（南京中医药大学附属南京市中西医结合医院）

　　　　杨晓辉（南京中医药大学附属南京市中西医结合医院）

杨　璐（南京中医药大学附属南京市中西医结合医院）

杨　蕾（南京中医药大学附属南京市中西医结合医院）

吴永钧（南京中医药大学附属南京市中西医结合医院）

吴　昊（南京中医药大学附属南京市中西医结合医院）

吴　聪（南京中医药大学附属南京市中西医结合医院）

吴定坤（南京中医药大学附属南京市中西医结合医院）

吴剑钰（南京中医药大学附属南京市中西医结合医院）

沈　波（南京中医药大学附属南京市中西医结合医院）

汪　洋（南京大学医学院附属鼓楼医院）

陈　娇（南京中医药大学附属南京市中西医结合医院）

陈昱倩（南京中医药大学附属南京市中西医结合医院）

张会芳（苏州大学附属第三医院　常州市第一人民医院）

张永文（南京中医药大学附属南京市中西医结合医院）

张妮娅（南京中医药大学附属南京市中西医结合医院）

张　波（南京中医药大学附属南京市中西医结合医院）

张　林（南京中医药大学附属南京市中西医结合医院）

郑培华（南京中医药大学附属南京市中西医结合医院）

胡　佳（南京中医药大学附属南京市中西医结合医院）

钱春发（南京中医药大学附属南京市中西医结合医院）

徐　佳（南京中医药大学附属南京市中西医结合医院）

徐梅昌（南京中医药大学附属南京市中西医结合医院）

唐　鸿（南京中医药大学附属南京市中西医结合医院）

夏豪天（南京中医药大学苏州附属医院　苏州市中医医院）

黄柏文（南京中医药大学附属南京市中西医结合医院）

黄玉珍（南京中医药大学附属南京市中西医结合医院）

缪冬梅（南京中医药大学附属南京市中西医结合医院）

鞠　娟（南京中医药大学附属南京市中西医结合医院）

戴奇斌（南京中医药大学附属南京市中西医结合医院）

前言

　　中医药学是中华民族原创的医学科学，是中华文明的重要组成部分，几千年来在保障中华民族的繁衍昌盛方面做出了巨大贡献，即使在现代医学飞速发展的今天，中医药仍在为维护人民健康发挥不可替代的作用。经过历代医家的不断摸索总结与经验传承，中医药学已经建立了从理论到临床的一个非常完善的诊治体系，在疾病的预防、诊断与治疗方面独具特色，在众多中医治疗方法中，外治法历史悠久，自成体系，具有非常重要的地位；它既可独立使用，也可与其他疗法结合使用，具有简便验廉的特点，深受广大医护人员与患者的欢迎，目前广泛应用于临床。

　　中医外治疗法的内容非常丰富，据有关文献记载多达 400 余种，概括起来可分两大类：药物外治法、非药物外治法。在治疗范围上一般分内病外治、外病外治两大类，具体到临床，外治法又分为内科疾病外治法、外科疾病外治法、妇科疾病外治法、儿科疾病外治法、骨科疾病外治法等。常用的外治疗法包括：按摩、熏洗、敷贴、膏药、脐疗、足疗、耳穴疗法、针灸、物理疗法等百余种。与内治法相比，外治法具有"殊途同归，异曲同工"之妙，对"不肯服药之人，不能服药之症"，尤其对危重病症，更能显示出独特的疗效，故有"良丁（高明的医生）不废外治"之说。

　　为整理规范中医外治疗法，传承中医治疗特色，推广中医适宜技术，让更多的临床医生，尤其是基层医生、全科医生系统了解中医外治疗法，进而学习掌握其治疗范围、适应病症、操作要点，更好地服务于临床，提高临床疗效，江苏省中西医结合学会外治法专业委员会会同南京市中西医结合医院的上百位中医外治专家及临床医师共同撰写了本丛书。

　　江苏省中西医结合学会外治法专业委员会是江苏省中医药系统成立较早的专业学会，集中了全省在外治法使用方面具有丰富经验的中医专家，而作为学会主委单位的南京市中西医结合医院是江苏省中西医结合学会外治法研究中心，医院的传统特色专科——中医外科（瘰疬、骨痨）是国家中医药管理局的重点专科，外治疗法效果突出，在全国有较大的影响力；在此基础上医院一直鼓励各临床专科医生使用外治疗法，均已形成各专科自己的外治特色。

丛书分为五个分册：《内科常见病外治疗法》《外科常见病外治疗法》《妇科常见病外治疗法》《儿科常见病外治疗法》《骨伤常见病外治疗法》。各分册均分上篇和下篇两个部分。上篇为总论，主要介绍本专科常用的外治方法；下篇为各论，主要介绍外治疗法在疾病治疗中的具体运用，以疾病为纲，治疗方法为目，按优先推荐次序分别列举临床技术成熟、疗效可靠的外治疗法，详细说明其适应证、操作方法、疗法特点及注意事项等，并在临床应用方面也加以论述，部分病种还附有插图和典型案例。全套书力求行文简明扼要，重点突出疗法的临床实用性和操作规范性，共总结了内科、外科、妇科、儿科、骨伤等共计 170 余个病种的外治疗法，可谓汇集目前各临床专科常见病种外治疗法之大成。

丛书编写从 2015 年 9 月启动以来，得到了江苏省中西医结合学会、南京市中西医结合医院、中国中医药出版社领导的大力支持，参加编写的专家投入了大量的时间和精力，倾注了大量的心血，历时一年半，终于得以完成。但因编者能力水平有限，疏漏之处在所难免，恳请广大读者与同道提出批评意见，以便再版时修正。

期待这套丛书的出版发行，为广大临床医生及中医爱好者提供中医外治疗法的专业上乘之作，以便更好地推广中医外治技术，进一步突出中医的诊治特色，提高临床疗效，最终为广大患者服务。

江苏省中西医结合学会外治法专业委员会主任委员

南京市中西医结合医院院长　　刘万里

2017 年 5 月

编写说明

外治法在中医内科学体系中，与内治法一样，也是一个重要的治病方法，近年来日益被人们重视，其内容丰富，应用广泛，操作方便，备受历代医家推崇，并不断充实发展。中医内科学的范围极为广泛，主要以脏腑的病因病理指导辨证施治，外治法在某些程度上有中药内治所不及的优点。本书的出版能让临床医生开阔思路，选用外治法，提高疗效。

我们组织专家学者共同编撰了这本《内科常见病外治疗法》。编写过程中，我们在收集古籍记载的基础上，总结现代临床经验，关注最新成就及发展方向，希望通过本编委会的工作，唤起大家对中医内科外治法的重视，继往开来，开阔思路，学会和运用更多的医疗技术，推动中医的综合发展。

本书分上篇总论和下篇各论两部分。总论介绍中医内科外治发展的历史、种类、作用机制及特点、应用原则、使用现状，并展望了中医内科外治的发展前景。各论肺系病证、心系病证、脾胃系病证、肝胆系病证、肾系病证、气血津液病证、肢体经络病证共七个章节展开阐述，涉及病种四十余种，每一病种按病症概述、外治方法及参考文献体例编写。其中重点介绍外治方法，列举其适应证、操作方法、疗法特点、注意事项和临床应用体会。

本书作者主要来自南京中医药大学附属南京市中西医结合医院和江苏省中西医结合学会外治法专业委员会，都是本单位、本地区的技术骨干。共有55名专家和经验丰富的临床医生参与了编写工作，书中所述的外治疗法包含了原著者和编写者的智慧和心血。同时，该书的编写，得到了中国中医药出版社的大力支持和帮助。经过调研会议、论证会议、主编会议、各专业编写会议、审定稿会议，确保了该书的科学性、先进性和实用性。在此一并表示衷心的感谢！

本书可供从事中医内科、推拿、针灸、康复理疗专业的临床医师、医学生以及对外治疗法感兴趣的读者阅读。

《内科常见病外治疗法》编委会

2017年6月

目录

上篇 总论

第一节 绪 论

一、关于外治法

中医外治法是与内治法相对而言的一个重要治病方法，概而言之，除口服药物以外施于体表或从体外进行治疗的方法均属外治法的范畴。如临床上常用的敷贴、熏蒸、浸浴溻渍、吸入、热烘等皆属之。随着中医学理论体系的完善，有些外治法（如针灸、推拿等）已形成了专门学科。至于用其他外治法治疗各种疾病，近年来日益被人们重视，长期以来不断充实发展，其内容丰富，应用广泛，操作方便，在某些程度上尚有内服药所不及的效果。

二、关于中医内科外治法

中医内科学的范围极为广泛，包括常见的时行病、内伤杂病等，主要以脏腑的病因病机指导辨证施治，治疗时多采用内服法，临床主要用汤药、丸、散以治里，而很少使用诸多外治法，以致方法单一，手段匮乏，是为莫大的遗憾。

事实上，早在商周时代，人们便使用灸、熏、浴等多种外治法治疗内科疾病，这些治法在马王堆墓出土的《五十二病方》中有多处记载。《素问·五常政大论》中也有记载："上取下取，内取外取，以求其过。"汉代张仲景的《伤寒杂病论》中，有熏、洗、浴、膏等剂型，多用于治疗内病。他用火熏法发汗、猪胆汁蜜煎导便、赤小豆纳鼻、出汗过多还用温粉外扑法；《金匮要略》痉湿篇谓"病有头中寒湿，故鼻塞，内药鼻中则愈"。妇人病篇谓"用蛇床子散作坐药治妇人阴寒"。脏腑经络先后病脉证篇则强调在临床中对"导引、吐纳、针灸、膏摩"的运用。唐代孙思邈在《千金要方》中收集医方4500多首，其中有1200余首外治方，运用了50多种外治法，涉及内、外、妇、儿各种病症。该书载有许胤宗治柳太后中风不语，用大剂黄芪防风汤熏蒸而苏醒的例证。与孙思邈同时代的王焘在《外台秘要》中也收集了大量外治方，如用苦参煎汤淋浴治小儿身热等。宋代《和剂局方》中也有云母膏、万金膏、神仙太乙膏等的记载。清末吴师机将中医基础理论与民间大量的外治经验相结合，提出了一整套外治方法，他的代表著作《理瀹骈文》是一部承前启后的外治全书，他认为外治法在内科治疗中占有十分重要的位置，与中药内治有异曲同工之妙。在书中提出"凡病多从外入，故医有外治法，经文内取外取并列，未尝教人专用内治也"，"外治必如内治者，先求其本，本者何？明阴阳，识脏腑也……外治之学所以颠扑不破者此也；所以与内治并行，而能补内治之不及者此也。"

三、关于出版本书的意义

随着医学分科的细化，内科医师大多存有一个误区：认为外治法只是指外科疾患而言。只知用汤药、丸、散以治里，而对内科疾患，一般都采取药物内服治疗，很少采用膏药、丸、散等外治法，以致方法单一，手段匮乏，是为莫大的遗憾。外治法在中医内科学体系中，与内治法一样，也是一个重要的治病方法，在某些程度上尚有中药内治所不及的优点，本书的出版能让临床医生开阔思路，提高疗效。

本书在收集古籍记载的基础上，总结现代临床经验，关注最新成就及发展方向，希望通过本编委会的工作，唤起大家对中医内科外治法的重视，继往开来，学会和运用更多的医疗方法，以推动中医的综合发展。

第二节　外治法分类

外治法包括的内容很多，大致可概括为药物疗法、非药物疗法两大类。因非药物疗法中针灸、推拿等相继独立成为专科，故本书主要介绍外用药物疗法治疗内科疾病。

一、药物治疗

（一）穴位敷贴法

通过辨证论治选取相应经络的腧穴或在病灶局部选择适当的阿是穴组方取穴贴敷，组方取穴宜少而精，一般不超过 2 ~ 4 个穴。

1. 操作方法　调敷散剂一般多用开水，也有用其他溶液调敷，若加强清热解毒可用鲜野菊花叶、金银花叶、蒲公英全草等捣汁；欲活血化瘀宜用酒；软坚散结宜用醋；疏风解表散寒用姜、葱、韭、蒜捣汁；缓和药性，润泽肌肤宜用植物油、猪油、蜂蜜等。用油膏刀或小木棍将调敷药物均匀摊在穴位敷贴的中间，薄厚适中，贴在相应穴位上。（图 1）

选择适宜的外治穴位或部位，是提高外治疗效的措施之一。外感疾病多取督脉经的百会、囟门、大椎、陶道穴。吐泻、腹痛、胀满，多用任脉的上脘、中脘、神阙及膀胱经的脾俞、胃俞、大肠俞等穴。还有一些具有特殊功能穴位，也可根据病情适当选用。下面介绍几种常见敷贴要穴。

涌泉：涌泉穴属足少阴肾经的起始穴，就是肾经的"井穴"，其治病颇多，可用于厥证、鼻衄、惊风的急救，又能用于实热、虚阳上浮之证，此穴起着引火归元、回阳救逆之效。

神阙．神阙穴位于腹部中央，它与十二经脉、五脏六腑息息相通，整个机体的生理与之有密切的联系。在病理上，也有着不可分割的相关性。《医学源始》

中记载:"人之始生先于脐与命门,故为十二经脉始生,五脏六腑之形成故也。"因此,神阙穴敷贴药物就能防治疾病,是统治上、中、下焦疾病的常规主穴。此外古人也常把脐作为保健强壮的有效部位。如太乙真人熏脐法、彭祖小续命蒸脐应用艾灸脐(神阙)穴,就能防治百病,益寿延年。

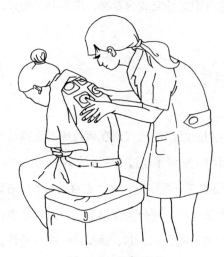

图 1　穴位敷贴法

2. 疗法特点

(1)操作方法简单,易学易用,使用安全。

(2)适应证广,治疗范围广泛,不仅一方治一病,而且一病有多方,使用灵活,疗效显著。

(3)价格低廉,药物大都是常用的中草药。

3. 注意事项

(1)孕妇禁用。

(2)眼、口唇、会阴部等部位禁用。

(3)过敏体质者或对药物、敷料成分过敏者慎用。

(4)贴敷部位皮肤有创伤、溃疡者禁用。

（5）治疗期间禁食生冷、海鲜、辛辣刺激性食物。

（6）敷药后尽量减少出汗，注意局部防水。

（二）熏洗法

熏洗法是用药物煎汤趁热在患部熏蒸和浸洗的方法。使药物在热力作用下渗透入机体，促进其腠理疏通，气血流畅。此法不但适用于外科疾患，对内科疾病也有一定疗效，如外感、痹证、痿证、痛证等病证。中医内科常用的熏洗疗法有熏蒸法、浸洗法、熏洗结合等类型。

1. 操作方法

（1）熏蒸法：又称蒸气熏法、中药蒸气浴，有全身与局部熏蒸二种，是利用药物水煎加热蒸发的药气熏蒸患处或局部以防治疾病的方法。（图2）

全身熏蒸：将加热煮沸的中药煎剂倾入较大的澡盆中，于盆上放置带孔横木架，患者裸坐其上，外盖布单或毛巾，不使热气外透，仅露头面进行蒸熏。一般熏蒸15～30分钟。熏蒸治疗后患者要卧床休息，不要求冲洗。可每日或隔日治疗1次，5～10次为1个疗程。

局部蒸熏：基本方法同全身熏蒸，让患者将患部置于容器汤液面上方，最好以毛巾覆于患部与容器，以免热气外逸。

（2）浸洗法：根据作用部位可以分为全身和局部浸洗法。

全身浸洗：将药物用量加倍，煎汤倒入浴盆里，待药汤温度适宜，患者浸于药汤内沐浴，以汗出为度。浸洗完毕后，擦干全身，用浴巾盖住，卧床休息，如能稍睡片刻更好，待消汗以后再换穿衣服。

局部浸洗：基本方法同全身浸洗，根据病情需要，把患者局部浸于药汤15～30分钟，可每日或隔日治疗1次，5～10次为1个疗程。

（3）熏洗结合法：将药物煎汤倒入清洁消毒的脸盆中，先与盆保持一定距离，进行头面部、眼部、手足四肢等部位熏蒸，待药液温度适宜后再进行沐洗。

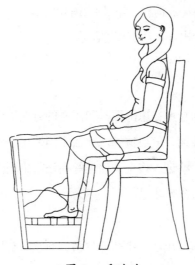

图 2　熏洗法

2. 疗法特点

（1）直达病所，奏效迅捷：熏洗疗法是药物直接作用于皮肤、孔窍、腧穴等，使药物直达病所，故能充分发挥药物作用，局部疗效明显优于内治，且取效迅速。如前后二阴疾患用熏洗、坐浴法治疗，则药专力宏，奏效迅捷。

（2）独特给药途径：熏洗疗法是药物借温热之力通过体表、孔窍直接作用于机体而发挥作用。这样就避免了药物口服后被各种消化酶分解破坏的弊端，从而提高了药物的利用度。再者，对不能口服药物或鼻饲困难或小儿难以服药者，以及久病体虚或脾胃运化功能障碍，难受攻补者，均可应用。

（3）适应范围广：熏洗疗法不但能直接作用于体表、孔窍、腧穴，以发挥局部治疗作用，而且能通过经络、气血以调整内在脏腑阴阳失调、功能失常。所用药物可随症加减，且有内服药物的灵活性，这就决定了熏洗疗法具有广泛的适用性。

（4）安全稳妥，毒副作用少：熏洗疗法属于外治法，治疗从体表开始，这就决定了以下两点：一则药物在血中浓度很低，在局部浓度较高，避免药物因直接进入循环而对肝、肾等脏器造成损害。二则可以随时观察患者的适应性和耐受性，以便决定治疗的中止或延续，从而防止毒副作用的发生，正如《理瀹骈文》所说："外治法治而不效，亦不致造成坏症，犹可另易他药以收效，未若内服不当则有贻误病机之弊。"

（5）廉便效验，易于推广：熏洗疗法无需特殊或昂贵的设备，使用方便，随时随地都可采用，不受环境条件的限制。很多熏洗药物的药源丰富，可就地取材，减少开支。故熏洗法既简便易行，又经济实惠，且效果显著，为广大患者所喜用，有利于普及和推广。

3. 注意事项

（1）熏洗时室温适宜，熏洗后出汗多，待汗解后外出。

（2）药汤温度要适宜，洗法多用温热浴液，但若病情需要，亦可用冷浴液洗浴。

（3）详细询问既往病史、药物过敏史、传染病及寄生虫病史，妇女还需问月经及妊娠情况。在全身熏洗过程中，如患者感到头晕及不适，应停止洗浴，卧床休息。有过敏反应者，不得使用致敏药物。有传染病及寄生虫病史者，避免交叉传染。月经期间，不宜坐浴或熏洗阴部。妊娠者，芳香走窜通窍之品也宜慎用或禁用。

（4）如熏洗无效或病情反而加重者，则应停止熏洗，或同时合用内治等其他疗法，或改用其他方法治疗。

（5）熏洗后注意避风保暖，防止再次感受风寒。

（三）中药保留灌肠法

中药保留灌肠是药物经肛管自肛门灌入，保留在直肠或结肠内，通过肠黏膜吸收而达到治疗疾病的目的。

1. 操作方法 将中药药液缓慢滴入患者肠道，保留灌肠 30～60 分钟，每日 2 次。（图 3）

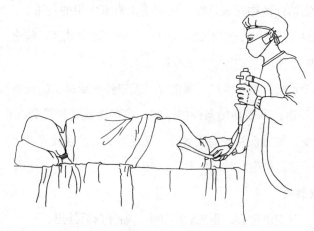

图 3　中药保留灌肠法

2. 疗法特点　中药保留灌肠改变了传统给药途径，使药效直达病所，以局部治疗为主，局部药物浓度高，避免了肝脏首过消除效应，使药物生物利用度得到充分发挥。

3. 注意事项

（1）肛门、直肠和结肠等手术后，或大便失禁、下消化道出血者，以及妊娠妇女等禁用。

（2）在保留灌肠操作前，应了解病变部位，以便掌握灌肠的体位和肛管的插入深度。

（3）灌肠前，应嘱患者先排便，肛管要细，插入要深，压力要低，药量要少。

（4）药液温度要适宜，一般为 39 ~ 40℃。

（5）灌肠筒要消毒处理，肛管一人一用，用后按《医疗废弃物管理办法》规定处理。

（四）药熨法

药熨法是用炒热布包直接在疼痛部位或穴位上外熨的治疗方法。具有外敷药物及按摩的协同作用。如用生姜煨热切片，推熨前额、太阳穴以治风寒头痛；用生葱半斤切碎，酒炒，布包，推熨神阙及小腹以治尿潴留。

1. 操作方法 多采用芳香性药物研成药末或粗粒，炒热后用布包（或袋装）置患部熨敷，或在患部往返推移，使皮肤受热均匀。（图4）

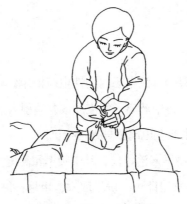

图4 药熨法

2. 疗法特点

（1）药熨的作用时间较持久，热量可较好、较温和地渗透，即使体质虚弱之人也可承受。

（2）药熨法作用范围大，适用于患处范围较大者。

（3）药熨法中所用药物多为辛温之类，有振奋全身阳气，特别是温补命门之火的作用，更适合于因命门火衰而致之寒痹者。正气虚弱之人感受寒邪，因缺乏命门之火温煦而导致四肢厥冷、血脉凝滞者，药熨法更加适合应用。

3. 注意事项

（1）热熨时注意温度，以免引起烫伤，药熨袋温度控制在50～60℃。药熨过程中若冷却后应立即更换或加热，若患者感到局部疼痛或出现水疱应立即停止操作，并进行相应处理。

（2）熨法一般需要裸露体表，故操作时应注意室温适宜，空气清新，注意避风,以免感受风寒。

(3)皮肤过敏、破溃及糖尿病周围循环障碍者不宜用此疗法。

(4)孕妇及月经期避免此疗法。

(5)药熨过程中要注意观察患者的情况,如有头昏、心慌等不适应立即停止治疗。

(五)中药电离子导入法

中药电离子导入疗法是根据直流电场内同性电荷相斥,异性电荷相吸的原理把中药煎液应用直流电离解,将中药离子经皮肤或黏膜引入病变部位从而发挥作用的治疗方法,国内各地已生产有电离子导入治疗机。

1. 操作方法 用中频药物导入治疗仪,其中频率和温度控制如下:前者将频率控制 2.5KHz;后者控制在常温即可。辨证取穴,用量:每日 1 次,每次 2 片,每片约 3mL 药液;用法:相应中药煎剂加入专用贴片中,撕去贴片背纸,半湿纱布清洁皮肤,连接电极然后接通电源,一般有微弱或中强度的针刺感即可;时间:每次 30 分钟,每日 1 次。(图 5)

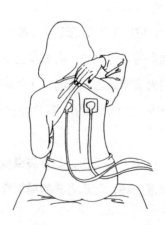

图 5 中药电离子导入法

2. 疗法特点

（1）该方法能最大限度地提高患处的药物浓度，有利于促进药物经皮吸收。

（2）避免肝脏的首过效应以及胃肠因素的干扰与吸收作用。

（3）直流电能够直接刺激局部穴位以及病变部位，从而达到改善血液循环、修复病损组织，使药物的作用放大，从而产生强大的治疗作用。

3. 注意事项

（1）中药离子导入在使用时应注意使电极板紧贴治疗部位；注意根据受试者的耐受程度调节电流的刺激强度。

（2）药垫的加热温度不宜过高；直流电和药物对人体软组织的电解过程产生的酸碱度，会使少数人放置电极板的局部皮肤有瘙痒或起药疹，应避免手挠，可用酒精棉球或抗过敏软膏涂擦。

（3）防止药垫与电极板的震动，避免电流击伤肌肤。

（4）以下人群禁用或慎用：妊娠或哺乳期妇女；对直流电或药物过敏的患者；重要脏器病变患者；有皮肤病或皮肤受损者；肢体神经损伤导致感觉不灵敏或感觉缺失患者，以及预置金属电极板部位有严重皮肤疾病或皮肤损害的患者。

（六）超声雾化吸入法

超声雾化吸入主要是依靠超声波的声能，将药液转变成雾状水汽由呼吸道吸入到患者体内，中药汤剂由超声震荡雾化形成细小而均匀的颗粒，吸入后有效成分可直接作用于病变部位。

1. 操作方法 根据具体病情选定中药方剂，按常规方法煎制中药。使用雾化机将药液雾化，让患者吸入雾化的药剂，雾化吸入每日1次，每次半小时，一般一周为1个疗程。

2. 疗法特点 通过患者的呼吸直接将药物以雾化的形式输送到其呼吸道内，提高呼吸道内药物浓度，迅速改善其咽喉不适、咳嗽、咳痰等症状。操作方便、安全、用药剂量小、见效快、副作用少。

3. 注意事项

（1）严格消毒，防止交叉感染，人均一个雾化面罩。

（2）先将患者口鼻腔内的分泌物清理干净，以免影响吸入效果。

（3）调节雾化量的大小，一般由小到大，缓缓增加。

（4）治疗时尽量采用坐姿，以免吸入过程出现呼吸不畅，烦躁和缺氧等不适症状，密切观察患者反应，尤其是呼吸、心率等变化。

二、非药物治疗

非药物外治法是指不用药物，单纯以手法或器械治病。如拔火罐、刮痧、放血、埋线、冰敷及针刺、推拿、牵引、按摩、气功、导引等。

（一）针刺法

针刺法是运用各种针刺入穴位，通过经络、腧穴的作用，以及应用一定的手法，来通经脉，调气血，使阴阳归于相对平衡，使脏腑功能趋于调和，从而达到防治疾病的目的。

1. 操作方法 近部与循经取穴为主，辅以阿是穴。针刺时以病在皮肤、肌肉宜浅刺，病在筋骨宜深刺留针，病在血脉可放血，取穴辨证选取。

2. 疗法特点

（1）适应证广泛，可用于内、外、妇、儿等科多种疾病的治疗和预防。

（2）治疗效果迅速和显著，如镇静、镇痛等作用。

（3）操作方法简便易行，价格低廉，副作用少，可以配合其他疗法进行综合治疗。

3. 注意事项

（1）过度劳累、饥饿、精神紧张的患者，不宜立即针刺，需待其恢复后再治疗。

（2）体质虚弱的患者，刺激不宜过强，并尽量采用卧位。

（3）避开血管针刺，以防出血。有自发性出血倾向或因损伤后出血不止的患者，不宜针刺。

（4）皮肤感染、溃疡、瘢痕部位，不宜针刺。

（5）进针时有触电感，疼痛明显或针尖触及坚硬组织时，应退针而不宜继续进针。

（二）推拿疗法

推拿是根据中医学理论，以辨证为原则，按病情施以不同手法，在一定部位或穴位上操作，以达疏通经络、调和气血阴阳、扶正祛邪的作用。

1. 操作方法　操作者立于患者一侧，沿着特定区域擦推拿揉，力要作用在皮下，推至皮肤潮红。

2. 疗法特点

（1）适应证广泛，可用于内、外、妇、儿等科多种疾病的治疗和预防。

（2）操作方法简单易学，方便易行，价格低廉，可以配合其他疗法进行综合治疗。

（3）安全稳当、易于接受。

3. 注意事项

（1）推拿前术者一定要修剪指甲，不戴戒指、手链、手表等硬物，以免划破患者皮肤，并注意推拿前后个人的卫生清洁。

（2）推拿前患者要排空大、小便，穿好舒适衣服，需要时可裸露部分皮肤，以利于推拿。

（3）推拿前术者要审症求因，明确诊断，全面了解患者的病情，排除推拿禁忌证。

（4）取穴精准，掌握常用穴位取穴方法和操作手法，以求取穴精准，手法正确。

（5）用力恰当，用力过小起不到应有的刺激作用，过大易产生疲劳，且易损伤皮肤。

（6）循序渐进，推拿手法的次数要由少到多，推拿力量由轻逐渐加重，推拿穴位逐渐增加。

（7）推拿的1个疗程以10～15次为宜，疗程之间宜休息2～3日。

（三）拔罐法

拔罐疗法是以罐为工具，利用燃火、抽气等方式，排除罐内空气，造成负压，使罐吸附于施术部位，使皮肤充血、瘀血，以达到防治疾病目的的一种疗法。

1. 操作方法　目前临床常用的有竹罐、玻璃罐、陶罐等。拔罐的方法有多种，最常用为火罐法中的闪火法，具体操作为：选择室内温度在20～25℃，温暖无风处。患者采取俯卧位，充分暴露背部，嘱患者放松背部肌肉。施术者选取罐若干，用95%的酒精以闪火法将罐吸附在相应穴位上，火罐停留8～10分钟取下。

2. 疗法特点　罐法开泄腠理、扶正祛邪，作用于皮部－孙脉－络脉－经络系统，通过良性刺激使机体产生自我调整，在调整中行气活血、舒筋通络、消肿止痛、祛风除湿，进而抵抗外邪，保卫机体。其方法简便，可操作性强，患者易于接受，值得临床推广。

3. 注意事项

（1）注意选择适当体位和肌肉丰满，富有弹性的部位，以防掉罐。

（2）拔罐时要根据所拔部位的大小而选择大小适宜的罐。操作时必须迅速，才能使罐拔紧，吸附有力。

（3）皮肤有溃疡、水肿及大血管所在部位不宜拔罐；高热抽搐者不宜拔罐；孕妇的腹部和腰骶部也不宜拔罐。

（4）常有自发性出血和损伤性出血不止的患者不宜使用拔罐法。

（5）如出现烫伤，小水疱可不必处理，任其自然吸收；如水疱较大或皮肤有破损，应先用消毒针刺破水疱，放出水液，或用注射器抽出水液，然后涂以龙胆紫，并以纱包敷，保护创口。

（四）刮痧法

刮痧是在中医经络腧穴理论指导下，用特制的器具，在体表进行相应的手法刮拭，出现皮肤潮红，或红色粟粒状，或紫红色，或暗红色的血斑、血疱等出痧变化，达到活血透痧、防治疾病等的一种外治法。

1. 操作方法 刮痧按手法又分为直接刮法和间接刮法。大部分情况下可以用刮痧工具直接接触皮肤，在体表的特定部位反复进行刮拭，直到皮下出现痧痕为止。但儿童、年老体弱和某些皮肤病患者，尚需在刮拭部位上放一层薄布类物品，然后再用刮痧工具在布上间接刮拭。

刮痧部位通常在背部或颈部两侧，根据病情需要，选择适合的部位。患者取舒适体位，充分暴露其被刮部位，并用温水洗净局部，采用光滑的刮板，蘸取刮痧介质（温水或凉开水，也可用植物油、刮痧油，液状石蜡或凡士林等作为介质），在体表特定部位反复刮动、摩擦，一般10～20次即可。

2. 疗法特点 刮痧疗法历史悠久，简便易学，操作安全，应用广泛，经济实惠，保健治疗兼顾，具有调理脏腑气血阴阳，舒筋通络，活血化瘀等良好的功效，深受民间欢迎。

3. 注意事项

（1）午老体弱者应轻手法。

（2）空腹、过度疲劳、低血糖、过度虚弱和神经紧张患者忌刮；低血压、特别怕痛的患者轻刮。

（3）刮拭的速度自然平稳，刮至局部出现痧点或微紫红斑块为止。不可强求出痧量的多少，切忌盲目追求出痧的程度，避免机械作用下的皮下出血。

（4）皮肤病如溃疡、严重过敏、痣瘤、皮下有不明原因包块、新鲜的伤口禁用此法。

（5）凝血机制障碍疾病如白血病、血小板减少等禁用此法。

（6）治疗后 1～2 天内，如刮拭部位出现疼痛、痒、虫行感、冒冷热气或皮肤表面出现风疹样变化等现象，均为正常。

（7）刮痧也和针灸一样，有可能像晕针一样出现晕刮。症状多表现为头晕、面色苍白、心慌、出冷汗、四肢发冷，恶心欲吐等。遇到这样的情况时首先要冷静，立即让患者平卧并饮用糖水。

此外，还有一些其他非药物外治法，如耳穴贴压法，是在耳针基础上发展起来的一种新疗法，一般采用植物种子（如王不留行籽、油菜籽、白芥籽、绿豆、白胡椒、花椒籽等），或磁性金属粒等为药子（亦称药豆），在耳穴上贴压，刺激耳穴，发挥治疗作用。耳穴贴压方法简便，疗效确切，且无组织损伤等副作用。仅短短数年间，其临床应用发展十分迅速，并研制出了不少耳穴治疗仪器。目前广泛用于内科疾病，如慢性支气管炎、支气管哮喘、血小板减少性紫癜、高血压、冠心病、神经衰弱、减肥、戒烟、血管神经痛、胆石症等。

第三节　内科疾病外治作用机制及特点

一、内科疾病外治法按作用方式进行分类

　　内科疾病外治法种类繁多，各具其作用原理，但总的来说，是施行各种外治手段于人体体表局部或穴位，透达腠理，载药内达于脏腑，或调节经络气机，发挥整体效应，使失去平衡的脏腑阴阳得以重新调整和改善，从而提高机体抗病能力。根据外治手段的不同大致可按作用方式分为三类：

　　1. 药物外治作用　是以药物敷贴、熏洗、蒸气吸入、离子导入等使其通过皮肤、鼻腔、口腔、直肠等部位的黏膜及肺部、眼部等处深入人体内部而发生治疗作用，有与内服药一样的效果，不同的只是给药途径的不同。此外针对病情在相应的经络穴位上外用药物，既对穴位有一定的刺激作用，又可使药物通过经络的传导而发挥全身的治疗作用。

　　2. 非药物外治作用　没有使用药物，仅用辅助的温热刺激、机械物理刺激等作用，直接刺激局部经穴而调节经络气血运行，而发挥治疗效果。

　　3. 综合作用　既有药物外治，还有辅助的温热刺激、机械物理刺激等作用，一方面加快药物的渗透、吸收，另一方面直接刺激局部经穴而调节经络气血运行，相辅相成发挥更大的治疗效果。

二、内科疾病外治作用机制

（一）药物外治作用机制

　　目前，许多学者进行了外用中药的实验研究，研究表明中药直接作用于体表，可通过皮肤的通透性，直接进入人体内部的体液—血循环—器官而发生治疗作用，它不受胃肠道消化液消化酶的影响，作用迅速，疗效可靠，且皮肤间层还有贮存作用，使药物在体内吸收的浓度曲线平缓，避免了口服注射给药中时间—

血流曲线上表现出的"峰谷"现象。其中颇具代表性的中药透皮促进剂有促渗与治疗双重作用，正越来越受到国内外研究机构的重视。

常用中药外治法的药物吸收部位，主要归纳为皮肤、鼻腔、口腔、直肠等部位的黏膜及肺部、眼部等处。

1. 皮肤吸收 药物经皮肤吸收途径，主要通过表皮角质层细胞，细胞间质及汗腺、毛囊、皮脂腺等，某些药物通过一种途径，多数药物可通过多种途径吸收。以敷脐法为例，脐又名"神阙"，内联五脏六腑、外联四肢百骸。近代研究表明，脐局部无皮下脂肪，表皮角质层较薄，药物易于穿透，而且脐下两侧有腹壁下动脉和下静脉，布有丰富的血管网。中医在长期临床实践中创用了多种可以改善皮肤对药物吸收条件的方法，如药熨法和药摩法可提高皮肤温度，降低皮脂温度，加快局部血液循环而促进药物的吸收。熏洗法可湿润皮肤，增强角质层的水合作用等。近年来皮肤给药新剂型不断问世，如高效驱虫透皮涂布剂，是利用药物中含有透皮吸收的促进剂，可使药物呈分子或亚分子状态均匀地分布于基质，而迅速、均匀地透皮吸收进入血液循环。中药透皮吸收技术也不断被应用，其具有防护膜、活性物质胶质、控制释放的微孔膜和含药黏附层等四层结构，可使药物控制释放持续作用 72 小时。此外，超声波也可以促进药物透皮吸收，在使用植物药外敷时，配合超声波能增大植物药有效成分的溶出量，促进药物成分的透皮吸收。

2. 鼻腔吸收 中医鼻药法历史悠久，无论是取嚏法、喷鼻法，还是滴药法、塞药闻药法等都是通过鼻黏膜的吸收途径。鼻黏膜分布丰富的血管，鼻黏膜上的纤毛又增加了药物吸收的有效表面积。因此，鼻腔用药也可获得较好的疗效。

3. 肺部吸收 肺部给药的快速吸收，主要是通过吸入气雾剂实现的。药物雾化成微粒，经鼻腔喷入，可直达肺泡囊。不但能迅速起局部作用，也可迅速吸收而起全身作用，其吸收速度，甚至不低于静脉注射剂。

此外还有口腔吸收、眼部吸收。肠道吸收等，因内科外治应用不多见，此处不详细阐述。

（二）非药物治疗作用机制

1. 局部作用 不使用药物，而通过温热、机械物理刺激等作用，直接刺激局部经穴而调节经络气血运行，发挥治疗效果。例如热熨法可扩张局部毛细血管，加速血液循环。隔物灸通过热传导和热辐射激发调整身体机能。冷敷疗法可使局部组织代谢减慢，毛细血管收缩，起到消肿止痛的作用。按摩推拿疗法可以使局部肌肉黏滞性减少，可以缓解肌肉韧带粘连。皮肤针通过叩刺头部增加脑血流量，改善局部供血，从而改善毛囊营养，最终起到生发的作用。日光疗法通过红外线可促进皮肤及深层组织新陈代谢，促进细胞再生。磁石疗法除改善皮肤功能外，还可以使致痛物质分解酶的活性增强，加快致痛物质的排泄。

2. 整体作用 人是一个整体。虽内外有别，但其间必然存在着一种特殊的联系。这种建立特殊联系的通路正是经络。经是主干，是通往周身四肢的要道，络是分支，是网络系统，由正经、奇经、支络、孙络等组成。其内属脏腑，外络肢节，才得沟通内外，贯穿上下。它将内部脏腑同外部的各种组织、器官，紧密地联系在一起，使人体各部分的功能保持着相对的协调和平衡。

例如按摩推拿疗法作用于体表，通过体表—内脏反应的通路，来调节内脏的功能，皮肤针亦具有此作用。从神经生理学的角度来看，缓和、轻微的连续刺激有兴奋周围神经的作用，但对中枢神经有抑制作用，急速较重且时间较短的刺激有抑制周围神经和兴奋中枢神经的作用。此外，头针疗法尚可改善脑血流图。许多非药物疗法还可以通过神经体液机制起作用。如针刺镇痛，目前研究其作用主要是提高痛阈，增加疼痛的耐受力，降低了痛觉的敏感性。大量实验研究表明，针刺镇痛作用与神经体液机制有很大关系，主要是激发许多神经元活动，释放多种神经介质，如 5- 羟色胺、内啡肽、乙酰胆碱。此外，许多非药物疗法还具有调节周围神经作用，从而通过反射通路调节脏器的功能。

　　针灸疗法、按摩推拿疗法、气功疗法等具有改善肺通气与肺换气功能，改善呼吸运动，缓解支气管痉挛。如哮喘的治疗，按摩推拿疗法取定喘、风门、肺俞、肩中俞等穴，采用先轻柔渐而加重的手法，通过神经机制，使支气管扩张，抑制其分泌，使血管收缩，达到平喘的目的。

　　针灸疗法、气功疗法、传统心理疗法、磁石疗法、音乐疗法、热熨冷敷疗法等可以改善心律，心率，改善或影响心肌收缩力和冠状动脉的血液循环等作用。针刺对血管的作用，表现为调整血管舒缩功能，改善微循环，双向调节毛细血管的通透性。根据选穴不同，针刺对不同部位如心脏、脑部等的血管均具有调节作用。针刺疗法、音乐疗法、气功疗法、按摩推拿疗法、磁石疗法等具有降血压作用。

　　气功疗法的调息作用，可以调节膈肌升降对内脏起按摩作用，使胃肠蠕动加快，消化液分泌旺盛。气功疗法可使胃电振幅、频率、节律发生改变，促进肝胆分泌胆汁。

　　针刺亦可提高胆汁分泌量，而且可以调节胆管运动和降低奥狄氏括约肌的张力，具有利胆排石作用。针刺疗法可以改善食管的运动，促进唾液腺的分泌。

　　按摩手法，通过兴奋副交感神经，使降结肠、直肠蠕动增加，肛门内括约肌松弛，促进排便。长期轻柔按摩刺激背部腧穴，可兴奋迷走神经，使胃肠活动加强，而重刺激则兴奋胃肠交感神经，抑制胃肠活动，缓解平滑肌痉挛。按摩疗法也可使白细胞吞噬能力加强，血清中补体效价增加。

　　艾灸疗法可以加强网状内皮系统的吞噬功能。可见，某些非药物疗法具有调节体液免疫、细胞免疫的作用，可以调节特异性及非特异性免疫功能。总之，有关中医非药物疗法作用机理的现代研究虽取得一定的实验结果，但仍很不深入，而且主要侧重在针灸疗法、气功疗法、按摩推拿疗法等几个常用疗法。有些疗法虽然观察到有一定的临床疗效，但对其作用机制的研究十分粗浅或缺乏。因此，揭示中医非药物疗法作用机理的奥秘，还有很多工作要深入开展，相信随着系统整理和研究、运用中医非药物疗法，以及科学技术的发展，中医非药物疗法的作用机理必将得到更为全面，更加完善，更加系统深入的阐述。

三、内科疾病外治法特点

外治法与内治法具体方法虽然不同，但二者基础理论是一致的，疗效相当，在不同疾病上二者各有特色。此外，外治法尚有方法众多；应用部位多，治疗范围广；操作简便；副作用少；防病治病，康复保健等特点。这些是内治法所不及的。

1. 方法众多 外治法不断总结和创新，方法日益增多，从种类上看外治法，目前至少也有百余种，如药物外敷、熏洗、热熨、电离子导入、针灸、拔罐、推拿按摩、耳穴贴压、电磁、微波、振动、冷冻等等疗法。当然，有些方法则是原有外治法的延伸、综合或交叉的结果，如药物外敷根据药物的性状不同可以分为硬膏敷贴、油膏敷贴、箍围药敷贴、掺药敷贴等。操作器具品种也较为多，如针具、温灸器、罐、小夹板、各种治疗兜带、治疗支架、各种电动按摩器械等。操作方法多样化，如毫针疗法中，除提插法、捻转法、循法、弹法、刮法、摇法、飞法、震颤法等常用手法外，还有补泻等各种方法。按摩推拿疗法的基础手法有百余种，这些基础手法可组成数百种复合手法。

2. 应用部位多，治疗范围广 外治法应用部位广泛，可用于体表、肛门、阴道、鼻腔、耳道等部位。治病范围广泛，就单一疗法而言，其临床适应范围也十分广泛，如药物贴敷一种方法就可治疗数百种疾病，如面瘫、高热、疟疾、咳喘、腹痛、神经痛、夜尿症、尿潴留、腹水、高血压、心绞痛、风湿痹痛、疳积、胁痛、癥瘕……针灸疗法可以治疗临床各种常见病、疑难病。按摩推拿疗法对内科常见病也有显著疗效，如推拿降压，推拿止胃痛等等。

3. 操作简便 一般外治法药源广，无须特殊的仪器和设备，一般器具取材也十分方便且经济实用，易于普及。例如。家庭入厨葱、姜、蒜、茴，都能作为药来敷贴。肚脐、足心这些浅显穴位一提便知。按摩推拿疗法、心理疗法等多数情况下不必使用特殊辅助用品，是一种经济而方便的治疗方法。

4. 副作用少 中医外治疗法创伤性少，除器械疗法中的针刺、三棱针、小针刀，瘢痕灸、化脓灸有轻度的创伤性之外，大多数疗法无明显的创伤性。其毒副作用较之药物内服疗法的副作用大为减少。当然，这里强调中医外治疗法副作用少，是与其他疗法比较而言的，并不是说其无副作用。

5. 防病治病，康复保健 中医外治疗法不仅具有广泛的临床治疗作用，而且也是防病和康复保健的重要手段。从康复角度来看，针灸、气功、推拿、心理疗法、传统体育疗法等对脑血管疾病等引起的功能障碍、心理障碍都具有良好的功能康复作用，从保健角度来看，许多外治疗法都具有调节人体代谢功能，调节机体免疫功能，增强机体防病抗病能力，调节机体平衡，抗衰老等作用。通过学习和医生的指导，可以作为自我健身手段，如自我按摩，自我气功锻炼等，均成为一种简便的强身保健方法。

第四节 内科疾病外治应用原则

一、以中医理论为基础

1. 整体性原则 中医内科外治主要基于中医学的整体论学术思想。人体体表与内在脏腑是一个有机的整体，紧密地联系。例如心，其华在面，其充在脉，把脉与心联系在一起，心又开窍于舌，而舌乃心之苗，察舌之候，可知心病之变。其他脏腑也是如此。这表明人体的外在形体组织与官窍和脏腑有着若干的内在联系，病理上内外相互影响，脏腑的病变往往可在体表的某一部位出现相应的病理征象，例如少阳肝胆疾病，两胁多可出现疼痛；脾胃病变双足三里穴常有压痛点等。相反，体表的病变亦可影响到脏腑的机能，而出现相应的症状，例如疔疮可毒走脏腑等。因此，吴师机说："外治按其位，循其名，核其形，就病治病，皮毛隔而毛窍通，不见脏腑恰直通脏腑也。"中医内科外治的道理即源于此，虽然外治于表，而实质也在于治里。

2. 辨证论治原则 辨证论治是中医学的基本治疗原则，在应用外治法时不可忘却。一般来说，大凡外治皆本内治之理，外治方药亦多由内治方药所变通，只是使用方法不同而已。因而内治辨证的一般原则、步骤、方法、基本内容和要求都适用于外治。

例如寒性腹痛，无论什么原因所引起，都可用吴萸、生姜之类贴敷或热熨，以达温经散寒之功效；热性腹痛，则可用川黄连粉、大黄粉调敷以泻热解毒。一穴可据辨证不同施以不同之药，一药亦可因不同归经而用于不同经穴。同理，一法可治诸多病证，也可依理对某一病证施以各法。如灯心草爆灸角孙穴可治痄腮，亦可以治鼻衄；涌泉穴敷大蒜对鼻衄有效，对虚火牙痛也有良益；风池穴贴敷可结合手法按摩，按摩同样亦可以借助散、膏、丸之类，然后再行手法。这就充分体现了中医药辨证施治的灵活性。

二、综合治疗

根据临床需要，可依据病情急缓、病程长短、疾病难易选准非药物外治疗法、药物外治疗法或两者结合，是提高疗效的重要途径。如果有把握，可选用非药物或药物外治法中的一种治之，如果没有把握或用一种外治法无效或效果不好时，可考虑非药物、药物以及两者结合的多种综合疗法，也可以与内治法或者现代医学结合起来。传统的外治技术与现代技术相结合，传统的外治技术，如刮痧、挑治、割治、火针、导药、吹喉等技艺很多，可与现代技术（包括现代医学技术）进行有机地结合，不仅能使传统技术得以继承，而且利用现代科学技术使之发扬，结合起来，用于外治，如中药离子导入、超声雾化、红外线、磁疗等，使适应证更加扩大，疗效更优，总以治愈疾病为首务。

三、安全性原则

药物外治虽然具有使用方便、直达病灶的特点，以及避免肝脏首过效应及胃肠因素干扰等特点，但近年来随着中药外用的增加，临床应用过程中亦有不良事件发生。《中国药典》《药品标准》等法典对其所收载的外用中药或制剂的定性定量测定方法不断丰富完善，并大幅增加了外用中药安全性检查项目。如对外用橡胶膏剂首次提出不得检出致病菌的检查要求，并规定眼用制剂按无菌制剂要求，明确用于烧伤或严重创伤的外用剂型均按无菌要求等内容，以提高外用中药制剂的质量标准。在药品质量可控的基础上，保证了中药临床外用安全有效。我们在临床用药方面，要注意外用中药的用法用量，配伍禁忌，特殊人群禁忌等内容，关注外用中药不良反应方面，对外用中药中可能存在的安全隐患进行总结和防范，提高中药外治的安全性，使中药外治理论体系不断完善。

非药物外治法在临床使用时也要时刻遵循安全原则，规范操作流程，合理判断病情，选择最佳治疗方法，同时还需注意其适应证和禁忌证，减少不良事件的发生。

第五节 内科疾病外治现状及展望

随着科学技术的发展，人们已经注意到现行用药方式所存在的问题。如口服给药，药物经口腔，进入人体后，沿途受到化学物质或酶的分解，抵达病灶时大受影响，因而，难以达到预期的药效。注射用药，又给患者带来了一定的痛苦，也有许多不便。因此，寻找新的给药途径，已成为当今医药上一项新的研究课题。中医外治法的历史悠久，内容丰富，多种多样，疗效确实，有很强的生命力和广阔的前景。中医外治在近十多年来不断发展，大量的外治法基础研究与临床研究文章发表，新的中医外治方法和外治产品也层出不穷，各种外治法培训班也相继开展，中医外治法的热潮正在形成。

中医外治法虽然有所发展。但是，有些问题尚待解决：一是有关中医外治法的文献整理工作，没有系统地进行。要将分散在一万余种中医学文献中的有关外治的内容，进行全面、系统、科学的整理，取其精华去其糟粕为今所用。只有站在几千年前辈的肩上，才有可能攀登外治疗法的新高峰。二是从事中医外治法的专业人员非常匮乏，且多数在基层或民间，由于条件的限制，不能用现代的科学技术和先进设备，对其进行研究提高。中医外治法人才队伍的建设问题要提到战略高度去重视，可先办培训班，同时要积极争取纳入国家中医药高等教育轨道，鼓励有条件的临床、教学与研究的单位建立外治法诊疗专科，采取多渠道、多途径、多层次的人才培养机制，造就一批中医外治学科带头人。三是外治法的基础理论和临床研究探索渐趋活跃，但深度欠缺，高质量的机理和临床研究仍欠缺。要在取得良好临床疗效的基础上再开展机理研究，机理研究设计要突出中医特色，消化吸收创造性地利用一切优秀科学的手段和方法为我所用，不要老在低水平上起步，要开展多侧面的研究，并将各个侧面研究有机地结合起来，临床方面积极开展多中心，大样本，双盲对照实验，采用系统评价的方法证明其疗效，为临床提供决策证据奠定基础。四是中药外用的使用率不高，中药渗透力低，制约临床应用率不可否认，体外试验我们的方药是很有效应的，但是在加工应用赋形剂之后，影响其渗透性和透皮力，很难达到疗效的标准，传统的外治方法往往已不能适应时代发展的要求，应与现代技术相结合，进行剂型改革，提高外治疗效。上述问题，亟须获得解决。

综上所述，我们要正视目前存在的问题和不足，不断继承和创新，相信具有悠久历史的中医内病外治法，在与现代科技相结合的进程中，必将发挥它独有的特色和优势，为人类的健康事业做出更大的贡献。

（沈 波）

下篇 各论

第一章　肺系病证

第一节 感 冒

感冒是感受触冒风邪或时行病毒，引起肺卫功能失调，出现鼻塞，流涕，喷嚏，头痛，恶寒，发热，全身不适等主要临床表现的一种外感疾病。感冒又有伤风、冒风、伤寒、冒寒、重伤风等名称。感冒有普通感冒与时行感冒之分，中医感冒与西医学感冒基本相同，普通感冒相当于西医学的普通感冒、上呼吸道感染，时行感冒相当于西医学的流行性感冒。中医外治法在感冒中的运用，是在辨证论治的基础上运用药物或非药物治疗方法作用于皮肤、经穴上，以达到治疗目的。常用的方法有药熨、拔罐、穴位贴敷、中药离子导入法、艾灸等疗法。

一、药熨疗法

1. 适应证 风寒感冒证。

2. 操作方法 选用外感伤寒方（南京市中西医结合医院肺病科协定方）：苍术 30g，羌活 30g，枯矾 10g，葱白 3 把。先将配制好的药物打碎，置于炒锅中炒热，在翻炒的过程中，可以根据病情酌加酒、醋等敷料；炒热后以绢布包裹适量熨剂，趁热直接熨于神阙穴。待其温度降低，则可更换药包熨引。每日 1 次，每次持续熨引 20 ~ 30 分钟，一般 3 次为 1 个疗程。

3. 疗法特点 中药热熨法首先是通过热的刺激对局部气血的调整，而温热刺激配合药物必然增加了药物的功效，辛香解表中药在温热环境中特别易于吸收，由此加强了疏风散寒的作用。

4. 注意事项 熨法忌用于皮肤破损处、身体大血管处、局部无知觉处、孕妇的腹部和骶部、腹部包块性质不明，以及一切炎症部位；禁用于实热证。

5. 临床应用

杜艳等人随机将 71 例患者分为治疗组 36 例和对照组 35 例，治疗组使用中药熨烫疗法，对照组内服开瑞坦、复方甘草合剂。结果：治疗组总有效率与对照组相比，有显著性差异。结论：以中医外治为主的综合疗法对风寒感冒有较好的疗效。

二、火罐疗法

1. 适应证　感冒中的风寒证、风热证、暑湿证。

2. 操作方法　先用干净毛巾，用温水将拔罐部位擦洗干净，然后用闪火法，将罐子扣住在皮肤上，风寒感冒选取大椎、肺俞。风热感冒选取大椎、尺泽。暑湿感冒选取肺俞、曲泽、委中。留罐时间为 3 ~ 6 分钟。起罐时左手轻按罐子，向左倾斜，右手食、中二指按准倾斜对方罐口的肌肉处，轻轻下按，使罐口漏出空隙，透入空气，吸力消失，罐子自然脱落。每日 1 次，以 3 日为 1 个疗程。

3. 疗法特点　拔罐通过温热和局部机械刺激，可以加强局部组织气体交换，促进局部血液循环，促进汗腺分泌，有发汗退热作用。

4. 注意事项

（1）体位须适当，局部皮肤如有皱纹、松弛、疤痕凹凸不平及体位移动等，罐易脱落。

（2）在使用多罐时，火罐排列的距离一般不宜太近，否则因皮肤被火罐牵拉会产生疼痛，同时因罐子互相排挤，也不宜拔牢。

（3）如留罐时间过长，皮肤会起水疱，小的水疱不需处理，防止擦破引起感染；大的水疱可以用针刺破，流出泡内液体，用碘伏液消毒，覆盖消毒敷料，防止感染。

5. 临床应用

刘洪玲等将 62 例外感发热患者随机分为治疗组 30 例、对照组 32 例。对照组予安痛定 2mL 肌肉注射，并口服清开灵颗粒 3g，每日 3 次；治疗组在对照组治疗的基础上施以大椎及肺俞穴刺络拔罐，少商、商阳穴点刺放血并配合背部拔罐。观察两组临床治疗效果及体温下降 0.5℃的起效时间及退热时间。结果表明：治疗组起效时间和退热时间皆优于对照组。结论：点刺放血配合刺络拔罐，对风热感冒发热具有明显的退热效果。

三、穴位贴敷疗法

1. 适应证　感冒的风寒、风热、暑湿证。

2. 操作方法　辨证选取相应经络的腧穴或在病灶局部选择适当的阿是穴组方取穴贴敷，组方取穴宜少而精，一般不超过 2 ~ 4 个穴，风寒感冒选取大椎、肺俞、合谷、列缺；风热感冒选取大椎、合谷、曲池、尺泽；暑湿感冒选取肺俞、至阳、阴陵泉、足三里、曲泽、委中。药物选取葱白、生姜、白芥子，按 3：1：1 比例取药研末，加适量白酒或醋调匀，每穴位取 2g，贴药范围勿大。每日 1 次，以 3 日为 1 个疗程。

3. 疗法特点　穴位贴敷疗法可以通过皮肤使药物渗透于相应的穴位，进入血液循环，发挥治疗作用。

4. 注意事项

（1）孕妇禁用。

（2）过敏体质者或对药物、敷料成分过敏者慎用。

（3）贴敷部位皮肤有创伤、溃疡者禁用。

（4）治疗期间禁食生冷、海鲜、辛辣刺激性食物。

（5）敷药后尽量减少出汗、注意局部防水。

5. 临床应用

田爱平等搜集 120 例反复感冒的患者随机分为 3 组，A 组穴位贴敷治疗，B 组膏方治疗，C 组穴位贴敷联合膏方治疗，以 1 年的感冒次数、1 年累计发病时间、1年中数次发病症状积分的平均值为观察指标，观察期2年。结果：3组均可预防感冒，C组最佳，A、B组相同，各组治疗2年的效果均优于1年。结论：穴位贴敷及膏方防治反复感冒的疗效显著，疗效随治疗时间延长而加强。

四、艾灸疗法

1. 适应证 感冒中的风寒证。

2. 操作方法

（1）选穴：取百会、大椎、风门、肺俞为主穴。先将施灸部位涂以少量凡士林，然后将小艾炷放在穴位上，并将之点燃，不等艾火烧到皮肤，当患者感到灼痛时，即用镊子将艾炷夹去或压灭，更换艾炷再灸，连续灸3～7壮，以局部皮肤出现轻度红晕为度。需要注意的是：直接灸有时会在灸过的地方出现水疱或者化脓现象，这是邪气外排的表现，必要时局部抗感染处理。

（2）频次：每次选取2～3个穴位，每个穴位灸治10～15分钟；每天1次，以3次为1个疗程。

3. 疗法特点 以调和气血、扶正祛邪、调节阴阳、温通经络为其主要特点。操作简便，患者易接受。

4. 注意事项 施灸前向患者宣教灸治的方法及疗程，一定要取得患者的同意与合作。化脓灸后，局部要保持清洁，必要时要贴敷料，每天换药1次，直至结痂为止。在施灸前，要将所选穴位用温水或酒精棉球擦洗干净，灸后注意保持局部皮肤适当温度，防止受凉，影响疗效。

5. 临床应用

杨艳杰等将108例感冒患者分为2组，艾灸组与火罐组。临床观察对比患者发热、上呼吸道症状、全身症状及血白细胞的转归。结果显示，艾灸组在治疗结果上明显优于火罐组，差异有统计学意义。结论：艾灸在治疗感冒包括普通型感冒、流行性感冒优于火罐组。

五、中药离子导入法

1. 适应证 感冒中的风热证。

2. 操作方法 取大椎、肺俞穴。用量：每日1次，每次2片，每片约3mL药液（南京市中西医结合医院自制防感药液）：麻黄9g，杏仁6g，石膏30g，甘草6g，金银花9g，加入专用贴片中，撕去贴片背纸，用半湿纱布清洁皮肤，连接电极然后接通电源，一般有微弱或中强度的针刺感即可。时间：每次30分钟，每日1次。运用中频药物导入治疗仪，其中频率和温度控制如下：前者将频率控制在2.5kHz，后者控制在常温即可。每日1次，3次为1个疗程。

3. 疗法特点 能借仪器将药效更加有效地渗透、吸收。操作方便、不良反应小。

4. 注意事项 皮肤局部有破溃、感染，或者对中药过敏者禁用，患有活动性肺结核、出血倾向、血栓性静脉炎、安装有心脏起搏器的患者禁用。

六、针刺疗法

1. 适应证 感冒中的风寒证、风热证、暑湿证。

2. 操作方法

（1）风寒感冒证：取列缺、尺泽、风门、肺俞。针用泻法。得气后留针30分钟，每日1次，3次为1个疗程。

（2）风热感冒证：取少商、太阳、大椎、合谷、曲池、然谷。针用泻法。得气后留针30分钟，每日1次，3次为1个疗程。

（3）暑湿感冒证：取中脘、足三里、阴陵泉、曲泽、委中。针用泻法。得气后留针30分钟，每日1次，3次为1个疗程。

3. 疗法特点 针灸能较好地调节体温中枢，对感冒发热有退热作用，此外针灸还能调节免疫系统功能，有利十对病原微生物的吞噬作用。

4. 注意事项

过于疲劳、精神高度紧张、饥饿者不宜针刺；年老体弱者针刺应尽量采取卧位，取穴宜少，手法宜轻。

5. 研究进展

张学伟等将60例风热型感冒患者随机分为观察组和对照组各30例，对照组给予针刺拔罐治疗，观察组给予针刺拔罐放血疗法，1个疗程后判定临床疗效。结果：对照组有效率为56.7%，观察组有效率为90.0%，观察组疗效明显优于对照组（$P<0.05$）；观察组退热时间、平均病程时间及症状明显缓解时间较对照组明显缩短，两组比较差异均有统计学意义（$P<0.05$）。

———————————————————————————————————————●

参考文献

［1］杜艳，蒙珊，朱英.中医外治为主治疗感冒后风寒咳嗽36例临床观察［J］.江苏中医药，2008，40（7）：35-36.

［2］刘洪玲，吕鹤翎.放血疗法配合拔罐治疗风热感冒发热疗效观察［J］.上海针灸杂志，2015，34（08）：742-743.

［3］田爱平，张洪利.穴位贴敷联合膏方防治反复感冒的疗效观察［J］.北方药学，2015，12（6）：44-45.

［4］杨艳杰.艾灸与火罐治疗感冒的临床观察［J］.中国实用医药，2010，05（19）：219-220.

［5］张学伟，贾红玲.针刺拔罐放血治疗风热型感冒30例［J］.河南中医，2014，34（11）：2262.

（吴永均　黄柏文）

第二节 咳 嗽

咳嗽是指肺失宣降，肺气上逆作声，咯吐痰液而言，为肺系疾病的主要证候之一，也是一个独立的疾病。西医学中急慢性支气管炎、部分支气管扩张症、慢性咽炎等都以咳嗽为主要表现。临床多表现为咳嗽、气急，或伴有咽痒、咯痰量多，或干咳少痰，可伴有鼻塞、头痛、发热、胸闷、胸痛、食少等。体格检查可见咽部可充血、呼吸音粗或正常，或可以在两肺听到散在干、湿性啰音等体征。

现代医学主要采取止咳、平喘、祛痰以及抗感染等进行治疗。而对于咳嗽的中医辨证施治，首当区别外感与内伤，治疗分清邪正虚实。外感咳嗽治以祛邪利肺，内伤咳嗽治以祛邪止咳，扶正补虚，标本兼顾，分清虚实主次处理。内伤咳嗽在缓解期间，还应坚守"缓则治其本"的原则，补虚固本以图根治。一般而言，外感咳嗽其病尚浅而易治，但燥与湿二者比较缠绵，易转成内伤咳嗽。内伤咳嗽多呈慢性反复发作过程，其病较深，治疗难取速效。

常用中医外治法如刮痧走罐、刺络拔罐、脐疗等通过局部给药、透皮给药或者循经以手法或穴位操作治疗咳嗽，具有起效快，疗效确切，安全无毒副作用等特点，且大多操作简便、无痛苦，更易被患者及家属接受，依从性好。

一、刮痧走罐法

1. 适应证 外感咳嗽。

2. 操作方法 患者取俯卧位，操作者立于左侧，于督脉及两侧膀胱经均匀涂抹刮痧油适量，用泻法刮拭 5 ~ 10 分钟，以刮拭部位出痧为宜，然后用真空罐吸于背部皮肤，沿两侧膀胱经循行部位自上而下再自下而上反复推移。推拉罐时，用力均匀，快慢一致，每次反复推拉 3 ~ 5 遍，然后将罐停于大椎穴位上，10 分钟后起罐。隔日治疗 1 次，3 次为 1 个疗程。

3. 疗法特点 刮痧疗法结合了局部按摩及穴位刺激，对局部有较强的刺激作用，可以通经透络，驱邪泄毒，方法简便，易于操作，适用范围广。刮痧配合走罐可增强其驱邪效果，临床疗效确切。

4. 临床应用

史利军等以脊柱督脉刮痧（每2日1次）配合督脉及膀胱经走罐并留罐于大椎（每日1次），连续1月，治疗小儿反复呼吸道感染，治疗疗效明显。吴晓梅等选取脊柱及膀胱经，先刮痧，而后走罐，隔天治疗1次，用于急性上呼吸道感染的患者，总有效率97%。此方法简便、实用，易于被患者及家属接受。

二、刺络拔罐疗法

1. 适应证 外感咳嗽和内伤咳嗽均可使用。

2. 操作方法 以肺俞为主穴。外感咳嗽加列缺、大椎穴；内伤咳嗽根据中医辨证分为肺脾两虚型、痰湿型、肝火型、肾不纳气型，可分别配太渊、太白、太冲、太溪穴。局部常规消毒，用三棱针点刺选定穴位，挤压出血，并在此穴拔罐8~10分钟，使穴位1次出血量2mL左右。以上方法隔日1次，3次为1个疗程；咳甚者每日1次，一般治疗不超过2个疗程。

3. 疗法特点 刺络拔罐对穴位的刺激强烈，且能让病邪随血而出，特别是对外感咳嗽，起效较快。

4. 临床应用

王琳等选取大椎、双侧风门、双侧肺俞针刺出血后拔罐，留罐5分钟，配合推拿手法，治疗小儿肺热咳嗽，起效较快，疗效确切。李静等以梅花针叩刺大椎、风门、定喘、肺俞、脾俞、肾俞等6个穴位及其周围5cm范围，而后在上述穴位拔罐，留罐12分钟，作为急慢性支气管炎的辅助治疗，优于仅使用常规治疗的对照组。

三、中药敷脐法

1. 适应证 外感咳嗽。

2. 操作方法

（1）寒咳：选取散寒止咳1号方（南京市中西医结合医院肺病科协定方）：白芥子、麻黄、肉桂各5g，半夏、细辛各3g，丁香0.5g。方法：上药共研细末，贮瓶备用，勿泄气。用药前先将脐部用75%酒精棉球消毒，再取药散适量置脐内，按紧，外用胶布固定，每日换药1次，7次为1个疗程。

（2）热咳：选取解热止咳方（南京市中西医结合医院肺病科协定方）：鱼腥草15g，青黛、蛤壳各10g，葱白3根，冰片0.3g。方法：先将鱼腥草、青黛、蛤壳3味药共研细末，再与葱白、冰片捣烂如糊状，贮瓶备用。用药前先将脐部用75%酒精棉球消毒，再取药散适量置脐内，按紧，外用胶布固定，每日换药1次，7次为1个疗程。

3. 疗法特点 脐是神阙穴的所在部位，为任脉的要穴，与十二经脉相通，乃经络的总枢，经气的汇海。现代医学研究显示，脐部皮肤薄嫩，微血管丰富，表皮角质层最薄，屏障功能较差，局部用药易透皮吸收，易充分发挥疗效。脐疗通过对神阙穴位本身的刺激，调节全身经络，同时吸收药物，发挥药物的直接作用，两者结合，对全身多种疾病均有良好疗效。

4. 临床应用

姚亚民用咳喘脐贴敷神阙穴，每日1贴，7天为1个疗程，用1～2疗程，结果咳喘脐贴治疗CVA止咳时间明显缩短，疗效显著。康静自拟中药敷脐治疗小儿咳嗽，选用。药物组成：大黄、枳实、天竺黄、鸡内金、焦神曲、半枝莲、白花蛇舌草、蛇莓、水牛角各1袋，中药颗粒剂型，每袋0.5～1g（相当于生药6～12g）。将上述药物研末，用温水调制成糊状，敷于神阙穴（肚脐）处，外敷纱布，胶布固定，12小时更换1次，6次为1个疗程。临床证实其疗效显著，且易为患儿及家长所接受。

四、中药离子导入法

1. 适应证 外感咳嗽（痰热型咳嗽）。

2. 操作方法 选取散寒止咳2号方（南京市中西医结合医院肺病科协定方）：炙麻黄10g，杏仁10g，石膏30g，黄芩10g，桔梗10g，丹参20g，川芎20g，当归20g，赤芍药20g，瓜蒌20g，鱼腥草30g，海风藤20g，冰片6g。每日1剂，水煎取汁1000mL，浸渍于5～6层绒布，约10cm×5cm的4个药物衬垫上，用药物衬垫包裹4个铅板电极，将4个铅板电极分别放置于肺炎渗出处的相应体表位置上，然后用沙袋压住固定，接通离子导入仪，刺激强度以患者感觉舒适为度，一般有微弱或中等强度的针刺感即可。每次20分钟，每日1次，7次为1个疗程。

3. 疗法特点 中药穴位离子导入疗法是结合了中药与经络腧穴理论于一身的疗法，用中药离子导入仪将药物离子更深更有效的导入病灶部位，操作简便，使用方便，无痛苦。

4. 临床应用

梁可云采用口服宣肺化痰汤配合中药（麻黄、杏仁、鱼腥草制剂）离子导入及肺俞穴拔罐治疗35例痰热型咳嗽，总有效率达85.7%。张章随机选取儿科门诊中咳嗽之痰热壅肺型患儿，采取西药抗感染和中药穴位离子导入方法相结合进行治疗，导入液处方选取麻杏石甘汤作为基础，结果显示临床疗效显著。

五、其他外治疗法

1. 灸法

崔霞等取天突、膻中、肺俞、定喘及合谷等穴，对小儿慢性咳嗽进行雷火灸治疗，每天1次，9次1个疗程，治疗1～2疗程，总有效率98.5%。灸法操作简便，副作用少，疗效确切，患儿依从性好。

2. 耳穴贴压

蔡敬宙收集 65 例胃食管反流性咳嗽，分治疗组 35 例，对照组 35 例，治疗组采用耳中、胃、食管、神门、脾、肺，两耳交替，每个穴位轻轻按压 60 次，2 次／天，每周换贴两次，4 周 1 个疗程。对照组则服用雷尼替丁，连续服用四周，结果表明，耳穴贴压法治疗胃食管反流性咳嗽有明显效果，与对照组治疗无明显差异。

3. 穴位注射

刘金竹用鱼腥草注射液 4mL，取肺俞、脾俞双侧穴位注射后，用神灯照射注射部位 15 分钟治疗 50 例，对照组口服消炎药治疗 50 例，结果治疗组有效率 98%，对照组有效率 76%。两组比较差异有显著性意义。

参考文献

[1] 王富春. 中医独特疗法——刮痧疗法 [M]. 北京：人民卫生出版社，2008.

[2] 史利军，李吉兰. 背部刮痧走罐防治小儿反复呼吸道感染 100 例 [J]. 福建中医药，2002，33（2）：55.

[3] 吴晓梅，吴晓林. 背部刮痧加走罐治疗上呼吸道感染 100 例 [J]. 中医外治杂志，2003，12（2）：31.

[4] 王琳，田端亮. 推拿配合刺血拔罐治疗小儿肺热咳嗽 102 例 [J]. 山东中医杂志，2015，34（11）：853-854.

[5] 李静，张金相. 刺络拔罐辅助治疗急慢性支气管炎的疗效观察及护理 [J]. 光明中医，2015，30（5）：1091-1092.

[6] 高树中. 中医脐疗大全 [M]. 济南：济南出版社，2009.

［7］姚亚民，桑桂梅.咳喘脐贴治疗咳嗽变异性哮喘31例［J］.新乡医学院学报，2006，23（05）：513-514.

［8］潘英英，康静.康静主任医师中药敷脐治疗小儿咳嗽临床应用举隅［J］.中国民间疗法，2012，20（06）：11.

［9］梁可云.中医内外治结合治疗痰热型咳嗽35例疗效观察［J］.河北中医，2005，27（9）：653-654.

［10］张章.中药穴位离子导入辅助治疗小儿急性咳嗽病痰热壅肺证临床观察［D］.北京：中国中医科学院，2014.

［11］崔霞，王素梅，吴力群.雷火灸治疗小儿慢性咳嗽68例［J］.四川中医，2007，25（11）：119-120.

［12］蔡敬宙.耳穴贴压治疗胃食管反流性咳嗽35例［J］.实用中医药杂志，2002.18（7）：45.

［13］刘金竹，许卫国，袁文章.穴位注射为主治疗外感久咳50例［J］.河南中医学院学报，2004，19（115）：52.

（张 波 吴 聪）

第三节 哮 病

哮病是一种发作性的痰鸣气喘疾患，临床以喉中哮鸣有声，呼吸气促困难，甚则喘息不能平卧为主要表现。相当于西医的支气管哮喘、哮喘性支气管炎、嗜酸性细胞增多症（或其他急性肺部过敏性疾患）引起的哮喘。其病因尚不能够明确，可能与遗传因素、吸入变异源、吸烟、呼吸道感染等有关，上述影响因素可导致支气管黏膜的水肿、炎症，出现通气功能的障碍，故发作时患者突感胸闷窒息，咳嗽，迅即呼吸气促困难，呼气延长。

哮病常见的外治法包括敷贴疗法、针刺疗法、艾灸疗法、推拿疗法、埋线疗法、拔罐疗法等。中医外治法治疗支气管哮喘有一定疗效。治疗方法有多样化的趋势，其中穴位敷贴等因其与中、西药物治疗紧密结合，或易于规范操作，有望代替传统的针刺、艾灸等。今后在临床上治疗支气管哮喘应更多地把中医外治法和中药辨证施治相结合，总结疗效满意的纯中药制剂，从而尽量减少和避免因长期、反复大量应用 β 受体激动剂和肾上腺皮质激素所产生的一些副作用，达到更为满意的疗效。

一、敷贴疗法

1. 适应证 哮病各种证型。

2. 操作方法 选取南京市中西医结合医院呼吸科平喘止咳 1 号方：麻黄 20g，法半夏 10g，白芥子 25g，延胡索 15g，杏仁 10g，细辛 10g，甘遂 5g，白附子 10g，冰片 3g 共研成细末，用老姜汁调成糊状，选取肺俞、肾俞穴进行穴位敷贴，敷药时间 4 小时，每日 1 次，3 次为 1 个疗程，共治疗 1 个疗程。

3. 疗法特点 贴敷疗法就是对机体特定部位进行刺激，贴敷于相应的穴位后通过渗透作用，透过皮肤，进入血液循环，达到目标脏腑以发挥治疗作用。

4. 注意事项

（1）贴敷部位皮肤如果出现潮红、灼热、轻痒、隐痛等为正常药物贴敷反应，可不予处理。

（2）如果出现少量细小水疱，一般不予特殊处理，待其自然吸收。如果出现大的水疱，则应以无菌针具挑破其基底部，排尽渗液后进行消毒以预防感染。

（3）过敏体质者或对药物、敷料成分过敏者慎用。

（4）贴敷部位皮肤有创伤、溃疡者禁用。

（5）治疗期间禁食生冷、海鲜、辛辣刺激性食物。

（6）孕妇禁用。

5. 临床应用

候燕将支气管哮喘患者共 76 例，随机分为观察组 40 例和对照组 36 例，对照组采用常规治疗及护理，观察组在对照组基础上自拟膏药敷贴于定喘、天突，双侧肺俞、脾俞、肾俞、足三里等穴位上。结果显示观察组疗效明显优于对照组，差异有统计学意义（$P<0.05$）。王岐黄等自拟平喘膏穴位敷贴防治支气管哮喘，将膏药外敷于肺俞、膈俞、心俞、足三里等穴位，结果显示治疗组有效率明显优于对照组（$P<0.05$）。

二、针刺疗法

1. 适应证　哮病各种证型。

2. 操作方法　穴位取膻中、肺俞、定喘、孔最。针用泻法，运针 2 ~ 3 分钟，留针 15 分钟，如哮症减轻不显，可继续延长留针时间，最长不超过 30 分钟。每日 1 次，3 次为 1 个疗程。

3. 疗法特点　调和阴阳、疏通经络、扶正祛邪。

4. 注意事项　过于疲劳、精神高度紧张、饥饿者不宜针刺；年老体弱者针刺应尽量采取卧位，取穴宜少，手法宜轻。

5. 临床应用 任磊磊运用针刺疗法治疗支气管哮喘患者，在常规治疗基础上针刺肺经（尺泽、孔最、列缺、肺俞、太渊、鱼际、中府）、大肠经（曲池、合谷、天枢、上巨虚、偏历、温溜、大肠俞）穴位，结果显示针刺肺经、大肠经的穴位均可使哮喘患者的肺系统症状以及大肠系统症状得到明显的改善。

三、艾灸疗法

1. 适应证 肺脾气虚证、肺肾两虚证。

2. 操作方法 选取大椎穴、双侧肺俞穴、肾俞、定喘等穴，将艾条点燃，使用温和灸熏烤，每穴 5 ~ 10 分钟，每 2 天 1 次，1 个月为 1 个疗程。

3. 疗法特点 以调和气血、扶正祛邪、调节阴阳、温通经络为其主要特点。

4. 注意事项 施灸前要向患者宣教灸治的方法及疗程。在施灸前，要将所选穴位用温水或酒精棉球擦洗干净，灸后注意保持局部皮肤适当温度，防止受凉，影响疗效。如操作后局部出现水疱，局部要保持清洁，如有破溃，必要时要贴敷料，每天换药 1 次，直至结痂为止。

5. 临床应用 方向明等研究表明，艾灸对支气管哮喘患者红细胞变形能力及免疫功能（IgG、IgE）有良好的保护和改善作用。

四、推拿疗法

1. 适应证 哮病所有证型。

2. 操作方法

（1）患者俯卧，医者立于其头前，用双手掌平推法，从大椎至八髎穴，大杼至白环俞各 15 次，再双手掌揉上述穴位 5 遍，然后双手拇指叠加，按压 5 遍；以涌泉穴为中心，用手掌适力按压，两侧足底各按压 100 次，10 日为 1 个疗程。

（2）患者仰卧，医者立于其头前，用双手拇指推从天突至鸠尾 15 次，双拇指同时按揉中府穴 3 分钟，拇指点按膻中穴 3 分钟，10 日为 1 个疗程。

3. 疗法特点 推拿有疏通经络、调和气血、提高机体免疫力等优点，同时操作方法简便易行，不良反应小。

4. 注意事项

（1）医者要耐心地向患者解释病情，争取患者合作。

（2）患者在大怒、大喜、大恐、大悲等情绪激动的情况下，不要立即推拿。

（3）饱食之后，不要急于推拿，一般应在饭后两小时左右为宜。

（4）慢性阻塞性肺疾病的患者可伴有骨质疏松，需谨慎操作。

5. 临床应用 罗玫等将147例哮喘患儿随机分为推拿组（51例）、药物治疗组（50例）和体能锻炼组（46例）进行对比研究。结果显示推拿法和斯奇康药物治疗法对降低哮喘复发率均有效，推拿组与体能锻炼组疗效比较，差异有显著性意义，$P<0.05$。提示小儿推拿法对降低哮喘复发率具有良好的效果。

五、埋线疗法

1. 适应证 哮病所有证型。

2. 操作方法 取穴拟取双侧肺俞、脾俞、肾俞、定喘穴。埋线时应采取俯坐位，穴位皮肤常规消毒，剪取一段羊肠线（长度根据进针深度而定）放在植线针的针尖缺口上，两端用血管钳夹成线圈挂在缺口上，医者右手挂针，左手持钳，针尖缺口向下以15°～45°角刺入，得气后边推针芯边退针管，使羊肠线埋入穴位皮下，线头不得外露。消毒针孔后，外敷无菌敷料，胶布固定24小时，每1周治疗1次，3次为1个疗程。

3. 疗法特点 埋线运用羊肠线在穴位内的生物化学变化，以达"疏通气血""条达气机"、治疗疾病的目的。

4. 注意事项

（1）过饥、过饱、情绪激动者宜休息后再穴位埋线。

（2）埋线后当天局部禁沾水，次日可洗浴，不影响正常的活动如跑步，打球、开车等等。

（3）疤痕体质患者慎用。

5. 临床应用　在临床应用中，哮喘患者呼吸道的分泌物会开始增加，排出大量黏液样白痰，被针刺穴位所属的经络循行上出现红色皮疹。若出现以上症状，可为正常反应，予以密切观察。赵维杰将68例支气管哮喘患者随机分为治疗组（穴位埋线组）与对照组（针刺治疗组）进行对照观察，结果显示埋线组好转率为91.89%，优于针刺组的77.42%，差异有显著性意义（$P<0.05$）。

六、拔罐疗法

1. 适应证　适用于哮病所有证型。

2. 操作方法　选取双侧肺俞、肾俞、膏肓穴，取中号火罐运用闪火法迅速将火罐罩于穴位上，留罐15分钟。隔日1次，10次为1个疗程。

3. 疗法特点　拔火罐借助热力排除罐中空气，利用负压使其吸附于皮肤，造成瘀血的现象。这种疗法具有调整人体的阴阳平衡、解除疲劳、增强体质的功能，从而达到扶正祛邪、治愈疾病的目的。

4. 注意事项

（1）体位须适当，局部皮肉如有皱纹、松弛、疤痕凹凸不平及体位移动等，火罐易脱落。

（2）在使用多罐时，火罐排列的距离一般不宜太近，否则因皮肤被火罐牵拉会产生疼痛，同时因罐子互相排挤，也不宜拔牢。

（3）如留罐时间过长，皮肤会起水疱，小的不需处理，防止擦破引起感染；大的可以用针刺破，流出泡内液体，涂以碘伏，覆盖消毒敷料，防止感染。

5. 临床应用

在拔罐治疗后，施罐处往往出现明显的瘀血，可配合轻柔的按法和揉法在局部进行按压，加速局部血液循环以促进修复，使施罐处的毛细孔得以闭合。吴淑珍运用梅花针叩刺配合拔罐治疗支气管哮喘，结果显示患者哮喘、哮鸣音明显减轻，临床症状基本消失，总有效率93.7%。

参考文献

[1]候燕.中药穴位敷贴对支气管哮喘的临床观察及护理［J］.当代护士，2013，（12）：83-84.

［2]王岐黄，王乐文，杨章兴.平喘膏穴位敷贴防治支气管哮喘160例临床观察［J］.中国医药导报，2008，5（20）：92.

［3]任磊磊.探究针刺从肺肠论治对支气管哮喘患者临床症状的有效性［J］.世界最新医学信息文摘，2016，16（46）：144.

［4]方向明，周维鸿.艾灸对支气管哮喘者RCD及IgG、IgE的影响［J］.辽宁中医杂志，1999，26（1）：31.

［5]罗玫，周彦，邹映珍.推拿对降低小儿哮喘复发的效果评价［J］.护理学杂志，2004，19（7）：36-37.

［6]赵维杰.穴位埋线治疗支气管哮喘临床研究［J］.辽宁中医药大学学报，2010，12（8）：171-172.

［7]吴淑珍.梅花针叩刺放血拔罐治疗支气管哮喘32例［J］.陕西中医，1997，18（5）：222.

（马士荣　黄柏文）

第四节 喘 病

喘病是指由于外感或内伤，导致肺失宣降，肺气上逆或气无所主，肾失摄纳，以致呼吸困难，甚则张口抬肩，鼻翼翕动，不能平卧为临床特征的一种病证。相当于西医学的喘息性支气管炎、肺部感染、肺炎、肺气肿、心源性哮喘、肺结核、矽肺以及癔症性喘息等疾病。本病的病因很复杂，外邪侵袭、饮食不当、情志失调、劳欲久病等均可成为喘病的病因，引起肺失宣降，肺气上逆或气无所主，肾失摄纳便成为喘病。急发者多表现呼吸深长费力，以呼出为快，胸满闷塞，甚则胸盈仰息，声高气涌。缓发者多表现呼吸微弱而浅表无力，以深吸为快，声低息短，动则加重。若病情危笃，喘促持续不已，可见肢冷汗出，体温、血压骤降，心悸心慌，面青唇紫等喘脱危象。

中医外治法在喘病中的运用，是在辨证论治体系（包括脏腑辨证、三焦辨证等）的基础上运用药物或非药物治疗方法作用于皮肤、经穴上，以达到祛邪、止咳、平喘等目的。常用的方法有药熨、拔罐、穴位贴敷、针法、灸法、中药离子导入法、埋线疗法等。

一、药熨疗法

1. 适应证 喘证中的各种证型。

2. 操作方法 选取平喘止咳药熨方（南京市中西医结合医院呼吸科协定方）：桑白皮 30g，紫苏子 30g，仙灵脾 30g，沉香 10g，五味子 30g，生姜片 30g，盐 20g 等。以绢、布等包裹炒热的药物熨引患处，即为炒熨法。将上药配制好后研磨打碎成粗粉，置于热锅中快炒，在翻炒的过程中，可以根据病情酌加醋、酒等敷料；粗粉炒热后以绢布包裹，趁热直接熨引于双侧的肺俞、肾俞穴。待其温度降低，则可更换药包熨引。每日 1 次，每次持续熨引 20 ~ 30 分钟，10 次为 1

个疗程。

3. 疗法特点　中药热熨法首先是通过热的刺激对局部气血的调整，而温热刺激配合药物必然增加了药物的功效，多具辛香味的中药在温热环境中特别易于吸收，由此加强了药物的作用，热熨于穴位上则首先刺激了穴位本身，激发了经气，调动了经脉的功能使之更好地发挥行血气、营阴阳的整体作用。同时具有操作简单、方便、价格低廉、疗效显著、起效快等特点。

4. 注意事项　熨法忌用于皮肤破损处、身体大血管处、局部无知觉处以及一切炎症部位。

5. 临床应用

在临床上运用药熨法，我们发现，它的疗效大致可以分为两个阶段。首先，热力的透入最为直接、迅速，患者能够感觉因热力导致局部穴位的酸胀感，进而有向上或者向下传导的感觉，一般能够持续 10 分钟左右。接着等到药物透入皮下后，开始能够感受到局部有麻、刺、辣等感觉，这感觉一般可持续半小时至 1 小时，甚至有少部分患者向我们反映局部的酸胀感持续时间超过 1 天。辛瑾琛等将 145 例慢性阻塞性肺疾病急性加重期患者分为综合组、中药组和对照组，其中综合组 49 例选取脊柱两侧背腧穴运用砭石热熨背部，每天两次，每次 20 分钟。结果显示临床总有效率综合组 89.80%，高于对照组的 72.92%，有统计学意义（$P<0.05$）。结论：纳入砭石疗法的中西医结合治疗慢性阻塞性肺疾病急性加重期临床疗效令人满意。

二、火罐疗法

1. 适应证　喘病中的肺脾气虚、肺肾两虚证。

2. 操作方法　选取双侧肺俞、肾俞穴。先用酒精棉球将施罐部位进行消毒，接着运用闪火法，将点燃的酒精棉球快速从罐内移出，并迅速将罐子扣住在皮肤上，留罐时间为 3 ~ 6 分钟。起罐时左手轻按罐子，向左倾斜，右手食、中二指按准倾斜对方罐口的肌肉处，轻轻下按，使罐口漏出空隙，透入空气，吸力消失，罐子自然脱落。每日1次，以7次为1个疗程。

3. 疗法特点 拔罐通过温热和局部机械刺激，可以加强局部组织气体交换，促进局部血液循环，加强新陈代谢，加速排除体内废物、毒素，改善局部组织的营养状态，有较明显的机体功能兴奋作用。

4. 注意事项

（1）体位须适当，局部皮肉如有皱纹、松弛、疤痕凹凸不平及体位移动等，火罐易脱落。

（2）在使用多罐时，火罐排列的距离一般不宜太近，否则因皮肤被火罐牵拉会产生疼痛，同时因罐子互相排挤，也不宜拔牢。

（3）如留罐时间过长，皮肤会起水疱，小的不需处理，防止擦破引起感染；大的可以用针刺破，流出疱内液体，涂以碘伏，覆盖消毒敷料，防止感染。

5. 临床应用

王玲玲等选取慢性阻塞性肺病稳定期患者30例，其中肺脾气虚型16例，肺肾气虚型14例，并通过针刺加拔罐的方法在肺俞、脾俞、肾俞等穴进行治疗，通过观察咳嗽、咳痰、喘息、胸闷、气短、乏力、发绀7个方面症状改变。结果显示两组患者经过治疗，在改善COPD患者的临床症状评分方面，均较治疗前有显著改善（均$P<0.05$）。结论：针刺加拔罐在慢性阻塞性肺病稳定期的应用，能有效改善患者的临床症状，提高全身机能状态。张明明选取肺肾气虚型慢性阻塞性肺疾病缓解期患者50例，采用自身对照方法对患者进行通脊拔罐疗法及常规西医治疗，观察治疗前后患者临床症状积分及肺功能指标变化。结果显示50例患者在改善临床症状方面总有效率为90%；患者肺功能指标用力肺活量（FVC）、第1秒用力呼气容积（FEV1）、第1秒用力肺活量占预计值百分比（FEV1%）较治疗前明显改善（$P<0.01$）。结论：通脊拔罐疗法配合西药能有效改善肺肾气虚型慢性阻塞性肺病缓解期患者的临床症状及肺功能。

三、穴位贴敷疗法

1. 适应证 喘病所有证型。

2. 操作方法 取穴：肺俞、肾俞为主。药物选取平喘止咳方（南京市中西医结合医院呼吸科协定方：生麻黄 6g，桔梗 6g，甘草 3g，茯苓 10g，射干 3g，陈皮 3g，姜半夏 9g，青黛 2g，杏仁 6g，细辛 3g）。用油膏刀或小木棍将药物均匀摊在穴位贴敷贴中间，薄厚适中，贴在穴位上。每日 1 次，以 7 次为 1 个疗程。

3. 疗法特点 穴位贴敷可以通过经络穴位的刺激和药物经皮给药而发挥药理作用，对于人体的免疫功能、神经系统、代谢功能、肺功能、抗肿瘤功能等各方面进行调节，从而提高人体自身的免疫力，恢复人体生理功能，达到防病治病的目的。

4. 注意事项

（1）孕妇禁用。

（2）过敏体质者或对药物、敷料成分过敏者慎用。

（3）贴敷部位皮肤有创伤、溃疡者禁用。

（4）治疗期间禁食生冷、海鲜、辛辣刺激性食物。

（5）敷药后尽量减少出汗、注意局部防水。

5. 临床应用

根据临床患者回馈，我们发现，穴位贴敷的疗效不完全和时间成正比，往往患者在贴敷局部出现刺、麻的感觉后，再留半小时后即可揭起膏药。而非贴的时间越长疗效越好。所以治疗前做好与患者的沟通是相当重要的。纪伟娟等搜集 120 例 COPD 患者随机分为对照组和治疗组各 60 例，对照组给予祛痰剂、抗生素、支气管扩张剂等常规治疗，治疗组在对照组基础上选取风门、肺俞、膻中、脾俞及定喘等穴增加中药穴位贴敷治疗。结果显示治疗组总有效率 91.7%，高于对照组的 76.7%，治疗组总有效率显著高于对照组（$P<0.05$），有统计学意义。结论：中药穴位贴敷辅助治疗慢性阻塞性肺病（COPD）具有良好的临床效果，

可以更好地改善患者肺功能。

四、灸法

1. 适应证 喘病所有证型。

2. 操作方法 选穴：取定喘、肺俞、膻中为主穴。将艾条点燃后，置于所选取的穴位上方，距离以患者能接受的程度为主，在施灸部位出现潮红时，用左手试温，有烫手的感觉时，用左手掌按压降温，如此反复操作。每个穴位10～15分钟；每天1次，以7次为1个疗程。

3. 疗法特点 以调和气血、扶正祛邪、调节阴阳、温通经络为其主要特点。

4. 注意事项 施灸前，要将所选穴位用温水或酒精棉球擦洗干净，灸后注意保持局部皮肤适当温度，防止受凉，影响疗效。

5. 临床应用

唐娟将40例老年慢性阻塞性肺疾病患者随机分为治疗组和对照组各20例。对照组采用常规方法治疗，治疗组在对照组治疗的基础上选取肺俞、肾俞、涌泉、足三里、丰隆等穴位进行艾灸，疗程皆为4周。艾灸治疗前后给予证候评估。结果显示治疗组总有效率90%，高于对照组总有效率80%，两组比较有显著差异（$P<0.05$）。结论：艾灸治疗能有效改善慢性阻塞性肺疾病的临床证候。

五、中药离子导入

1. 适应证 喘病中的痰热郁肺证。

2. 操作方法 取穴：双侧肺俞、肾俞穴。药物选取清热平喘方（南京市中西医结合医院呼吸科协定方：桑白皮9g，黄芩9g，浙贝母9g，杏仁6g，山栀6g，麻黄9g，冰片6g，鱼腥草30g，紫苏子9g）。用中频药物导入治疗仪，其中频率和温度控制如下：前者将频率控制在2.5kHz；后者控制在常温即可。将3mL药液加入专用贴片中，撕去贴片背纸，半湿纱布清洁皮肤，连接电极然后接通电源，一般有微弱或中强度的针刺感即可。每次 30 分钟，每日 1 次，7 次为 1 个疗程。

3. 疗法特点 能借仪器将药效更加有效地渗透、利用。操作方便、不良反应小。

4. 注意事项 皮肤局部有破溃、感染，或者对中药过敏者禁用。

5. 临床应用

黄晓婷将 62 例 AECOPD 患者随机分成对照组和治疗组，对照组采用常规吸氧、抗感染、抗炎、扩张支气管、纠正酸碱平衡失调和电解质紊乱、无创呼吸机辅助通气等治疗。治疗组在对照组基础上加用活血化瘀中药：丹参 30g，桃仁 15g，赤芍 20g，川芎 20g，红花 10g，葶苈子 20g，当归 15g，益母草 30g，浓煎成 50mL，采用仿生治疗仪经肺俞穴导入，1 次 / 天，两组疗程皆为两周。结果显示治疗后治疗组的肺功能、血气分析明显优于对照组，具有统计学意义（$P<0.05$）。

参考文献

［1］卜乃 . 中医熨疗法的作用机理探析［J］. 中医外治杂志，1998，7（1）：3.

［2］辛瑾琛，谈馨媛 . 砭石治疗慢性阻塞性肺疾病急性加重期临床研究［J］. 中国中医药信息杂志，2008，15（8）：14-15，99.

［3］何玲娜，田丰伟，李宁 . 神阙八阵穴闪罐治疗肥胖症临床疗效观察［J］. 中国针灸，2004，24（6）：395-397.

［4］王玲玲，贾卫华，杨杰等 . 针刺加拔罐治疗慢性阻塞性肺病稳定期的疗效观察［J］. 针灸临床杂志，2015，31（3）：42-44.

［5］张明明 . 通脊拔罐治疗肺肾气虚型慢性阻塞性肺疾病的临床研究［J］. 中

国继续医学教育，2015，7（33）：199-200.

　　[6]金禹彤，宣丽华.穴位贴敷治疗过敏性鼻炎作用机制及临床应用[J].吉林中医药，2015，35（1）：84-87.

　　[7]纪伟娟，赖立英.中药穴位贴敷辅助治疗慢性阻塞性肺病的临床疗效观察[J].中国高等医学教育，2014，(9)：133-134.

　　[8]唐娟.艾灸治疗老年慢性阻塞性肺病的疗效观察及护理[J].求医问药，2012，10（4）：456.

　　[9]黄晓婷.中药离子导入治疗慢阻肺急性加重期的疗效观察与护理对策[J].北方药学，2016，13（1）：109-110.

（黄柏文）

第五节　肺　胀

　　肺胀为多种慢性疾病反复发作，迁延不愈而出现的肺气胀满，肃降功能失常的一种病证。临床常以咳喘胀满，胸闷不适，胀闷如塞，心悸、心慌为主症，重者可见全身浮肿，发绀甚至出现昏迷、抽搐以及喘脱重症。相关于西医学阻塞性肺气肿、肺心病等。本病多因久病肺虚，痰瘀互结，复感外邪时发作，本病多本虚标实，病位由肺累及脾、肾，最终影响到心。常见的病因为感染、吸烟及雾霾，长期吸入雾霾可使支气管产生慢性炎症，从而使管腔狭窄，出现气道阻塞。临床常以咳、痰、喘、胀满为临床特征，甚至出现发绀、心悸、浮肿等。

　　本病多本虚标实，故治疗原则为扶正祛邪。患者预后往往与其体质状态、年龄大小、病程长短及治疗是否得当有关，一般来说年龄轻，体质强，病情轻及治疗及时得当的，预后较好，反之较差。

　　目前西医治疗该病主要为咳、痰、喘症状明显时，控制感染为主，症状较轻时注意患者肺功能的康复，避免肺部出现感染及雾霾、粉尘的吸入。中医外治法，是在辨证论治（脏腑及经络）的基础上，运用药物及非药物治疗，以达到化痰降气、温阳利水、宣肺平喘及补养心肺肾等，常用的中医外治法为：冬病夏治贴敷疗法、雾化疗法、穴位注射法、普通针刺法、膏肓灸法。

一、冬病夏治贴敷疗法

　　1. 适应证　肺胀属阳虚体质者。

　　2. 操作方法　穴位选取肺俞、心俞、膈俞、肾俞。药物选取冬病夏治方（南京鼓楼医院中医科协定方）：白芥子、延胡索、细辛、肉桂等按比例研粉，以凡士林及姜汁调成糊状，再搓成直径约 1cm 的药丸。在三伏天期间，患者取俯卧位或俯坐位，定位好敷贴穴位，每穴放上 1 个药丸，再用医用胶布贴上固定，每次敷贴时间为 2～4 小时，三伏天每伏的头一天贴敷 1 次，共 3 次。

3. 疗法特点　该方法治疗以春夏养阳的理论为依据，当夏季阳气最旺的时候用温肺化痰、止咳平喘的中药贴敷，在穴位上温补阳气，提高机体的免疫功能。

4. 注意事项

（1）贴敷期间若出现瘙痒，烧灼感等皮肤过敏的情况，应立即去除贴药。

（2）若贴敷后贴敷处出现小水疱，一般不需特殊处理，可自然吸收，若水疱较大，需挑破水疱消毒防止感染。

（3）贴敷处皮肤出现潮红，甚至有轻度温热感属于正常反应。

（4）治疗期间忌食生冷、辛辣食物。

5. 临床应用

霍晓清利用中药穴位贴敷配合内服中药治疗肺胀，观察 80 例肺胀患者，根据治疗前后症状积分的改善情况进行疗效评判，结果临床症状控制明显的 15 例，显效的 42 例，有效的有 18 例，而无效的患者 5 例，总有效率达到 93.75%，结论：三伏、三九天穴位贴敷配合中药口服治疗肺胀疗效显著。

二、雾化疗法

1. 适应证　咳、痰、喘，发烧的肺胀患者。

2. 操作方法　将 10mL 复方鲜竹沥及 10mL 生理盐水加入雾化器中雾化吸入，每次雾化 15 分钟，每日两次，连续 14 天为 1 个疗程。

3. 疗法特点　该疗法操作简单，安全有效。可准确将药物吸入到呼吸系统，使局部药物浓度升高，从而使杀菌作用增强，同时有稀释痰液，促进痰液排出，改善呼吸功能且有减轻全身用药副反应等特点。

4. 注意事项

（1）调节雾化量的大小，一般由小到大。

（2）密切观察患者反应，尤其是呼吸、心率等变化。

5. 临床应用

彭朝霞对患者采用中药复方鲜竹沥雾化治疗肺心病急性发作。治疗组 40 例患者采用中药雾化，而对照组 40 例采用庆大霉素及糜蛋白酶雾化吸收。结果：治疗组显效 21 例，好转 16 例，无效 3 例，总有效率 70%。结论：采用复方鲜竹沥雾化吸入治疗疗效优于对照组。

三、穴位注射法

1. 适应证 咳、痰、喘，伴胸闷的肺胀患者。

2. 操作方法 选用 5 号注射器抽取黄芪注射液 5mL 备用，患者取俯卧位，选取肺俞、心俞、肾俞、足三里，局部消毒，在各穴处无痛进针法快速刺入皮肤，予提插手法，待有针感时，回抽无血后，推入药物，肺俞、心俞、肾俞各注射 0.5mL 的药液，双侧足三里穴各注射 1mL，注射完毕后将针拔出。

3. 疗法特点 该疗法同时产生穴位刺激作用和药物的双重作用，因穴位有放大药物作用的效应，故只需常规静脉用药量 1/5 ~ 1/3 即可起到同样的效果。

4. 注意事项

（1）严格掌握无菌操作原则，防止引起感染。

（2）各背俞穴针刺时，注意针尖斜向脊柱方向，以防引起气胸。

（3）注射药液不宜注入关节或脊髓腔内，应避开神经及血管。

（4）孕妇禁用该方法。

5. 临床应用

张弛将 100 例肺心病患者随机分为治疗组及对照组，对照组为常规的西医治疗（吸氧、抗感染、解痉平喘药物治疗），而治疗组在对照组的基础上加用黄芪注射液穴位注射足三里治疗，每日 1 次，共观察 2 周，主要观察症状体征的改善，心功能和血氧饱和度的变化，从而进行疗效的评判，结果治疗组显效 41 例，有效 7 例，无效 2 例，总有效率为 96%；而对照组显效 30 例，有效 9 例，无效

11例，总有效率为78%。两组经统计学检验，有显著性差异。结论：黄芪注射液穴位注射足三里对慢性肺心病患者症情的改善有显著性作用。

四、普通针刺法

1. 适应证 咳、痰、喘，伴胸闷的肺胀患者。

2. 操作方法 患者先俯卧位，碘伏消毒后，用华佗牌25号1寸针灸针，采用双手针刺法，斜向脊柱方向针刺肺俞，得气基础上行补法，再平卧取尺泽、足三里、气海、太溪使用碘伏消毒后，用同样规格针灸针采用双手进针法刺入上穴，刺入深度1寸左右，在得气的基础上行补法，每次留针30分钟，14天为1个疗程。

3. 疗法特点 选用肺俞穴为肺脏背俞穴，有补益肺脏的作用，尺泽为肺经五腧穴之合穴，有宣肺止咳作用。足三里有健运脾胃的功能，气海穴有补益气血作用。太溪为肾之原穴，有补肾纳气的作用。

4. 注意事项

（1）有出血倾向或凝血功能障碍者不宜针灸。

（2）孕妇禁止针灸。

（3）针灸应避开神经及血管。

（4）肺腧穴针刺方向应斜向脊柱方向。

5. 临床应用

胡智慧观察普通针刺治疗对肺心病急性发作期患者引起的血浆内皮素的变化的影响。治疗组及对照组各15例，治疗组采用普通针刺，选穴为尺泽、列缺、太渊、足三里、丰隆、内关、气海穴，除气海穴外均为双侧取穴，对照组采用西医常规治疗，10天为1个疗程，治疗前后采血检测血浆内皮素的变化。结果针灸组与西药组均能降低血浆内皮素水平，两者疗效相等，说明针刺对该病急性发作期有缓解作用。

五、膏肓灸法

1. 适应证 肺胀属阳虚、气虚者。

2. 操作方法 患者俯坐位，两手支撑于膝盖上，将肩胛充分外展开，在第四胸椎下旁开三寸处，定位膏肓穴，手持艾条灸，每穴灸40分钟，或在所需施灸的穴位上消毒后涂上适量的凡士林，放上中等艾炷（艾炷高1cm左右，直径0.8cm左右），每穴灸20壮左右。每日1次，14天为1个疗程。

3. 疗法特点 仅用一穴，操作极简单，方便在家或社区诊所操作，参考《西方子明堂灸经灸膏肓俞穴法》记载，疗效非常好。

4. 注意事项

（1）行艾灸操作时应在温度适宜的房间操作。

（2）手持艾条灸时注意艾条与患者皮肤之间的距离，过近过远均不合适，患者能够感觉到温热感为宜。

（3）灸法灸至皮肤潮红即可，若皮肤出现水疱，一般可自行吸收，若水疱大者，可将水疱挑破。

5. 临床应用

覃光辉用六孔灸盒对肺气肿患者行灸法治疗，观察呼吸困难和血氧饱和度的改善的情况。治疗20例患者，在背部督脉及膀胱经的经穴进行艾灸治疗，结果发现六孔灸盒可明显改善患者肺气肿呼吸功能及血氧饱和度。

参考文献

［1］霍晓清，樊鹤莹，刘春晖.伏九敷贴配合中药内服治疗肺胀80例［J］.河南中医，2012，32（10）：1336-1337.

［2］彭朝霞.复方鲜竹沥雾化吸入治疗肺心病急性发作期40例疗效观察

[J].中医药导报，2012，18（4）：101.

　[3] 张弛，刘亮，李惠华，等.中医穴位注射治疗慢性肺源性心脏病临床观察 [J].临床合理用药，2012，9（9B）：11-12.

　[4] 胡智慧，蔡红，刘标，等.针灸对慢性肺心病急性发作期患者血浆内皮素的影响 [J].中国针灸，2002，22（7）：479-480.

　[5] 覃光辉.六孔灸盒灸法对肺气肿患者呼吸困难程度及血氧饱和度的影响 [J].中国老年保健医学，2013，11（2）：73.

（阮建国　徐天舒）

第六节 肺 痈

肺痈为内痈之一，临床证见发热、咳嗽、咯吐腥臭脓痰或脓血痰，伴有胸痛。因感受风邪，内犯于肺或肺内素有内热，复感风邪而致热伤血络，热壅血淤，蕴毒成脓。该病相当于西医的肺脓肿、大叶性肺炎以及支气管扩张伴感染。主要为化脓性致病菌引起的肺组织的化脓性疾病。本病多急性发作，常表现为寒战、高热、咳嗽、咯痰，痰常为黏浊痰，甚者腥臭脓痰，伴有胸痛的发生。

临床常分为四期：初期（可见到发热、恶寒，咳嗽、胸痛）；成痈期（表现为寒战、高热，咳吐脓痰）；溃脓期（表现为咯痰为脓血腥臭痰）；恢复期（表现为身热减少，咳痰量较少）。由于目前抗生素及时应用，绝大部分肺痈患者病程往往在疾病初期即被截断，较少向下发展。一般经有效治疗后，患者的体温下降，咳嗽、咯痰及胸痛的症状减轻，病情好转。若治疗无效，脓毒排除不净则患者病情将转入慢性过程。

《医门法律》记载："凡治肺痈病，以清肺热，救肺气……故清一分肺热，即有一分肺气。"故治疗主要以清热解毒，宣肺化痰，排脓祛瘀为主要治疗原则。临床上主要以内服中药为主，外治法对该病的研究较少，相关的现代文献报道亦较少。

临床常用的中医外治法主要有超声雾化吸入法、穴位注射疗法、脐疗法、熏吸疗法、普通针刺疗法等。

一、超声雾化吸入法

1. 适应证 肺痈各期。

2. 操作方法 将中药金银花、桔梗各20g，杏仁、黄芩各15g放入清水中浸泡1小时，再放入砂锅中，并倒入清水600mL，大火煮沸，后改为文火煎煮

20 分钟后，取出 300mL 药液过滤去渣备用，取出 20mL 药液加入雾化器中进行雾化治疗，每次治疗 20 分钟，每日 2 次，14 天为 1 个疗程。

3. 疗法特点 此方法将中药汤液通过雾化器变成雾化分子，这些雾化分子更容易通过气雾直接进入肺泡及毛细血管，从而更易发挥药物的作用。

4. 注意事项 雾化器须严格消毒，防止交叉感染，人手一个雾化面罩。

5. 临床应用

黄满生以杏芩消痈方煎液，在常规西医治疗基础上采用超声雾化方式治疗肺痈，观察治疗组 31 例患者，治愈 11 例，好转 19 例，总有效率 96.77%，对照组治愈 6 例，好转 18 例，无效 7 例，总有效率 77.42%，治疗组疗效优于对照组。

二、穴位注射法

1. 适应证 肺痈各期。

2. 操作方法 患者俯卧位，定位肺俞、膈俞、膏肓穴，并消毒，抽取适量当归注射液，在各穴处以无痛进针法快速刺入皮肤后，上下提插，待有针感时，回抽无回血后，推入药物 0.5mL，仰卧位取中府穴，以同样方法推入药物 0.5mL。若患者痰液较多时，可加用足三里、丰隆穴，若咯血较多，可加孔最穴。

3. 疗法特点 该疗法同时产生穴位刺激作用和药物的双重作用，因穴位有放大药物作用的效应，故只需常规静脉用药量的 1/5 ～ 1/3 就可起到同样的效果。

4. 注意事项

（1）严格掌握无菌操作原则，防止引起感染。

（2）各背腧穴针刺时，注意针尖斜向脊柱方向，以防引起气胸。

（3）注射药液不宜注入关节或脊髓腔内，应避开神经及血管。

（4）孕妇禁用该方法。

5. 临床应用

张世勇在西医治疗的基础上用苇茎汤同时予双黄连针剂穴位注射（选用肺

俞、合谷、尺泽等穴）每日1次，10次为1个疗程。对照组以常规西药治疗，观察治疗组及对照组各106例，结果中药及穴位注射组治愈69例，好转32例，无效5例，总有效率95.3%，常规西药组治愈38例，好转36例，无效32例，总有效率69.6%，结论中药及穴位注射组有明显疗效优势。

三、脐疗法

1. 适应证 肺痈各期。

2. 操作方法 将中药泽兰、大黄、黄柏等研末，并密封备用，患者仰卧位，暴露其脐部，用75%酒精消毒干净后，放入少量冰片将脐部铺满，取出5g左右药粉末用蜂蜜拌匀至表面光滑松软同时不黏手即可，将其放入脐部冰片之上。同时贴上3M静脉输液贴固定，每次贴敷2～4小时，每日1次，14天为1个疗程。

3. 疗法特点 药物贴入脐部（神阙穴），既有药物对穴位刺激作用，又有药物对机体本身的作用，往往是两种作用的综合反应。同时脐疗法使用非常方便，用药途径特殊，减少患者吃药、打针的痛苦；脐疗药物都是备用药粉，紧急使用时即可取用，节省了急重症用药的时间。

4. 注意事项

（1）脐疗前应先消毒脐部，防止感染。

（2）脐疗法药物吸收较快，用药的前几天少数患者往往出现腹部不适感，一般几天后会消失，不需特殊处理。

（3）孕妇禁用该疗法。（参见《中医脐疗大全》）

四、熏吸法

1. 适应证 肺痈成痈期及溃脓期。

2. 操作方法 选取苇茎汤方（苇茎、冬瓜仁、连翘、鱼腥草、薏苡仁、桃仁各30g），将上方放入1500mL清水中浸泡1小时，倒入带壶嘴的砂锅中，先大火煮沸，后改为文火煎煮 30 分钟后接上约 1 米长的橡胶管，另一端对着口腔，管子与口腔中间留有约 3cm 的距离，让患者缓慢吸入中药蒸汽。每次熏吸 20 分钟。每日 1 次，7 次为 1 个疗程。

3. 疗法特点　本方药以苇茎汤为主方，考虑到部分患者不能耐受口服中药，使药物以蒸汽的形式精准作用于患者的呼吸器官，提高靶器官的药物浓度，更好地抑制并杀灭致病菌同时促进痰液的排除。

4. 注意事项　勿大口猛吸蒸汽，以防烫伤。

五、普通针刺

1. 适应证　肺痈各期。

2. 操作方法　患者先俯卧位，碘伏消毒所需针灸穴位，使用华佗牌 25 号针灸针 1 寸及 1.5 寸，在肺俞、膈俞穴处采用斜刺法双手进针在得气基础上平补平泻法不留针；患者仰卧位，针刺中府穴（平），足三里（泻），丰隆穴（泻），鱼际穴（泻），加用长城牌 KWD ～ 808I 全能脉冲电子针灸电疗仪，选用连续波，留针 30 分钟。同时揉按少商穴，碘伏消毒后，以三棱针快速点刺穴位，刺入深度 0.1 ～ 0.2cm，双手挤按近心端，每次每穴 3 ～ 5 滴。

3. 疗法特点　所选穴位膈俞为八会穴之血会，具有宽胸理气、活血降逆作用；肺俞及中府为俞募配穴法，有理气化痰的作用。足三里、丰隆具有健脾化湿，祛痰降逆作用；鱼际、少商配合具有清肺化痰作用。

4. 注意事项

（1）有出血倾向或凝血功能障碍者不宜针灸。

（2）孕妇禁止针灸。

（3）针灸应避开神经及血管。

（4）肺俞、膈俞穴针刺方向应斜向脊柱方向。

参考文献

[1]黄满生，杏芩消痈方超声雾化吸入治疗急性肺脓肿疗效观察[J].河北中医，2013，35（9）：1307-1308.

[2]张世勇，中药配合水针治疗支气管扩张急性期（痰热蕴肺证）106例疗效观察[J].黑龙江中医药，2014，（5）：58-59.

（阮建国　徐天舒）

第七节 肺 痿

肺痿，是指肺叶痿弱不用，临床以咳吐浊唾涎沫为症状，为肺脏的慢性虚损性疾患。如西医学中某些慢性肺实质性病变如肺纤维化，肺不张、肺硬变等。多由吸入粉尘、有害气体等；病毒、细菌、真菌、寄生虫感染；药物影响及放射性损伤，致肺的间质组织发生炎症，并侵犯支气管周围血管周围小叶间和肺泡间隔的结缔组织致坏死性病变。临床症状以咳吐浊唾涎沫为主。唾呈细沫稠黏，或白如雪，或带白丝，咳嗽，或不咳，气息短，或动则气喘。常伴有面色㿠白，或青苍，形体瘦削，神疲，头晕，或时有寒热等全身证候。

中医认为本病原因可分为肺燥津伤和肺气虚冷两个方面，而以前者为主。病机为肺虚，津气亏损，失于濡养，以致肺叶枯萎。其病理表现有虚热、虚寒两类：①虚热肺痿：一为本脏自病所转归；一由失治、误治或他脏之病导致。②虚寒肺痿：肺气虚冷，不能温化、固摄津液，由气虚导致津亏或阴伤及阳，气不化津以致肺失濡养，渐致肺叶枯萎不用。肺萎治疗总以补肺生津为原则。虚热证，治当生津清热，以润其枯；虚寒证，治当温肺益气，而摄涎沫。外治法通过药物或者非药物疗法作用于皮肤，经穴直达脏腑，使肺部咳喘症状得到明显缓解，常用方法有灸法、穴位贴敷、中药离子导入、穴位注射。

一、灸法

1. 适应证 肺气虚冷型。

2. 操作方法

（1）麦粒灸：取"肺俞""膏肓俞""四花穴"为主穴：于穴位上涂上少许金黄膏或者凡士林，镊子钳取麦粒大小艾炷置于其上，予以线香点燃，患者有明显灼热感后移除，如此反复，每次9壮，每周1次。

（2）隔药饼灸法：取肺俞、膏肓俞、肾俞等穴，用湿纱布将穴位部位清洗干净后，将药饼（用黄芪、白芥子、细辛、麻黄等，按比例制成药粉，用鲜生姜汁调和后做成直径 2 ～ 3cm 的药饼）贴敷在上述穴位上，将相应尺寸艾炷置于其上，用线香点燃，每次灸 5 ～ 7 壮，每周 1 ～ 2 次。

3. 疗法特点 根据"虚则补之"的治疗原则，选取肺的背俞穴"肺俞"和补肺要穴、强壮要穴"膏肓俞"，以益气养肺；另取"四花穴"养血生津；起到改善肺功能，增强免疫作用。另外艾灸疗法对肺间质纤维化具有较好的保护和治疗作用，可能在一定程度上能够阻抑肺间质纤维化的形成。该疗法穴位定取方便，疗效肯定。

4. 注意事项 为防治皮肤烫伤、灼伤，需定时询患者情况及观察皮肤；不能长时间俯卧者，需适当缩短治疗时间；施灸局部有过敏、皮疹及溃破者，局部感觉障碍者，年龄过长者慎用；如有水疱者，较小者自行吸收，较大者予以挑破，纱布外敷防治感染。结痂后，可序贯治疗。

5. 临床应用

李戎等治疗特发性肺间质纤维化（IPF）42 例，其中采用糖皮质激素治疗 20 例，糖皮质激素加刺血与艾灸结合治疗 22 例，疗程 2 个月。采用临床、X 线、生理综合观察法判定疗效。结果：糖皮质激素加刺血与艾灸结合组可明显改善 IPF 患者的肺功能（$P<0.01$），其疗效优于单纯使用糖皮质激素治疗。结论：针灸可提高糖皮质激素对 IPF 的临床疗效。

李戎等将实验用 SD 大鼠分为 4 组：对照组、模型组、艾灸组、泼尼松组。对照组气管内注入生理盐水，其余 3 组气管内注入博莱霉素制作大鼠肺纤维化模型。测定分析各组治疗后第 7、14、28 天肺组织病理学变化以及比较各组第 28 天肺系数。结果：艾灸组及泼尼松组肺系数明显减少（$P<0.01$），肺组织病理学显示肺泡炎及肺纤维化程度均明显减轻。结论：艾灸"肺俞""膏肓"对肺间质纤维化具有一定的防治作用。

二、穴位贴敷

1. 适应证 肺气虚冷型。

2. 操作方法 取肺俞、脾俞、肾俞、天突、定喘、命门等穴。用纱布将穴位部位擦拭干净后，将药饼（用黄芪、白芥子、细辛、麻黄等，按比例制成药粉，用鲜生姜汁调和后做成直径 1～2cm 的药饼）贴敷在上述穴位上，予以胶布外固定，留药 4～6 小时后撕除。夏天贴敷，效果更理想，一般 1 次/周，需连续贴敷 3 年。

3. 疗法特点 操作简便，远期疗效可。

4. 注意事项 有皮疹及溃破者，局部感觉障碍者忌用；皮肤易过敏者，贴敷时间适当缩短，如有瘙痒，需及时去除药物；贴药在身时，暂勿过度活动，防治过度出汗，药饼掉落。去药后暂不能入冷水或进食过冷食物。

三、中药离子导入法

1. 适应证 肺燥津伤证。

2. 操作方法 应用离子导入治疗仪，将中药煎剂：虎杖 15g，冬瓜仁 30g，鱼腥草 20g，北沙参 10g，南沙参 10g，生地黄 10g，麦冬 10g，白术 10g，当归 10g，红花 10g，桃仁 10g，熟地黄 10g，炙甘草 10g（安徽中医药大学第一附属医院提供肺痿方）适量浸渍于药物垫上（5～6 层棉布，15cm×12cm）包裹 2 个铅板电极，用弹力绷带固定于患者肺部 Velcro 啰音最明显的部位。然后用沙袋压住固定，接通中频治疗仪，刺激强度以患者感觉舒适为度，一般有微弱或中等强度的针刺感即可。每次 20 分钟，每日 1 次，10 次为 1 个疗程。

3. 疗法特点 药物可以通过渗透作用快速作用于局部，通过经穴—内脏途径，作用于体内各个系统，而起到多系统、多器官、多环节的调整作用。其毒性小，并可长期应用。

4. 注意事项 皮肤过敏、感染、溃疡者禁用。

5. 临床应用

纪娟等将特发性肺纤维化患者 32 例按随机数字表法分为治疗组和对照组各

16 例。对照组予西医常规加小剂量糖皮质激素治疗；治疗组在西医常规治疗的基础上加用肺痿方离子导入，14 天为 1 个疗程，每月 1 个疗程，共 3 个疗程。结果：治疗组和对照组治疗后证候积分均较前减低（$P<0.01$），治疗组中医证候积分改善优于对照组（$P<0.05$）；治疗组疗效评价有效率有大于对照组的趋势。结论：肺痿方离子导入对特发性肺纤维化改善有一定的优势，可进一步进行研究评价。

许晴晴将 60 例特发性肺纤维化患者随机分为治疗组和对照组，对照组 30 例，治疗组 30 例。对照组予以糖皮质激素治疗。治疗组以肺痿方离子导入治疗联合糖皮质激素治疗，糖皮质激素治疗方法同对照组，通过中药离子导入治疗。结果：治疗组总有效率 86%，对照组总有效率 70%；治疗 2 周后，治疗组与对照组临床症状、体征均有显著好转，两组治疗前后对比，差异显著（$P<0.05$）；两组治疗后的血沉及 C 反应蛋白较治疗前明显下降，$P<0.05$；中医证候积分方面，治疗组与对照组治疗前统计学无显著差异，具有可比性（$P>0.05$）；治疗后治疗组与对照组有显著差异（$P<0.05$），两组总有效率比较，治疗组优于对照组（$P<0.05$）。结论：肺痿方离子导入联合糖皮质激素治疗特发性肺纤维化较单纯糖皮质激素治疗能明显改善患者的症状和体征，提高患者的生活质量。

四、穴位注射疗法

1. 适应证　肺痿急慢性期均可。

2. 操作方法　取肺俞、膏肓俞、足三里等穴。取 10mL 一次性注射器。抽取黄芪或者丹参注射液 6 ~ 8mL，常规消毒，肺俞、膏肓俞每穴注 1 ~ 1.5 mL，足三里注射 2mL，出针时用消毒干棉球压针孔。避免出血及药液外溢。2 次 / 周，10 次为 1 个疗程。

3. 疗法特点　穴位针刺与药物注射相结合的方法，采用中医学的整体观念和辨证论治理念，通过针刺的刺激作用、药物的功效、穴位的传导，结合起来达到扶正祛邪、平衡阴阳的效果。

4. 注意事项　注射时刺激较强、有的患者会因疼痛而不能忍受，应预先告知患者。

5. 临床应用

刘桂廷等将雄性 SD 大鼠随机分成空白组、模型组、西医治疗组（西药泼尼松治疗组）、中医治疗组；气管内注入博莱霉素药液制造大鼠肺纤维化模型，造模后第 2 天开始介入治疗。给药期间观察大鼠的食欲、神态、反应能力、皮毛及呼吸等生命体征，28 天后观察双肺色泽弹性质地、体积变化等，计算肺系数。应用 HE 染色观察肺病理形态学变化。结果：中医治疗组、西医治疗组与模型组比较，大鼠饮食改善、体重增加、反应灵敏度增高、肺系数降低、肺组织的病理变化得到改善，相比之下中医治疗组疗效略优，模型组肺纤维化程度最为严重，空白组则基本正常。结论：中医治疗组对肺纤维化大鼠有一定的疗效。

参考文献

［1］李戎，闫智勇，李文军，等.针灸治疗特发性肺纤维化临床观察［J］.针灸临床杂志，2004，20（02）：11-12.

［2］李戎，闫智勇，周蜜娟，等.艾灸"肺俞""膏肓"对 BLMA5 诱导大鼠肺纤维化的影响［J］.中国针灸，2004，24（3）：204-207.

［3］纪娟，张念志，许李娜，等.肺痿方离子导入治疗特发性肺纤维化临床观察［J］.中国中医急症，2015，24（10）：1845-1847.

［4］许晴晴.肺痿方离子导入治疗特发性肺纤维化的临床研究［D］.合肥：安徽中医药大学，2015.

［5］刘桂廷，吕爽，张重阳，等.黄芪注射液足三里穴位注射配合少商放血治疗肺纤维化大鼠疗效观察［J］.辽宁中医药大学学报，2016，18（08）：154-157.

（李　明　徐天舒）

第八节 风温肺热病

风温肺热病是风温病与肺热病的合称，由外感风热邪毒引起、冬春两季好发的急性外感热病。可见于现代医学中的急性肺炎、支气管周围炎和急性支气管炎等，其中以非重症社区获得性肺炎为主。该病病因较多，其中以感染最常见，如细菌、病毒及支原体、真菌、衣原体、立克次体等病原体均可引起。其临床表现主要为发热、胸痛、咳嗽、咳痰、脉数、舌红苔黄或白等。

中医认为风温肺热病病因为风热病邪。如素禀不足，正气虚弱，或因起居不慎，寒温失调，即可感邪而成病。初起以邪犯肺卫为主，继则出现邪热壅肺之证，可致痰热阻肺或痰热结胸之证，后期多有肺胃阴伤之变。本病若卫分之邪不解，可传入气分，进而深入营分、血分，甚至直接陷入心包，即"逆传心包"。预后主要决定于邪热的轻重、传变的深浅及血气阴液损伤的程度。

中医外治法通过药物或非药物疗法作用于皮肤、经穴直达腠理，达到治疗疾病的目的。常用方法有中药熏蒸、拔管、中药穴位贴敷、中药保留灌肠、中药雾化吸入等疗法。

一、中药熏蒸疗法

1. 适应证 风温肺热病患者。

2. 操作方法 选取清肺化痰 1 号方（南京市中西医结合医院肺病科协定方）：鱼腥草 30g，瓜蒌皮 15g，浙贝母 15g，橘络 6g，蝉衣 9g，地龙 15g，款冬花 12g，紫苑 12g。上方水煎成 500mL，稀释成 800mL，将药液加入熏蒸机，充分暴露患者背部皮肤，熏蒸机出气口对准患者背部。每日 2 次，14 日为 1 个疗程。

3. 疗法特点 具有热疗及药物的双重影响，在温热刺激下，可使血管扩张，局部血液及淋巴循环加强，使药物得以渗透至局部发挥作用。

4. 注意事项

（1）经期、孕妇禁止熏蒸，皮肤破损处不宜熏蒸。有严重出血倾向者、重症心脏病患者、高血压病患者、重度贫血及头晕患者、动脉硬化症患者不宜熏蒸。

（2）实施熏蒸疗法，应注意防止烫伤，各种用具牢固稳妥，热源应当合理放置，药物不应接触患者皮肤。

（3）智力低下、年老体弱者熏蒸时间不宜过长，并需家属陪同。

（4）治疗期间对辛辣、油腻、甘甜等类食物摄入应适当，及时补充水分。

5. 临床应用

范槐芳等将60例老年社区获得性肺炎患者随机分为治疗组和对照组。所有患者都常规吸氧、抗炎、化痰、维持水电解质酸碱平衡等，其中治疗组加中药熏蒸，每日2次，14日为1个疗程。结果显示临床总有效率治疗组93.3%，高于对照组，有统计学意义（$P<0.05$），治疗组治疗后血常规、X线胸片、血气分析恢复正常时间及住院天数均较对照组缩短（$P<0.05$）。

二、火罐疗法

1. 适应证 邪犯肺卫证、痰热壅肺证、痰浊阻肺证等患者。

2. 操作方法 拔罐辨证取穴位：邪犯肺卫证取大椎、肺俞、风门、阿是穴；痰热壅肺证取肺俞、风门、脾俞、肾俞、大肠俞、阿是穴；痰浊阻肺证取肺俞、风门、脾俞、阿是穴。在患者背部涂一层液状石蜡或凡士林，取大小合适火罐，用闪火法，留罐时间为3～6分钟。起罐时左手轻按罐子，向左倾斜，右手食、中二指按准倾斜对方罐口的肌肉处，轻轻下按，使罐口漏出空隙，透入空气，吸力消失，罐子自然脱落。每日1次，以12次为1个疗程。

3. 疗法特点 局部产生温热作用，使血管扩张、血流量增加，可改善皮肤的血液供应和营养，增强血管壁通透性和细胞吞噬能力，提高机体防病抗病能力，促进炎症吸收。

4. 注意事项

（1）为患者做好保暖护理，拔罐后不宜马上洗澡。

（2）皮肤过敏或溃疡破损处，肌肉瘦削或骨骼凹凸不平及毛发多的部位不宜应用。

（3）在使用多罐时，火罐排列的距离一般不宜太近，否则因皮肤被火罐牵拉会产生疼痛，同时因罐子互相排挤，也不宜拔牢。

（4）留罐时间不宜过长，以免起疱。做好罐子的消毒及清洁工作，避免发生感染。

5. 临床应用

方雪等应用拔罐疗法治疗肺炎，为对照组患者进行抗感染治疗及化痰止咳治疗，为实验组患者进行上述治疗基础上配合拔罐治疗。结果表明实验组体温恢复正常的时间、咳嗽症状消退的时间、胸痛症状明显减轻的时间均短于对照组，临床疗效明显优于对照组，差异显著（$P<0.05$），具有统计学意义。周莹等将120例肺炎患者分为治疗组和对照组，治疗组运用常规治疗配合拔罐疗法，对照组只采用常规治疗，比较两种治疗方法两周后患者发热、咳嗽、胸片及肺部啰音变化。结果显示治疗组有效率，痊愈率均较常规治疗组高。

三、穴位贴敷疗法

1. 适应证　风温肺热病所有证型。

2. 操作方法　取穴以大椎、定喘、肺俞、肾俞为主。用油膏刀或小木棍将药物均匀摊在穴位贴敷贴中间，薄厚适中，贴在穴位上。连接中频治疗仪，20分钟后关闭治疗仪，贴片保留60分钟。

药物可选用中药组方：①善散汤组方：麦冬6g，苏叶6g，黄芩6g，茯苓9g，款冬花5g，浙贝母4g，制半夏9g，白芥子2g。②平喘止咳组方：生麻黄6g，桔梗6g，甘草3g，茯苓10g，射干3g，陈皮3g，姜半夏9g，青黛2g，杏仁 6g，细辛 3g。

3. 疗法特点　穴位贴敷可以通过经络穴位的刺激和药物经皮给药而发挥药理作用的共同作用，对于人体的免疫功能、神经系统、代谢功能、肺功能、抗肿瘤功能等各方面进行调节，从而提高人体自身的免疫力，恢复人体生理功能，达到防病治病的目的。

4. 注意事项

（1）孕妇禁用。

（2）过敏体质者或对药物、敷料成分过敏者慎用。

（3）贴敷部位皮肤有创伤、溃疡者禁用。

（4）治疗期间禁食生冷、海鲜、辛辣刺激性食物。

（5）敷药后尽量减少出汗、注意局部防水。

5. 临床应用

薛艳英等对 40 例社区获得性肺炎患者采用西医抗感染对症治疗基础上加用化瘀解毒汤联合穴位贴敷治疗，而对照组近采用西医抗感染对症治疗，疗程为 7 天。结果显示治疗组从体温稳定时间，咳嗽、啰音消失天数，X 线示炎症吸收天数，均较对照组缩短。得出结论，化瘀解毒汤联合穴位贴敷治疗社区获得性肺炎能有效改善症状及体征，缩短病程，提高疗效。翟金玲运用穴位贴敷联合麻杏石甘汤治疗老年性支气管肺炎，外敷于患者的肺俞、脾俞、定喘穴，结果在退热时间、咳喘消失时间以及住院时间，均有改善。李静音等运用中药穴位贴敷治疗老年社区获得性肺炎，在常规治疗的基础上配合使用中药穴位贴敷治疗肺俞、肾俞等穴位及中医辨证施护，结果患者临床症状及体征消失、胸部 X 光片恢复正常所需时间均有缩短。

四、中药离子导入法

1. 适应证　风温肺热病之痰热壅肺证、痰浊阻肺证。

2. 操作方法 选取清肺化痰 2 号方（南京市中西医结合医院肺病科协定方）：炙麻黄 10g，杏仁 10g，黄芩 10g，石膏 30g，鱼腥草 30g，瓜蒌 20g，川芎 20g，桃仁 20g，红花 20g，丹参 20g，冰片 6g。运用中频药物导入治疗仪，其中频率和温度控制如下：前者将频率控制在 2.5KHz；后者控制在常温即可。导入部位多为肺部听诊闻及干湿性啰音的部位。用法：将上述药液浸透，加入专用贴片中，撕去贴片背纸，半湿纱布清洁皮肤，连接电极然后接通电源，一般有微弱或中强度的针刺感即可；时间：每次 30 分钟，每日 1 次，12 次为 1 个疗程。

3. 疗法特点 依靠导入的热力和药力作用，达到活血化瘀、舒筋通络目的。中药有效成分迅速被人体吸收，药物组织利用度高，起效快，避免了中药内服胃肠道不适等副作用。

4. 注意事项 皮肤局部有破溃、感染，心脏起搏器患者，或者对中药过敏者禁用。

5. 临床应用

付文生等将 108 例社区获得性肺炎患者分为治疗组和对照组，治疗组在应用抗生素治疗基础上，增加中药离子导入治疗。每次 20 分钟，每日 1 次。结果：2 组总有效率比较差异无统计学意义，两组疗效相当。治疗组在完全退热时间、咳嗽咯痰消失时间、肺部啰音消失时间、抗生素应用时间及住院时间均较对照组提前。治疗组肺部 CT 浸润阴影吸收率高于对照组。结论：中药离子导入联合抗生素治疗 CAP，快速缓解患者临床症状，促进肺部炎症吸收，缩短住院时间，减少抗生素耐药性产生。

五、针刺疗法

1. 适应证 风温肺热病各证型患者。

2. 操作方法 以肺俞、合谷、丰隆、列缺、少商为主穴；邪犯肺卫证可加外关、曲池、天突等；痰热蕴肺证可加大椎、孔最、鱼际等；痰浊阻肺证可加膻中、定喘、足三里等。得气后留针 30 分钟，每日 1 次，10 次为 1 个疗程。

3. 疗法特点　疏通经络、调和阴阳、扶正祛邪。

4. 注意事项

（1）过于疲劳、精神高度紧张、饥饿者不宜针刺；年老体弱者针刺应尽量采取卧位，取穴宜少，手法宜轻。

（2）怀孕妇女针刺不宜过猛，腹部、腰骶部及能引起子宫收缩的穴位如合谷、三阴交、昆仑、至阴等禁止针灸。

六、中药保留灌肠法

1. 适应证　风温肺热病中高热、神昏等症状的患者。

2. 操作方法　选取清肺化痰 3 号方（南京市中西医结合医院肺病科协定方）：炙麻黄 6g，炒杏仁 6g，乌梅 18g，五味子 9g，葶苈子 9g，银柴胡 6g，防风 6g，地龙 9g，生甘草 3g，生石膏 30g。加水煎煮成 50mL 药液。将药液缓慢滴入患者肠道，保留灌肠 30 ~ 60 分钟，每日 2 次，12 日为 1 个疗程。

3. 疗法特点　中药保留灌肠可使药物有效成分被直肠黏膜直接吸收，并通过排泄作用达到退热目的，肺与大肠相表里，肠腑通，肺热自泄。

4. 注意事项

（1）禁忌证：肛门、直肠和结肠等手术或大便失禁患者；下消化道出血者、妊娠妇女等。

（2）在保留灌肠操作前，应了解病变部位，以便掌握灌肠的卧位和肛管的卧位插入深度。

（3）灌肠前，应嘱患者先排便，肛管要细，插入要深，压力要低，药量要少。

（4）药液温度要适宜，一般为 39 ~ 40℃。

（5）灌肠前要清洁消毒处理，肛管可用一次性制品，一人一用，用后按《医疗废弃物管理办法》规定处理。

5. 临床应用

孙静运用中药保留灌肠对社区获得性肺炎痰热腑实证，在常规治疗基础上，增加中药保留灌肠辅助治疗，结果在症状改善程度、缩短住院时间等方面均有效果。

参考文献

［1］范槐芳，方毕飞，严莉.中药熏蒸治疗老年社区获得性肺炎的疗效观察［J］.中国中医药科技，2015，22（2）：195-196.

［2］方雪，蔡丹艳.应用拔罐疗法治疗肺炎的临床疗效观察［J］.当地医药论丛，2014，12（10）：33.

［3］周莹，吴瑞明，曹燕.拔罐对肺炎患者的治疗效果和护理体会［J］.贵阳中医学院学报，2010，32（4）：54-55.

［4］薛艳英，崔娜.化瘀解毒汤联合穴位贴敷治疗社区获得性肺炎的临床疗效观察［J］.健康之路，2016，15（4）：214.

［5］翟金玲.穴位贴敷联合麻杏石甘汤治疗老年性支气管肺炎随机平行对照研究［J］.实用中医内科杂志，2013，27（4）：59-61.

［6］李静音，王旦旦，杨淇婷.中药穴位贴敷辅助治疗老年社区获得性肺炎的疗效观察［J］.卫生职业教育，2013，31（11）：154-155.

［7］付文生，耿立梅，闫红倩，于向艳.中药离子导入联合抗生素治疗社区获得性肺炎54例临床观察［J］.河北中医，2014，36（9）：1340-1342.

［8］孙静.中药保留灌肠辅助治疗社区获得性肺炎痰热腑实证的临床研究［J］.河北中医药学报，2010，25（1）：14-15.

（唐　鸿　黄柏文）

第二章 心系病证

2

第一节 心 悸

　　心悸是指患者自觉心脏搏动异常、悸动不止、惊惕不安，或快或慢，时发时止，甚则不能自止的一类疾病，常伴随有头晕、胸闷气短、体倦乏力、心烦失眠、健忘等症状。病情轻者为惊悸，重者为怔忡。可见于现代医学的心律失常如心动过速、心动过缓、房颤、病态窦房结综合征、预激综合征、心脏神经官能症等多种疾病。

　　中医认为，心悸的病因病机主要包括虚实两方面。虚者为气、血、阴、阳亏损，使心失滋养而致心悸；实者多由痰火扰心、水饮上凌或心血瘀阻、气血运行不畅所致。病位主要在心，但与肝、脾、肾、肺四脏功能失调密切相关。

　　心悸预后转归主要取决于本虚标实的程度、邪实轻重、脏损多少、治疗当否及脉象变化情况。如患者气血阴阳虚损程度较轻，未见瘀血、痰饮之标证，病损脏腑单一，呈偶发、短暂、阵发，治疗及时得当，脉象变化不显著者，病证多能痊愈；反之，脉象过数、过迟、频繁结代或乍疏乍数，反复发作或长时间持续发作者，预后较差，甚至出现喘促、水肿、胸痹心痛、厥证、脱证等变证、坏病，若不及时抢救治疗，预后极差，甚至猝死。

　　中医外治法治疗心悸的方法主要有刮痧、针灸、耳穴贴压、穴位敷贴、穴位埋线等。

一、刮痧法

　　1. 适应证　痰阻心脉、邪毒犯心证。

　　2. 操作方法　患者取仰卧位，充分暴露胸部。医者立于患者左侧，在定位处均匀涂抹刮痧油适量，拭刮胸止中任脉循行区域，即胸骨柄的位置，主要从胸骨上窝刮至胸骨柄下端。此处肌肉较薄弱，手法要轻，可用刮痧板的厚面进行刮拭，刮拭时要从上往下，不可来回刮，每日 10 ~ 20 次即可，15 日为 1 个疗程。

3. 疗法特点 刮痧法有宣通气血，发汗解表，舒筋活络等功能，刮治后可使脏腑秽浊之气通达于外，促使周身气血流畅，逐邪外出。

4. 注意事项

（1）年老体弱者手法应轻；低血压、特别怕痛的患者轻刮，不可强求出痧量的多少，切忌盲目追求出痧的程度。

（2）皮肤病如溃疡、严重过敏、痣瘤、皮下有不明原因包块、新鲜的伤口禁用此法。

（3）刮痧也和针灸一样，有可能像晕针一样出现晕刮。首先要冷静，立即让患者平卧并饮用 1 杯温糖开水，迅速用刮板刮拭患者百会穴（重刮）、人中穴（棱角轻刮）、内关穴（重刮）、足三里穴（重刮）、涌泉穴（重刮），如无明显好转，要及时送往医院。

（4）温度要适宜，患者身体暴露部位注意保暖。

5. 临床应用

王莹莹等依次选取胸部正中、胸部两侧、背部及前臂，进行刮痧，对于各种心律失常、心脏神经官能症等多种功能性心脏病的治疗疗效满意。

二、针刺法

1. 适应证 根据相应的腧穴运用于心悸各证型。

2. 操作方法

（1）心虚胆怯证：取内关、郄门、神门、心俞、胆俞。取心俞、胆俞时，斜向脊柱刺入 1 ~ 1.5 寸，施捻转补法；取内关、郄门、神门时，直刺，施捻转泻法；得气后留针 30 分钟，每日 1 次，15 次为 1 个疗程。

（2）心血不足证：内关、郄门、神门、心俞、脾俞。取心俞、脾俞时，向脊柱斜刺，均施捻转补法；取内关、郄门、神门时，均直刺施捻转补法。每日 1

次，15次为1个疗程。

（3）阴虚火旺证：取内关、郄门、神门、厥阴俞、膻中、肾俞、太溪。取厥阴俞、肾俞时，斜向脊柱刺入1～1.5寸，施捻转泻法；取膻中穴时，平刺0.3～0.5寸，施捻转泻法；取内关、郄门、神门、太溪时，直刺，施泻法。每日1次，15次为1个疗程。

（4）水气凌心证：内关、郄门、神门、厥阴俞、膻中、三焦俞、水分。取厥阴俞、三焦俞时，斜向脊柱刺入1～1.5寸，施捻转泻法；取膻中穴时，平刺0.3～0.5寸，施捻转泻法；取内关、郄门、神门、太溪时，直刺，施泻法。水分直刺1～1.5寸，针刺后用艾条熏。每日1次，15次为1个疗程。

（5）瘀阻心脉证：内关、郄门、神门、厥阴俞、膻中、心俞、膈俞。取厥阴俞、心俞、膈俞时，斜向脊柱刺入1～1.5寸，施捻转泻法；取膻中穴时，平刺0.3～0.5寸，施捻转泻法；取内关、郄门、神门时，直刺，施泻法。每日1次，15次为1个疗程。

3. 疗法特点 针刺是通过使能量进入或离开人体的方式，使阴阳两者恢复平衡的。

4. 注意事项 严格无菌操作，温度要适宜，患者身体暴露部位注意保暖。

5. 临床应用

黄春英针刺采用针刺加穴位埋线的方法，针刺方法：取内关、神门、足三里、三阴交及厥阴俞。各穴均施捻转平补平泻手法，留针30分钟，10次为1个疗程，取得较好疗效，说明内关、神门、足三里、三阴交及厥阴俞针刺治疗心悸是一种有效的方法。

三、耳穴贴压法

1. 适应证 心悸之痰火扰心证。

2. 操作方法 常规取双侧心、交感、神门、枕、肾、皮质下。如以上穴位疗效欠佳，可加敏感点。用探针等物用轻、慢、均匀的压力寻找压痛点，当压到敏感点时，患者会出现皱眉、呼痛、躲闪等反应，挑选压痛最明显一点或二三点为治疗点。取贴有王不留行籽的耳贴，固定于选准的穴位处，用手按压进行刺激，以患者可以接受为度，每穴持续按压 3 ~ 5 分钟 或交替按压 1 ~ 2 分钟，每穴 2 ~ 3 次。每天按压 3 ~ 4 次，病情较重者可酌情延长按压时间，增加刺激频率。刚开始局部疼痛明显，随着病情好转，疼痛逐渐减轻。连续治疗 5 天 1 个疗程，一般治疗 2 个疗程。

3. 疗法特点　耳穴贴压法能防治疾病是通过对耳郭上特定区域（即耳穴）的刺激后，耳穴各区与相应经络之间的存在感传联系，通过复杂的人体自身良性综合调节来完成。

4. 注意事项

（1）贴压耳穴应注意防水，以免脱落。

（2）夏天易出汗，贴压耳穴不宜过多，时间不宜过长，以防胶布潮湿或皮肤感染。

（3）如对胶布过敏者，可用黏合纸代之。

（4）耳郭皮肤有炎症或冻伤者不宜采用。

5. 临床应用

李杰等选取"心悸"住院患者 57 例，通过耳穴贴压心、交感、神门、枕、肾、皮质下后症状缓解明显，提示耳穴贴压疗效确切。

四、贴敷疗法

1. 适应证　阳虚血瘀型老年性缓慢心律失常。

2. 操作方法　穴位选心俞、膈俞、神门、膻中。药物选取温阳通脉贴（南京市中西医结合医院心内科协定方）：桂枝、制附片、干姜、丹参、乳香、没药、肉桂按 2∶2∶1∶3∶1∶1∶1 比例配制。患者坐位，敷温阳通脉贴每日 1 次，每次保留 4 小时。4 周为 1 个疗程，共 2 个疗程。

3. 疗法特点　应用中药敷于穴位处，以达温阳活血的疗效，能够显著提高窦房结的传导。

4. 注意事项　皮肤过敏、感染、溃疡者禁用。

5. 临床应用

唐艳艳等选择采用自拟益气通络汤结合局部穴位贴敷治疗气虚血瘀型缓慢性心律失常，可有效提高患者平均心率，改善心悸、胸闷等症状，疗效满意。

五、按揉法

1. 适应证　心悸之瘀阻心脉证。

2. 操作方法　神封穴在胸部第 4 肋间，前正中线旁 2 寸处，若能寻到刺痛的明显点最好，按"先左后右"的顺序分别在两侧施术。一般用单指按揉，吸定穴位后以中等强度施压轻揉，不可用力太过。一般持续 2 分钟后能迅速缓解不适感，继续按揉 8 ~ 10 分钟基本完全解除。按揉神封对瘀阻心脉型心悸最佳，对痰火扰心、阴虚火旺、心虚胆怯型心悸也有缓解作用。若瘀阻较重者或属心阳不振、水饮凌心者可改用灸法，寻找到神封刺痛点后，纯艾条对准刺痛点悬空回旋施灸，一般双侧均灸，先灸患者左侧后灸右侧，每侧 15 ~ 20 分钟，热至病所而痛消。

3. 疗法特点　通过按揉特定穴位，达到活血化瘀，活血通脉的作用。

4. 注意事项　局部皮肤过敏、感染、破溃者禁用。

5. 临床应用

朱现民运用按揉神封穴治疗心悸瘀阻心脉证。神封邻近于心脏，在气之会穴膻中的左右两侧。刺痛点为血脉痹阻，内瘀蓄积的病理反应，施以手法按揉可调畅胸中气机，使大气顺定，血静脉平，消除心脉瘀阻之心悸症状。

六、穴位埋线法

1. 适应证 心悸各证型。

2. 操作方法 取穴：①心俞、膻中、至阳；②厥阴俞、膈俞、肝俞；③巨阙、内关、通里。事先用复方丹参滴丸或冠心苏合丸制成的 75% 乙醇药液浸泡医用 2-0 号羊肠线数根，长度约 0.5 ~ 1cm。选准穴位用碘伏棉签标记，在穴位下方 0.6 cm 处为埋线进针点。常规皮肤消毒，用 2% 利多卡因在进针点处打出局麻皮丘，然后向埋线的深度（约 1 ~ 2 cm）边注药边进针，进行局麻。一般 1 个穴位注射 0.5 ~ 1mL 利多卡因，拔针后再用碘伏消毒 1 次。医者左手持镊子夹备用羊肠线，将线中央置于皮丘上，右手持埋线针缺口向下压线，以 15° 角向穴位中心进针，直至线头全部埋入皮内再向里进针 0.5cm，快速拔针压迫针眼，用创可贴保护针眼 24 小时。一般 10 ~ 20 天埋线 1 次，3 次为 1 个疗程，每次取 1 组穴位，以上 3 组穴位反复交替使用。

3. 疗法特点 可起到穴位组织疗法效应和靶向定位给药的双重作用，治疗心悸，疗效显著。

4. 注意事项 局部皮肤过敏、感染、破溃禁用。

5. 临床应用

张章随机选取 2006 年 1 月 ~ 2008 年 3 月应用穴位埋线治疗心悸患者 73 例，治疗组总有效率为 97.3%。提示穴位埋线可起到穴位组织疗法效应和靶向定位给药的双重作用，治疗心悸，疗效显著。

参考文献

［1］王莹莹，张豪斌．刮除心中的悸动［J］．中医健康养生，2015，8（2）：49.

［2］黄春英．针刺加穴位埋线治疗心悸 38 例［J］．河南中医，2011，31（11）：

1295.

　　[3] 李杰，冯结仪.耳穴压豆治疗心悸疗效观察 [J].中医中医药信息杂志，2013，8（20）: 78-79.

　　[4] 唐艳艳，黄群燕.中药内服结合穴位敷贴治疗气虚血瘀型缓慢性心律失常 34 例 [J].浙江中医杂志，2012，47（9）: 634.

　　[5] 朱现民，丁润泽.按揉神封穴缓解瘀阻心脉型心悸 [J].中国民间疗法，2014，2（11）: 31.

　　[6] 刘国政，闻学林.穴位埋线治疗心悸 73 例 [J].中国针灸，2009.29（4）: 314.

（吴定坤　李　敏　朱云仙）

第二节 胸 痹

胸痹是指以胸部闷痛、甚则胸痛彻背，喘息不得卧为主要表现的一种疾病，轻者感觉胸闷，呼吸欠畅，重者则有胸痛，严重者心痛彻背，背痛彻心。根据本证的临床特点，主要与现代医学所指的冠状动脉粥样硬化性心脏病（心绞痛、心肌梗死）关系密切。高血压，血脂异常、超重／肥胖、糖尿病，不良生活方式包括吸烟、不合理膳食、缺少体力活动、过量饮酒，细菌、病毒感染以及社会心理因素等均可引发。临床症状以胸部闷痛为主证，轻者则胸闷、呼吸欠畅，重者则有胸痛，更甚者心痛彻背，背痛彻心。发作时患者可出现心音减弱，心包摩擦音。心律失常时听诊心律不规则。

中医认为该病多与寒邪内侵，饮食失调，情志失节，劳倦内伤，年迈体虚等因素有关，病机有虚实两方面，实为寒凝、气滞、血瘀、痰阻，痹遏胸阳，阻滞心脉；虚为心脾肝肾亏虚，心脉失养。本病的形成发展过程中，大多先实后虚，亦有先虚而后致实者。先治其标，后顾其本；先从祛邪入手，后予以扶正；必要时可根据虚实标本的主次，兼顾同治。祛邪治标常以活血化瘀、辛温通阳、泄浊豁痰为主，扶正固本常用温阳补气、益气养阴、滋阴益肾为法。外治常用方法有穴位贴敷、推拿疗法、穴位注射疗法、中药离子导入。

一、穴位贴敷

1. 适应证 胸痹缓解期，尤其寒凝气滞、阳气虚衰者为佳。

2. 操作方法 将乳香、没药、降香、郁金、薤白等适量研末，加入蜂蜜调成直径约 1.5cm 大小药饼。取内关、膻中、心俞等穴位，用纱布将穴位部位擦拭干净后，将药饼贴敷在上述穴位上，予以纱布覆盖胶布外固定，留药 4～6 小时后撕除。每日 1 次，10 次为 1 个疗程。

3. 疗法特点　药物贴敷特定穴位，达到扩张血管、改善血液循环、增加冠状动脉血流量、改善心功能。

4. 注意事项　有皮疹及皮肤溃破者，局部感觉障碍者忌用；皮肤易过敏者，贴敷时间适当缩短，如有瘙痒，需及时去除药物；贴药在身时，暂勿过度活动，防止药饼掉落。

5. 临床应用

王贤娴等将 80 例患者随机分为 2 组。对照组采用常规治疗，治疗组在常规治疗基础上采用胸痹贴穴位贴敷治疗。15 天后观察 2 组患者疗效，体征、症状改善情况以及心电图、舌象、脉象的变化。结果：治疗组胸痹症状疗效总有效率 85.0%，对照组总有效率 72.5%，胸痹贴在改善胸痹各项症状如胸痛、胸闷、心悸、憋气等方面优于对照组（$P<0.05$）。治疗组心电图总有效率与对照组基本接近。治疗组较对照组舌脉改善较明显，但差异无统计学意义。结论：胸痹贴穴位贴敷治疗胸痹疗效满意。

张赪辉等将 86 例患者随机分为治疗组和对照组进行疗效观察，治疗组在对照组的基础上加用穴位贴敷（肉桂、附子、延胡索、细辛、白芥子、川芎、乳香、没药、丹参等）疗法，对照组采取常规治疗方法，观察两组治疗效果。结果：治疗组总有效率为 93.0%，对照组为 76.7%，两组疗效比较具有显著性差异（$P<0.05$）。结论：中药穴位贴敷对胸痹患者症状改善具有较好的临床疗效。

闫变丽等将符合入选标准的 60 例不稳定型心绞痛患者（中医辨证为气虚血瘀证）随机分为对照组（西医基础治疗组）和胸痹贴 1 号治疗组（西医基础治疗加胸痹贴 1 号穴位贴敷），每组各 30 例，分别于治疗前及治疗两周后给予记录不稳定型心绞痛症状、中医证候、心电图变化及硝酸甘油用量，观察其临床疗效。结果：①在心绞痛改善方面，胸痹贴 1 号治疗组明显优于对照组，两组比较差异有显著性（$P<0.05$）。②在中医证候疗效方面，治疗组疗效明显优于对照组，两组比较差异有显著性（$P<0.05$）。

二、推拿疗法

1. 适应证 胸痹缓解期。

2. 操作方法 取穴：内关、神门、心俞、肺俞、肾俞、命门、腰阳关、膻中、中脘、丰隆、太渊、涌泉。采用指揉法、点揉法、一指禅偏峰推法、摩法、搓法等。每日 1 次，10 次为 1 个疗程。

3. 疗法特点 推拿特定穴位，可以以指代针从而影响心血管神经的调节中枢，促进全身血液的重新分配，降低脑血管的紧张性，改善动脉弹性，提高搏动性血液供应情况，增强心肌收缩力。

4. 临床应用

李华东对 40 例心绞痛患者心俞、厥阴俞、内关、神门、膻中、曲池、中冲、少冲、大陵等穴行擦法、指揉法、点揉法、拿法、一指禅偏峰推法、摩法、搓法等治疗。并治疗前及治疗后观察其临床症状体征与心电图、动态心电图等的变化。结果：推拿治疗总有效率 92.5%。结论：推拿疗法对稳定劳累性心绞痛患者具有良好的治疗作用，能明显改善患者的症状体征、心电图及动态心电图，改善患者的心脏供血。

三、穴位注射疗法

1. 适应证 胸痹缓解期。

2. 操作方法 取心俞、膈俞等穴。取 10mL 一次性注射器。抽取黄芪注射液或者丹参注射液 6 ~ 8mL，常规消毒，心俞、膈俞每穴注 1.5 ~ 2mL，出针时用消毒干棉球压针孔。避免出血及药液外溢。每周 2 次，10 次为 1 个疗程。

3. 疗法特点 本方法可降低心肌耗氧量，扩张冠状动脉，增加心肌供氧量，改善血液动力学。

4. 注意事项 注射时掌握好背俞穴针刺的深度。

5. 临床应用

闫海龙等采用穴位注射治疗稳定型心绞痛患者 64 例，穴取内关、厥阴俞、足三里，每日 1 次，双侧交替治疗，10 次为 1 个疗程，疗程间间隔 2 天，共治疗 2 个疗程。结果：心绞痛症状及硝酸甘油减停率评定结果为显效 41 例，有效 14 例，无效 9 例，总有效率为 85.9%；心电图疗效评定结果为显效 32 例，有效 24 例，无效 8 例，总有效率为 87.5%。结论：穴位注射是治疗稳定型心绞痛的一种有效方法。

韩勇等取内关（双）、心俞（双）、阳陵泉（双）等穴，穴位注射复方香丹注射液。结果：总有效率 87.9%。结论：本方法能降低心肌耗氧量，扩张冠状动脉，增加心肌供氧量，改善血液动力学，以收行气活血止痛之效，使气血调畅。

王全权采用随机对照方法，将 252 例患者分为两组，西药消心痛、阿司匹林口服 126 例为对照组，在西药组的基础上采用心俞、内关穴位注射复方丹参注射液结合静脉滴注大剂量复方丹参注射液 126 例为治疗组。结果：治疗组心绞痛症状改变、心电图改变总有效率为 88.9%、81.7%；对照组分别为 62.7%、54.0%。经统计学处理，$P<0.01$。结论：穴位注射结合静脉复方丹参注射液滴注治疗冠心病心绞痛有较好的疗效。

四、中药离子导入

1. 适应证 稳定型心绞痛，无明显急性胸痛、胸闷。

2. 操作方法 将中药煎剂：当归、丹参、红花、桃仁等药材浸在白酒中，浸泡 1 个月开始使用（保定市第一中医院方），适量浸渍于药物电极垫上。嘱患者取俯卧位，取双侧心俞穴，用酒精棉球清洁局部皮肤。将电极垫片置于双侧心俞穴，调节电强度至合适为度。治疗结束后，取下即可。每日 1 次，15 日为 1 个疗程。

3. 疗法特点 中药离子导入利用制剂组合疗效及透皮吸收原理，达到了活血化瘀，温经通络，止痛的目的。而且该操作方法简便，无痛苦，易为患者接受。由于药物不经胃肠道吸收，可以减轻胃肠道的刺激，有很好的推广应用价值。

4. 注意事项 皮肤过敏、感染、溃疡者禁用。有心脏起搏器植入的慎用。

5. 临床应用

王春红将160例稳定型心绞痛患者，随机分为对照组75例，治疗组85例。对照组口服阿替洛尔12.5mg，每日3次；硝苯地平10mg，每日3次；阿司匹林75mg，每日1次。治疗组基础用药同对照组，加用中药离子导入，每日1次，15天为1个疗程。结果：治疗组心绞痛症状及心电图改善的总有效率为91.76%及89.41%，对照组为66.67%及64%。治疗组在心绞痛症状及心电图改善方面优于对照组（$P<0.05$）。结论：活血化瘀中药经离子导入是冠心病心绞痛安全、有效的治疗方法。王春红，杨光福等筛选病例120例，随机分为对照组、治疗组各60例。对照组口服氨酰心安12.5mg，每日3次；心痛定10mg，每日3次；阿司匹林75mg，每日1次。治疗组基础用药同对照组，加用中药离子导入，每日1次，15天为1个疗程，观察结果。治疗组心绞痛症状及心电图改善的总有效率为91.67%及90%，对照组为66.67%及65%。治疗组在心绞痛症状及心电图改善优于对照组（$P<0.05$）。结论：中药离子导入是冠心病心绞痛安全、有效的治疗方法。

参考文献

［1］王贤娴，张磊.胸痹贴穴位贴敷治疗冠心病心绞痛40例疗效观察［J］.长春中医药大学学报，2011，（1）：88-89.

［2］张赪辉，范秀风.穴位贴敷对胸痹患者症状改善的临床观察［J］.陕西中医，2012，（3）：348-349.

［3］闫变丽.胸痹贴1号穴位贴敷治疗不稳定型心绞痛的临床疗效观察［D］.哈尔滨：黑龙江中医药大学，2011.

［4］李华东，毛树文，毛德刚.推拿治疗冠心病稳定劳累性心绞痛40例［J］.辽宁中医药大学学报，2007，（5）：151-152.

［5］闫海龙，刘元峰，宋盼.穴位注射治疗稳定型心绞痛64例［J］.广西中医药，2011，（5）：28-29.

［6］韩勇，王红.穴位注射治疗冠心病心绞痛58例［J］.陕西中医，2007，（2）：204-205.

［7］王全权，陈海林，黄慧敏.复方丹参注射液治疗冠心病心绞痛的疗效观察［J］.时珍国医国药，2006，（1）：90-91.

［8］王春红.中药离子导入法治疗冠心病稳定性心绞痛的临床观察［J］.吉林中医药，2011，（6）：541-542.

［9］王春红，杨光福.中药离子导入法治疗冠心病心绞痛120例观察［J］.中国现代药物应用，2010，（15）：111-112.

（李　明）

第三节 眩 晕

眩，眼目昏花；晕，头脑晕转。两者可并见，故而合称"眩晕"，症轻者闭目即止，重者不能站立，旋转不定，如坐车船，或伴有恶心、呕吐、汗出、面色苍白等症状。发作间歇期长短不一，可为数月发作一次，亦有一月数次。常可因情志诱发，也可突然起病，并可逐渐加重。眩晕若兼头胀而痛，心烦易怒，肢麻震颤者，应警惕发生中风。眩晕为临床常见病证，多见于中老年人，青年人。本病可反复发作，常妨碍正常工作及生活，严重者可发展为中风、厥证或脱证而危及生命。

眩晕症病因复杂，牵涉学科广泛，西医可分为病因治疗和对症治疗，病因治疗如前庭功能可逆损害性眩晕，病因解除，眩晕消失，预后较好。难治的前庭功能波动性损害或不可逆性损害治疗效果差，可行外科治疗。对症治疗分保守治疗与外科手术治疗两类。内科常用镇静止呕类、血管扩张类、激素类及利尿剂药物为主。良性阵发性位置性眩晕可通过外科复位治疗，有手术指征的手术治疗，易复发。

中医认为该病由肝肾亏虚、气血衰少或痰瘀阻窍所致，治疗主要是补虚而泻实，调整阴阳。虚证以肾精亏虚、气血衰少居多，精虚者填精生髓，滋补肝肾；气血虚者宜益气养血，调补脾肾。实证则以潜阳、泻火、化痰、逐瘀为主要治法。外治常用方法有针灸、熏蒸、贴敷等疗法。

一、针刺疗法

1. 适应证 虚实各种眩晕。

2. 操作方法

（1）风阳上扰：取肝俞、行间、风池、侠溪；失眠多梦加神门、三阴交。针用泻法。得气后留针 30 分钟，每日 1 次，15 次为 1 个疗程。

（2）痰浊上蒙：取阴陵泉、丰隆、中脘、内关、头维；腹胀纳差者加足三里、天枢。针用平补平泻法；得气后留针 30 分钟，每日 1 次，15 次为 1 个疗程。

（3）气血亏虚：取百会、血海、膈俞、足三里、三阴交、气海；气短自汗者加膻中、复溜。针用补法；取尺泽、阳陵泉、太冲时，直刺，施泻法。得气后留针 30 分钟，每日 1 次，15 次为 1 个疗程。

（4）肝肾阴虚：取肝俞、肾俞、太溪、太冲、神门、照海；五心烦热者加内关、三阴交。针用补法；得气后留针 30 分钟，每日 1 次，1 疗程为 15 天。

3. 疗法特点　针刺疗法具有适应证广、双向调节、疗效明显、操作方便、经济安全等优点。

4. 注意事项

（1）过度劳累、饥饿、精神紧张的患者，不宜立即针刺，需待其恢复后再治疗。

（2）体质虚弱的患者，刺激不宜过强，并尽量采用卧位。

（3）避开血管针刺，以防出血，背俞穴掌握好针刺的深度，角度，防止气胸。有自发性出血倾向或因损伤后出血不止的患者，不宜针刺。

（4）皮肤之感染、溃疡部位，不宜针刺。

5. 临床应用

武明明用针灸联合中药熏蒸治疗颈性眩晕。针刺穴位主要是太溪、气海、足三里、后溪、太冲、颈夹脊、风池。应用直径为 0.25mm、长度为 40mm 的毫针，以指切法迅速进针，进针深度为 15mm，得气后留针 30 分钟。每天针灸 1 次，连续治疗 2 周。配合中药熏蒸（中药熏蒸处方：珍珠母、菊花、白术、陈皮、半夏、枸杞子、骨碎补、肉苁蓉、狗脊、红花、独活、伸筋草、川芎、党参、黄芪、当归、三七、丹参、葛根以及天麻等中药）疗效优于口服西比灵组。

二、放血疗法

1. 适应证 气血亏虚、肾精不足致脑髓空虚、清窍失养引起的眩晕及肝阳上亢、痰湿阻滞扰动清窍引起的眩晕。

2. 操作方法 临床所用针具选用三棱针、一次性采血针或一次性无菌注射器针头。选取头部、耳尖、耳背、百会、指（趾）尖。操作前先按摩治疗使其充血。常规消毒，术者左手固定，右手持针，对准选刺部位，快速点刺，使其血自然流出，一般 3 ~ 5 mL 为宜，后用消毒干棉球按压。点刺放血，隔 3 日 1 次。

3. 疗法特点 辨证取穴，操作简便，效果佳。

4. 注意事项

（1）有针刺禁忌证。

（2）合并严重心血管、肝、肾及造血系统功能障碍者禁用。

（3）CT 或 MRI 检查确诊为颅内肿瘤者禁用。

（4）皮肤感染、溃疡、瘢痕部位，不宜针刺。

5. 临床应用

苟春雁用头部穴位放血治疗颈源性眩晕。方法为使用一次性注射针头于大椎、太阳、耳尖、神庭、头维穴处轻轻点刺，挤出血 2 ~ 3mL，每次 4 穴（太阳、头维、耳尖左右交替，和大椎或者神庭共 4 穴）。一次 2 ~ 3mL，每日 1 次，7 天为 1 个疗程，连续治疗 2 周。明显优于山莨菪碱、维生素 B_6、氟桂利嗪治疗组。

三、穴位贴敷疗法

1. 适应证 虚实各种眩晕。

2. 操作方法 取穴以胃经、脾经为主，配以化痰之丰隆穴，可有化痰祛痰消浊之效。将天麻 40g，清半夏 30g，白术 30g，茯苓 30g 等，共研成细末与生姜汁调成膏饼状，置于 4cm×4 cm 的透气敷贴内，按要求贴于脾俞、胃俞、丰隆、足三里、涌泉等，每穴 1 片。敷药每天换 1 次，疗程为 14 天。

3. 疗法特点 辨证取穴，操作简单，效果佳。

4. 注意事项

（1）敷药摊制的厚薄要均匀，固定松紧适宜。

（2）敷药应保持一定的湿度。

（3）观察全身和局部情况，敷药后，若出现皮疹、瘙痒、水疱等过敏现象时，及时停用，并予相应处理。

（4）皮肤过敏者禁用。

5. 临床应用

黎丽娴用穴位贴敷法治疗眩晕。患者在常规治疗的基础上，加用穴位贴敷疗法：将天麻 40g，清半夏 30g，白术 30g，茯苓 30g 等，共研成粉与生姜汁调成膏饼状，置于 4cm×4cm 的透气敷贴内，按要求贴于脾俞、胃俞、丰隆、足三里、涌泉等，每穴 1 片。敷药每 2 天换 1 次，疗程为 14 天。疗效优于常规改善循环药物。

廖寒春用中药外敷配合针刺治疗颈源性眩晕 80 例，外敷中药处方：红花 20g，川芎 15g，当归 12g，葛根 30g，透骨草 20g，红藤 15g，甲珠 10g，狗脊 15g，乳香 20g，没药 20g，威灵仙 30g，伸筋草 30g，鸡血藤 30g，秦艽 30g，木瓜 30g，甘草 20g，打粉取适量药粉用 60 ~ 70℃热水调匀，在纱布上摊开后外敷颈部，再用 TDP 照射外敷药部位。30 分钟后取下中药，常规消毒，取主穴：风池，夹脊穴。配穴：气血亏虚型配脾俞、气海、足三里，痰湿中阻型配头维、内关、中脘、丰隆。主穴每次 4 ~ 6 个，配穴每次 3 ~ 5 个，进针得气后施平补平泻，留针 20 分钟，其中 10 分钟行针 1 次。外敷中药、针刺及 TDP 照射每日 1 次，10 天为 1 个疗程，治疗 1 个疗程。疗效优于复方丹参注射液治疗组。

四、熏蒸疗法

1. 适应证 虚实各种眩晕。

2. 操作方法 将天麻、葛根、当归、川芎、伸筋草、透骨草、独活、红花、艾叶、荆芥、防风各 15g 加入中药熏蒸床中，加水 8 ~ 10 倍煎煮熏蒸，蒸气温度 45 ~ 50℃，每次 30 分钟，每天 1 次，疗程为 14 天。

3. 疗法特点 中药熏蒸通过热、药的协同作用，加速血液、淋巴液的循环，促进新陈代谢，加快代谢产物的清除，同时由于热能的作用，促使皮肤、黏膜充血，扩张毛孔，药物通过扩张的毛孔渗透肌肤，共奏祛风散寒、活血化瘀、舒筋通络、滋补肝肾的作用。

4. 注意事项

（1）熏蒸过程中防止局部皮肤烫伤，注意保暖。

（2）颈部皮肤有破溃、感染、溃疡者禁用。

（3）皮肤对药物过敏者禁用。

5. 临床应用

李文英用针灸联合中药熏蒸治疗颈性眩晕。采用熏蒸治疗机进行中药熏蒸。将天麻、葛根、丹参、三七、当归、黄芪、党参、川芎、伸筋草、独活、红花、狗脊、肉苁蓉、骨碎补、枸杞子、半夏、陈皮、白术、菊花、珍珠母加入治疗机中，蒸气温度 30 ~ 40℃，每次 0.5 小时，每天 2 次，治疗 1 周。针刺穴位选择风池、颈夹脊、太冲、后溪、足三里、太溪，患者取坐位，选用 0.25mm×40mm 的毫针，采用指切法快速进针 15mm，得气后留针 0.5 小时。每天 1 次，一周为 1 个疗程，连续治疗 2 周，疗效优于复方丹参注射液与复方天麻片。

五、针刀疗法

1. 适应证 颈源性眩晕。

2. 操作方法 患者取俯卧位，胸部垫枕，项部充分暴露，标记枕骨上、下项线间、病变椎体椎板旁、关节突关节、颈部肌肉压痛点等部位。常规消毒，铺无菌巾，戴无菌手套，用针刀，在枕骨上、下项线间刀口线与人体纵轴平行，针刀垂直达枕骨面，行切开剥离3刀；在病变椎体椎旁开1.3cm处刀口线与人体纵轴平行进针，探及椎板后刀口线方向改变90°，上下探及椎板上下缘，松解黄韧带3刀，继而向外松解关节突关节囊。对于颈背部肌肉压痛点或有条索状结节处的用针刀剥离3刀，出针后压迫止血片刻，创可贴贴敷针眼。1周治疗1次，2次为1个疗程。

3. 疗法特点 施术者要明确局部解剖，针刀操作熟练，技术要求较高。

4. 注意事项

（1）有发热、局部或全身感染者禁用。

（2）椎动脉畸形者禁用。

（3）施术部位有皮肤破溃、感染者禁用。

（4）凝血功能异常者禁用。

（5）合并严重的心、肺及脑部疾病者禁用。

5. 临床应用

姜高赟针刀治疗颈性眩晕。患者仰卧位颈前屈，以关节突线、颈椎棘突线、肩胛提肌止点处寻找压痛点。常规消毒并局部麻醉，采用4号针刀。将针刀刺入后触及痛处，纵行疏通，并横向剥离，针刀下松软即出针刀。进针时避免过深，确保针刀在棘突线上，关节突线上针刀纵向深度低于2cm。将针刀取出后给予患者压迫止血约2分钟左右，治疗时间为每周1次，3次为1个疗程，疗效优于牵引联合针灸治疗。

参考文献

［1］武明明.针灸联合中药熏蒸治疗中老年颈性眩晕疗效［J］.中医中药，2016（1）：43.

［2］苟春雁.头部穴位放血治疗颈源性眩晕（风阳上扰证）的临床观察［J］.中国中医急症，2016（2）：314-315.

［3］黎丽娴.穴位贴敷法治疗眩晕41例［J］.中国中医药，2015（6）：67-69.

［4］廖寒春.中药外敷配合针刺治疗颈源性眩晕80例［J］.中医外治杂志，2013（6）：14-15.

［5］李文英.针灸联合中药熏蒸治疗中老年颈性眩晕疗效观察［J］.中医药学报，2014（12）：108-109.

［6］姜高赟.针刀治疗颈性眩晕72例疗效观察［J］.World Latest Medicine Information（Electronic Version），2016（20）：192-194.

（杨晓辉）

第四节 中 风

中风是以猝然昏仆，不省人事，半身不遂，口眼歪斜，语言不利为主症的病证。相当于西医学的急性脑血管疾病，如短暂性脑缺血发作、局限性脑梗死、原发性脑出血和蛛网膜下腔出血等，均可参照本节进行辨证论治。临床分为三期：急性期为发病后两周以内，中脏腑可至一个月；恢复期为发病二周后或一个月至半年内；后遗症期指发病半年以上。主要临床表现为具有猝然昏仆，不省人事，半身不遂，口眼歪斜等特定的临床表现，轻症仅见眩晕，偏身麻木，口眼歪斜，半身不遂等。多急性起病，好发于 40 岁以上年龄。发病之前多有头晕、头痛、肢体一侧麻木等先兆症状。常有眩晕、头痛、心悸等病史，病发多有情志失调、饮食不当、劳累等诱因。

本病预后方面，脑梗死比脑出血的病死率低而致残率高。随年龄增长病死率明显上升，平均病死率 25% 左右，常见病死因是多脏器衰竭、继发感染及心肺功能不全。

中医认为本病多在内伤积损的基础上，复因劳逸失度、情志不遂、饮酒饱食或外邪侵袭触发，引起脏腑阴阳失调，血随气逆，肝阳暴涨，内风旋动，夹痰夹火，横窜经脉，蒙蔽神窍，从而发生猝然昏仆、半身不遂诸症。

西医治疗有控制血压、介入、溶栓等治疗，主要目的为促进瘫痪肢体和语言障碍的功能恢复，改善脑功能，减少后遗症以及预防复发。

本病常用的外治法有：针刺、熏蒸疗法、推拿等。

一、针刺疗法

1. 适应证 中风各证型。

2. 操作方法 采用传统针刺方法辨证取穴和循经取穴；或按照软瘫期、痉挛期和恢复期不同特点和治疗原则选用不同的治疗方法，如醒脑开窍针刺法，头穴从刺长留针间断行针法、抗痉挛针法等。常用主穴：肩髃、极泉、曲池、手三里、外关、合谷、环跳、阳陵泉、足三里、丰隆、解溪、昆仑、太冲、太溪；闭证加十二井穴、合谷、太冲；脱证加关元、气海、神阙。在选择治疗方案的同时，根据中风病（脑梗死）急性期常见症状如吞咽困难、便秘、尿失禁、尿潴留、复视、言语障碍等加减穴位。如吞咽困难可加翳风等，或采用咽后壁点刺等；尿失禁或尿潴留可加针中极、曲骨、关元等，局部施灸、按摩或热敷。

针刺时患者取平卧位，充分暴露患处皮肤，局部皮肤消毒后，根据疾病不同分期选取不同穴位，同时病变部位散刺、得气后留针 30 分钟，每日 1 次，每 10 次为 1 个疗程。

3. 疗法特点 针刺治疗中风有较好的疗效，具有直达病所的治疗优势，临床上可明显减轻症状。

4. 注意事项 严格无菌操作，室温要适宜，患者身体暴露部位注意保暖。

5. 临床应用

梁云武等对 40 例中风后偏瘫患者针灸研究，予以行巨刺、瘫痪侧针刺及头针结合的治疗，疗效满意。杨金霞应用针刺疗法治疗 40 例中风偏瘫患者，治疗亦取得满意疗效。米建平等通过临床观察发现针刺上、下肢阴经穴位再加以电针疗法对降低中风偏瘫患者的肢体肌张力有一定疗效，有利于偏瘫肢体的康复。俞国桥将 42 例中风偏瘫患者，结果显示经针刺疗法后患者症状改善显著。冯岩等对 60 例脑中风患者在药物治疗的基础上，运用现代康复训练方法配合针灸治疗，经过 3 个月的治疗，疗效满意。

二、熏蒸疗法

1. 适应证 中风各证型患者。

2. 操作方法 将当归 10g，赤芍 10g，川芎 IOg，鸡血藤 15g，桂枝 10g，伸筋草 15g，透骨草 15g，独活、红花 15g，艾叶 15g 加入中药熏蒸床中，加水 8 ~ 10 倍煎煮熏蒸，蒸气温度 45 ~ 50℃，每次 30 分钟，每天 1 次或隔日 1 次。

3. 疗法特点 中药熏蒸通过热、药协同作用，加速血液、淋巴的循环，促进神经及肌肉修复。

4. 注意事项 熏蒸过程中应防止局部皮肤烫伤。室温要适宜，患者身体暴露部位注意保暖。临床应首先辨病，结合辨证，一般均能缓解，疗效显著。临床中要仔细辨别，需中西医结合，及时治疗原发病变。

5. 临床应用

耿建领对 83 例中风后遗症患者，用透骨草等中药治疗，每日 1 剂，水煎，熏洗患肢，每次 30 分钟，每日 2 次，10 天为 1 个疗程，疗效显著。杨迎民用中药熏洗结合康复训练治疗中风偏瘫亦取得了显著疗效。

三、推拿、穴位按摩疗法

1. 适应证 中风各证型。

2. 操作方法 按摩手法常用揉、捏法，亦可配合其他手法如弹拨法、叩击法、擦法等。施术部位在全头及颈部，双肩部及右侧患病的半边肢体。常用穴位：印堂、鱼腰、四白、太阳、迎香、人中、地仓、廉泉、百会、肩井穴及患病肢体上的常用穴位都可选用。每次治疗 15 分钟，15 日为 1 个疗程。

3. 疗法特点 依据辨证论治原则，根据肢体功能缺损程度和状态进行中医按摩循经治疗，可使用不同手法以增加全关节活动度、缓解疼痛、抑制痉挛和被动运动等。

4. 注意事项 避免对痉挛组肌肉群的强刺激，是偏瘫按摩中应注意的问题。

5. 临床应用

陈小萍治疗 31 例中风患者，穴位按摩加肢体被动活动，取得显效，提示中风偏瘫患者早期介入穴位按摩对肌力提升有肯定作用。雷龙鸣等运用足反射区按摩疗法对中风偏瘫患者进行康复治疗，提示按摩足反射区有利于中风偏瘫患者运动功能和日常生活能力的恢复。徐兵运用按摩配合中药湿热敷治疗脑卒中偏瘫 22 例疗效显著。

四、中药定向透药疗法

1. 适应证　中风各证型。

2. 操作方法

（1）连接电源线，接通电源，使用中医定向透药治疗仪前应先开机预热30分钟。

（2）将导联电极的插头插入所选择通道的输出插孔内。

（3）根据治疗的需要，通过温度调节旋钮选择适当温度挡。

（4）时间选择：可在1～40分钟内任意选择。

（5）根据不同病症选择贴片。

（6）将被药物浸湿的贴片平整贴附于疾病的对应穴位或体表投影，上面放置电极，用手轻托，防止脱落，切忌不能用力按压或绷带过紧挤压；否则可能会导致皮肤灼伤。

（7）启动治疗，剂量自动升至第10挡，按动增加键"＋"，逐步调节剂量，当患者刚刚有脉动感和轻微的刺激感时停止增加，按动减少键"－"减小剂量到患者几乎无感觉为止。

（8）电极放置位置一般在病变部位对应穴位点、疼痛点、阿是穴、经络穴位，肌肉两侧或遵医嘱放置。

（9）在治疗过程中时间不能修改，若患者有不适感觉，可直接按"Q"键或"S"键停止治疗。

（10）治疗停止仪器会自动切断输出电流，并有声音提示。停止后其时间、剂量的显示均回到开机的初始状态。

（11）取下电极和贴片，关闭电源开关。

3. 疗法特点　促进药物有效地透过皮肤，直达病所，更好地发挥疗效，促进肌肉及神经恢复。

4. 注意事项

（1）需要根据预期用途由临床医生选用适当药物配合使用。

（2）电极片在应用前要用医用酒精擦洗消毒，同时清除电极表面的电解产物。

（3）放置电极片后，再按治疗键，用手轻托，防止脱落，切忌不能用力按压或绷带过紧挤压；否则可能会导致皮肤灼伤。

（4）如果治疗后局部皮肤颜色改变或有丘疹水疱出现时，可用热毛巾敷或用氟轻松软膏、2% 的碘甘油安抚治疗。

（5）勿在靠近强电、磁场及干扰源周围使用本仪器。

（6）勿在故障状态下操作本仪器。

（7）患者在使用时应缓慢增大输出，只要皮肤对电流有一点点感觉，便已达到耐受的最大极限，不得再增大输出，否则会有皮肤灼伤的危险。

（8）把高频手术设备和本仪器同时连接到一个患者时，在本仪器电极处可能引起烧伤并可能损坏本仪器。

（9）靠近短波或微波治疗设备（例如 1m）使用本仪器，可能引起本仪器的输出不稳定。

（10）靠近胸部使用电极会增加心脏纤颤的危险。

（11）仪器表面应保持清洁，脏污时用干净抹布蘸水擦洗。

5. 临床应用

詹敏治疗中风偏瘫患者 60 例，用鲜生姜、蓖麻仁、吴茱萸、附子、冰片等敷贴涌泉穴及针刺曲池、外关等并配合康复锻炼，取得显著疗效。

参考文献

［1］梁云武，王志兴，廖曼娜.巨刺法结合常规针刺法治疗中风偏瘫40例［J］.世界针灸杂志（英文版），2007，17（2）：56-57.

［2］杨金霞.中药联合电针治疗中风偏瘫50例［J］.陕西中医，2009，30（6）：

679-680.

[3] 米建平，张中成，黄国旗.Clinical Observation on Therapeutic Effect of Yin-meridian Electroacupuncture in Reducing Muscular Tension of Li mbs in Apoplectic Hemiplegia[J].针灸推拿医学，2006，4（3）：159-161.

[4] 俞国桥.浅刺法治疗中风偏瘫42例[J].中医杂志，2007，48（8）：719-720.

[5] 冯岩，李亚文.现代康复训练配合针灸治疗中风偏瘫60例临床观察[J].中外健康文摘，2009，8（10）：197-198.

[6] 耿建领.中药熏洗治疗中风后遗症63例临床观察[J].河南中医，2004，24（5）：31.

[7] 杨迎民.中药熏洗配合康复训练治疗中风偏瘫165例[J].中国民间疗法，2005，13（1）：31.

[8] 陈小萍.按摩疗法在中风偏瘫早期康复中的应用[J].中医药学刊，2005，23（4）：721-722.

[9] 雷龙鸣，庞军，黄锦军，等.按摩足反射区对中风偏瘫康复作用的临床观察[J].四川中医，2006，24（5）：99-100.

[10] 徐兵.按摩配合中药湿热敷治疗脑卒中偏瘫的体会[J].中国民康医学，2008，24（20）：2925-2934.

[11] 詹敏.敷贴涌泉穴配合针刺治疗中风偏瘫疗效观察[J].湖北中医杂志，2008，30（11）：48-49.

（张　林　缪冬梅）

第五节 不 寐

　　失眠又称"睡眠障碍""不得眠""不得卧""不寐"，是指患者对睡眠时间和（或）质量不满意并影响日间社会功能的一种主观病症。临床表现为入睡困难（入睡时间超过 30 分钟）、睡眠维持障碍（整夜觉醒次数 ≥ 2 次）、早醒、睡眠质量下降和总睡眠时间减少（通常少于 6 小时），同时伴有日间功能障碍（晨起后头脑不清晰，感觉不适，焦虑、急躁、疲劳和情感压抑，常表现为消极、精力不足、注意力和食欲下降、工作效率低下等）。

　　失眠见于多种疾病中，排除其他疾病引起的继发性失眠，多因长期过度紧张脑力劳动、强烈的思想情绪波动、久病体虚，使大脑皮层功能活动紊乱所致。目前其发病机制尚不明确，西医认为与睡眠—觉醒调节机制相关。西医多用镇静催眠类药物治疗失眠，但长期连续使用镇静催眠类药物可产生耐受性和依赖性，治疗效果不理想。

　　中医认为本病与饮食、情志、体虚、劳倦等多种因素有关，病位在心，涉及肝脾肾三脏，由多种因素导致心肝脾肾阴阳失调，气血失和，以致心神失去濡养或者心神不安。治疗总则为补虚泻实，调整阴阳。辨证施治当首分虚实，实则泻其有余（清火化痰、消导和中、疏肝和胃），虚则补其不足（益气养血、滋养肝肾、养心安神），在泻实补虚的基础上安神定志。中医外治法治疗失眠方法众多，包括针刺法、耳针法、灸法、刺络拔罐法、刮痧疗法、推拿疗法、熏蒸疗法等。

一、耳针法

　　1. 适应证　各种证型的失眠。

　　2. 操作方法　耳针法包括毫针法、压丸法、埋针法等，常用穴位神门、皮质下、交感、心、肝、肾、脾、屏间、枕等。

（1）毫针法：用探针在耳部相应穴区选敏感点，每次选择 2 ~ 3 个治疗点，用毫针针刺，直刺 2mm 左右，轻刺激，每 10 分钟行一次针，每日 1 次，每次留针 30 分钟，10 次为 1 个疗程。

（2）压丸法：先以酒精清洁消毒耳部，后用探针在耳部相应穴区选敏感点，每次选择 2 ~ 3 个治疗点，用磁珠或王不留行籽贴附在大小的胶布中央，用镊子夹住贴敷在选用的耳穴上，嘱患者每个穴位每次持续按压 5 ~ 10 秒，轻刺激，每日 3 次，保证睡觉前按压 1 次，每治疗 3 天更换 1 次（夏天可每 24 ~ 48 小时更换 1 次），双耳穴位交替刺激，四周为 1 个疗程。

3. 疗法特点　简便安全易行，无毒副作用。

4. 注意事项

（1）耳郭局部严格消毒，防止感染。

（2）用力要适度，以不损伤皮肤为度。

（3）耳部有创伤面和发炎症状则禁针刺及贴压。

（4）医生首次治疗应避免晕针。

（5）夏季汗多宜勤换；冬季冻疮及耳郭炎症者不宜贴敷。对胶布过敏者忌用。

（6）所有证型失眠患者宜轻刺激治疗，孕妇慎用。

（7）复诊时清洗耳郭，局部肿胀或表皮溃烂者涂擦紫药水，已感染者及时对症处理。

（8）有过敏者，停止贴压耳穴，另选他法。

5. 临床应用

王贵玲观察耳穴贴压穴神门、交感、皮质下、内分泌、心、肾、肝、脾等穴位治疗失眠症的临床疗效。将 90 例心脾两虚型失眠症患者随机分为治疗组和对照组，每组 45 例。治疗组采用耳穴贴压，对照组采用常规针刺，对两组患者"入睡困难、睡眠时间、多梦、易醒、困倦乏力"5 个主要临床症状进行评分，比较两组临床疗效。结果两组总体疗效比较（*P*<0.05），差异有统计学意义，结果表明治疗组治疗失眠症，总体疗效优于对照组。

陈月娥将66例偏颇体质的失眠患者使用耳针与耳穴压丸结合的耳穴疗法，治疗12周后统计比较治疗前后的PSQI量表总分及各成分分数，结果经治疗后患者的睡眠质量、入睡时间、睡眠效率、睡眠障碍、催眠药物、日间功能障碍评分及PSQI总分均有明显下降（*P*<0.01）。

二、灸法

1. 适应证　虚证失眠。

2. 操作方法

（1）透灸法　艾条透灸百会穴操作方法：患者仰卧，医者以一手的食、中二指分开百会穴处的头发（防止烧到头发），另一手拿艾条对准百会穴施灸，开始时保持适当距离，以有温热感为宜，待患者对热量耐受时再逐步移近距离，以使患者不感觉发烫的距离为宜，时刻询问患者灸感，使灸感逐层渗透，从感觉头皮温热，到热感逐步从头皮向内渗透，至患者诉整个头部发热且热感从颅内向颈部放射，结束此次治疗时，患者起身后顿感全身轻松，神清气爽。每天灸1次，10次1个疗程。

艾灸箱透灸治疗失眠操作方法：将8段长3.5cm的纯艾条一端点燃后，放入艾灸箱：长30cm、宽22cm、高17cm、网高7cm、孔高1cm（每排均匀排4段，均匀排2排固定），将艾灸箱放在针刺部位（肺俞、心俞、脾俞、肝俞、肾俞）施灸，在灸箱上覆盖布，以烟雾不能直接逸出为准，从而便于积聚热量。灸至局部皮肤均匀的汗出、潮红为度，透灸时间30分钟。

（2）隔药脐灸法：脐灸经穴疗法属内病外治法，它是与内病内治法相对应的临床治病大法，具有中医特色和优势。治疗前将治疗失眠的中药饮片（失眠方基本药物组成：吴茱萸60g，制半夏30g，川厚朴30g，川连20g，官桂20g，冰片 10g）超微粉碎混合备用。治疗时，嘱患者仰卧位、暴露脐部，用 75% 的酒精消毒，用温开的水把面粉做成圈状，内径与患者的脐直径一致，将制备的药物粉末均匀地填满脐部，把大艾炷（艾炷的大小和面圈的内径一致，直径约 1.5cm，高约 2.0cm，根据患者肚脐的大小可以不同）放在置药粉上，连续灸 10 个，约 2 小时，脐灸后将药粉留脐内，然后把棉球制成薄片状敷脐，接着用胶布固封脐，2 天后撕去，温开的水洗脐。3 天 1 次，10 次为 1 个疗程。

（3）热敏灸　操作时按照"十六字技术要诀"对施灸部位及剂量进行定位定量规范操作。首先，调整灸态：艾灸时保证环境安静，患者放松身体使身体处于最自然的状态，同时调整呼吸至匀而慢，医者意守灸点；其次，确定灸法灸位，施足灸量。百会穴单点温和灸，自觉热感渗透至脑内，或向前额或向后项沿督脉传导，灸至热敏灸感消失。心俞穴双点温和灸，自觉热感渗透至胸腔，或向上肢传导，或出现表面不热深部热的现象，灸至热敏灸感消失。至阳穴单点温和灸，自觉热感透至胸腔或沿督脉向上向下传导或扩散至整个背部，灸至热敏灸感消失。神阙穴单点温和灸，自觉热感渗透至腹腔，或出现表面不热深部热现象，灸至热敏灸感消失。涌泉穴双点温和灸，多出现透热或扩散等现象，灸至热敏灸感消失。每次选两组穴艾灸，每天 1 次，10 次 1 个疗程。

3. 疗法特点　灸法治疗失眠疗效好，且无毒副作用，但对长期依赖安眠药的患者疗效差。

4. 注意事项

（1）施灸前应与患者做好沟通，详细讲解操作的过程及艾灸过程中会出现的灸感，一方面消除患者的紧张感和恐惧感，另一方面保证患者以舒适自然的体位配合治疗，同时避免在艾灸过程中乱动而出现烫伤。

（2）糖尿病、出血性疾病、大量咳吐血、肿瘤晚期、感觉障碍、孕妇的腰骶部禁灸。

（3）过饥、过饱、过劳的患者不宜施灸。

（4）艾灸过程如出现水疱，应根据水疱的大小采取不同的处理方案。水疱较小时，应保护好水疱，勿使其破裂，一般数日可自行吸收痊愈。如水疱过大，宜用针灸针或者注射器针头从水疱下方刺孔，排出水疱中的渗出液，外用消毒敷料保护，一般数日可愈。

（5）施灸过程注意安全，避免失火，灼伤患者。

（6）施灸结束后一定要复查艾条是否完全熄灭，避免复燃。

（7）如果发生晕灸，应立即停灸，及时处理。

5. 临床应用

刘鸿等灸关元、命门穴治疗顽固性失眠 56 例，观察治疗前后 PSQI 评分前后差异有统计学意义（$P<0.05$），提示灸关元、命门穴有明显改善睡眠的作用。

夏征通过试验观察针刺疗法结合透灸法治疗顽固性失眠的临床疗效，观察并记录患者治疗前后匹兹堡睡眠质量指数（PSQI）表的各项评论分及总体评分。结果表明，针刺疗法结合透灸法治疗失眠症状显示出更佳临床疗效。

肖爱娇等通过观察热敏灸对失眠大鼠血清和脑干超氧化物歧化酶（SOD）、丙二醛（MDA）的影响，了解热敏灸治疗失眠的机制。方法：雄性 SD 大鼠 32 只，随机分为 4 组：正常对照组、模型组、艾灸组和热敏灸组，每组 8 只。采用腹腔注射对氯苯丙氨酸（PCPA）制备失眠大鼠模型；用 Ethovision XT 视频跟踪系统录制大鼠活动、观察大鼠的行为学表现；用 Morris 水迷宫测试大鼠的学习记忆力；用分光光度计检测 SOD 活性和 MDA 含量。结果：与正常组相比，模型组大鼠昼夜节律消失；逃避潜伏期延长；SOD 活性降低，而 MDA 含量增加。与模型组相比，热敏灸组大鼠昼夜活动节律基本恢复正常；逃避潜伏期缩短；SOD 活性增高，而 MDA 含量下降。结论：热敏灸具有缓解失眠大鼠症状的作用，可能与其提高机体 SOD 活性、降低 MDA 含量有关。

三、刺络拔罐疗法

1. 适应证　肝阳上亢型失眠症。

2. 操作方法　患者仰卧位取期门，俯卧位取肝俞穴，标记穴位后，75% 酒精消毒穴区皮肤，用三棱针对准已消毒部位快速点刺 2～3 下，深度 3mm 左右，然后将火罐吸拔于点刺部位，留罐 10 分钟。每周 1 次，4 周为 1 个疗程。

3. 疗法特点　省时效佳，且起效快。

4. 注意事项

（1）严格消毒，防止交叉感染。

（2）操作要稳、准、快，不可过深伤及内脏和大血管。

（3）对于过劳、过饥、过饱、孕妇、体弱者均要慎用。

（4）凝血功能障碍者及出血倾向者（服用华法林者）禁用。

（5）拔罐方法及时间要掌控好，避免烫伤、拔伤。

5. 临床应用

王政研等采用肝经俞募穴刺络拔罐法治疗肝郁化火型失眠 30 例，结果有效率、愈显率分别显著高于单纯火罐组、单纯针刺组，对于患者入睡时间和睡眠质量的积分改善显著优于两个对照组。结论：肝经俞募穴刺络拔罐法是治疗肝郁化火型失眠症的有效手段。

四、刮痧疗法

1. 适应证　各种证型的失眠。

2. 操作方法　以督脉、足太阳膀胱经为主，穴位取百会、风池、大椎、肩井、心俞、肾俞、内关、足三里、神门等。操作时，患者俯卧位，首先循督脉、足太阳膀胱经、足少阳胆经，重点刮拭百会、风池、风府。然后刮颈侧至肩井部位，重点刮拭肩井穴。最后沿脊柱及脊椎旁开 3 寸：从风池、哑门至腰阳关、大肠俞刮拭。肝郁化火型加刮行间、太冲、三阴交；痰热内扰型加刮丰隆、足三里；阴虚火旺型加刮三阴交、涌泉，加强刮肾俞、命门；心脾两虚型加刮神门、内关，加强刮心俞、脾俞；心胆气虚型加刮神门、内关、阳陵泉，加强刮胆俞、肝俞、心俞。7 日治疗 1 次，4 次为 1 个疗程。

3. 疗法特点 疗效明显，操作简便易行，副作用小，尤其在不能及时服药或不能进行其他治疗方法时，更能发挥它的治疗效用。

4. 注意事项

（1）治疗前，检查工具是否有破损，边缘是否光滑。

（2）治疗时，要保证有舒适安静的环境。

（3）严格掌控本法适应证，过敏患者且不能耐受患者不宜使用本法。

（4）治疗时注意患者的表情与术者手法的轻重，以免刮伤皮肤。

（5）注意因人而异，一般情况一般每处刮 2 ~ 4 条，每条长约 2 ~ 3 寸即可。

（6）凡危重患者，如急性传染病、重症心脏病、高血压、中风等禁用。

（7）凡皮肤有溃烂、损伤、炎症均不能用本疗法，如初愈也不宜采用。

（8）凡有凝血功能障碍的患者禁用。

5. 临床应用

彭德忠等观察基于子午流注理论的刮痧疗法对围绝经期失眠女性患者匹兹堡睡眠质量指数（PSQI）量表和阿森斯（Athens）失眠量表评分的影响，结果试验组和对照组在干预后 PSQI 总分评分差异有统计学意义（$P<0.05$）。两组在干预前后组内 Athens 总分评分差异均有统计学意义（$P<0.05$）。结论基于子午流注理论的刮痧疗法对改善围绝经期女性睡眠质量有较好疗效。

五、推拿疗法

1. 适应证 各种失眠症。

2. 操作方法

（1）头部推拿法：操作时，患者仰卧位，首先，轻揉百会、印堂、太阳、睛明、攒竹、鱼腰、丝竹空、头维；其次，开天门、拿五经、扫散头部；然后，拔伸颈项，点按风池、风府、安眠穴。

（2）足部推拿法：取穴：头、脑、心脏、肝脏、脾脏、肾脏、胆、胃、肠、甲状腺、生殖腺、肾上腺、输尿管、膀胱反射区。操作：①患者取坐位或半卧位，先用温热水泡脚 10 分钟；②患者取仰卧位，操作者双手掌依次在足背、足内外侧、足底及足跟部轻推 3 ~ 5 遍，以微微发热为度，并拿捏跟腱；③两手握双足上部，四指在前、拇指在后分理五趾，并捏各趾缝 3 ~ 5 遍；④做踝关节环状运动，然后将双足尖相互交叉，同一方向向左、向右、上推、下压 2 ~ 3 遍；⑤一手握其左足，另一手以食指第一指关节之顶点或拇指指腹施力，先左肾、输尿管、膀胱基本反射区按压 3 ~ 5 遍，再点按各个穴位及其他反射点，使局部有温热和酸胀麻的感觉为度。先左足，后右足。每天 1 次，每晚睡前 1 次，每次约 20 ~ 30 分钟，10 天为 1 个疗程。

（3）背部推拿法：患者俯卧位，提拿肩井 1 分钟；直推背部督脉及两侧太阳经 10 次左右；按揉背部太阳经，按揉心俞、脾俞、胃俞、肾俞；叩击背部两侧太阳经。每日 1 次，15 次 1 个疗程。

（4）腹部推拿法：掌摩腹部 6 分钟；按揉或一指禅推法施于中府、神阙、气海、关元各 1 分钟，指振各穴；掌振腹部约 1 分钟。

（5）混合推拿法：为提高疗效，医者在治疗失眠时经常将上述四部推拿法分别相互联合运用于临床。如头部推拿和背部推拿相结合，头部、背部、腹部三部推拿相结合等。

3. 疗法特点　头为元神之府，五脏六腑之气皆上注于头，推拿头部可通调大脑气血，改善脑部循环。全息理论中，足部有人体各个器官的"反射投影"区，刺激局部可以相应的调节各个脏腑。同时，经络学说认为足是足三阴与足三阳交会之处，刺激脚上穴位可以调整脏腑阴阳，疏通气血，达到安神定志的目的。

4. 注意事项

（1）施术前嘱患者要精神放松身体，处于松静自然状态。

（2）患者若年老、体弱，手法要轻柔，力度要小。

（3）过度劳累、饥饿、精神紧张、体质虚弱、有自发性出血倾向或因损伤后出血不止的患者，不宜使用该法。

5. 临床应用

姚静静采用临床自身对照的方法，通过观察三部推拿法对心脾两虚型失眠患者治疗前后多导睡眠图睡眠结构的改变及 5-羟色胺的变化，认为三部推拿法治疗心脾两虚型失眠的机制，与其调节患者机体内 5-羟色胺的水平进而改善睡眠结构并缓解失眠症状有关。

吴滨江采用头部推拿疗法治疗失眠 139 例，治疗组 70 例，对照组 69 例，随机对照、多中心进行研究。观察指标：PSQI、SAS、SDS 积分及随访，安全性评价。通过 2 组治疗前与治疗后（5、10、15 次）积分变化及统计学分析和治疗结束后 30d 的随访、安全评价。结果两组组间 PSQI 积分改善有统计学意义，说明治疗组疗效优于对照组。两组间 SAS 焦虑 P 值、SDS 抑郁 P 值随着治疗次数增加而改变，有统计学意义。说明在改善失眠患者的焦虑和抑郁方面治疗组优于对照组。随访两组晨起体力恢复及中医症状改善，试验组疗效优于对照组（$P<0.001$）。结论："吴博士头部推拿疗法"治疗失眠不仅有近期疗效，也有一定的远期疗效，安全性等评价为一级，且无不良事件发生。

参考文献

［1］中华医学会神经病学分会睡眠障碍学组.中国成人失眠诊断与治疗指南［J］.中华神经科杂志，2012，7（45）：534-540.

［2］潘萍.针灸临床治疗失眠选穴规律研究［J］.辽宁中医杂志，2009，05（36）：818-820.

［3］王海波.针刺百会穴治疗不寐证78例［J］.针灸临床杂志，2004，11（20）：41-42.

［4］李滋平.针刺百会、神庭穴为主治疗失眠症110例临床观察［J］.针灸临床杂志，2006，09（22）：38-39.

［5］阎金凯，刘宏伟.针刺治疗神经衰弱33例［J］.中国针灸，2004，10（24）：10.

［6］王如杰，刘磊.补阴跷泻阳跷治疗不寐40例观察［J］.针灸临床杂志，1999，01（15）：24-26.

［7］王世广.针刺照海申脉为主治疗不寐症临床观察［J］.中国针灸，2005，11（25）：23-24.

［8］倪金霞，朱文增.头穴透刺为主治疗失眠76例患者临床对比研究［J］.针灸临床杂志，2006，12（22）：35-36.

［9］饶忠东，温明，胡跃华.丝竹空透率谷为主治疗顽固性失眠50例疗效观察［J］.中国针灸，2001，07（21）：23-24.

［10］桑鹏，王顺.头部丛刺治疗失眠症40例［J］.黑龙江中医药，2004，03：43.

［11］郭春媛.针刺头部穴位治疗失眠40例临床观察［J］.浙江中医杂志，2006，04（41）：224.

［12］王贵玲.耳穴贴压治疗失眠症临床观察［J］.上海针灸杂志，2012，10（31）：725-726.

［13］陈月娥，刘继洪.耳穴疗法治疗体质偏颇失眠患者临床观察［J］.辽宁中医杂志，2016，05（43）：1053-1055.

［14］刘鸿，蓝蓓蕾，刘襄.重灸关元、命门穴治疗顽固性失眠56例［J］.

中国针灸，2015，03（35）：274.

[15] 夏征.透灸法治疗顽固性失眠的临床研究 [D].郑州：河南中医学院，2014.

[16] 肖爱娇，王河宝，刘海云.热敏灸对失眠大鼠模型血清内分泌激素水平的影响 [J].江西中医学院学报，2013，04（26）：32-35.

[17] 王政研，丰芬，张巍山.肝经俞募穴刺络拔罐治疗肝郁化火型失眠症随机对照研究 [J].四川中医，2015，33（4）：160-161.

[18] 彭德忠，王红艳，申渝泉等.基于子午流注理论的刮痧疗法治疗围绝经期女性失眠的临床研究 [J].时珍国医国药，2014，09：2186-2187.

[19] 姚静静.三部推拿法对心脾两虚型失眠患者多导睡眠图及5—羟色胺的影响 [D].郑州：河南中医学院，2014.

[20] 吴滨江.“吴博士头部推拿疗法”治疗失眠临床研究 [J].长春中医药大学学报，2012，04（28）：612-613.

（张会芳）

第六节 多 寐

多寐是一种不可抗拒的非生理性睡眠障碍，以精神疲倦、不分昼夜、时时欲眠、呼之能醒、醒后复睡、难以自制为主要临床特征，又称"嗜卧""多卧""嗜睡"。现代医学中称之为发作性睡病。多寐可分虚实，虚证者多由禀赋不足、年老久病、思虑劳倦损伤心脾肾，致阳气不足，精血亏虚，心神失养；实证者多由久居湿地，感受外湿，或饮食失节，损伤脾胃，化生内湿，湿邪困脾，清阳不升或湿邪郁久化热，炼液为痰，痰浊上蒙清窍或久病、外伤致血行不畅，络脉瘀滞，瘀阻脑络。病机关键在于湿邪、痰浊、瘀血困遏阳气，心阳不振或阳气虚弱，心神失养。

中医外治法在多寐治疗中常用的方法有针灸、耳针、皮肤针、穴位注射等疗法。

一、针灸疗法

1. 适应证 多寐的所有证型。

2. 操作方法 主穴：百会、四神聪、神门、内关、三阴交。湿邪困脾证：配阴陵泉、公孙；脾气虚弱证：配足三里、脾俞、胃俞；阳气虚衰证：配肾俞、关元、太溪、气海；瘀血阻滞证：配血海。患者取合适体位，暴露施治部位，进行常规消毒后施以针刺。取百会穴和四神聪穴时，医者以毫针与头皮成 30° 夹角平刺；取背俞穴时，毫针斜向脊柱刺入 1 ～ 1.5 寸；其余诸穴以毫针直刺 1 ～ 1.5 寸。得气后，脾俞、胃俞、足三里、肾俞、关元、太溪、气海等穴位施以捻转补法，其余穴位施以小角度、慢频率、轻力度捻转 30 秒，平补平泻，留针 30 分钟，可配合电针刺激或针灸并用。每日 1 次，15 次为 1 个疗程。

3. 注意事项

（1）过度疲劳、饥饿、精神紧张、对针灸有恐惧者的患者，不宜立即施治。

（2）体质虚弱的患者，刺激不宜过强，尽量采用卧位。

（3）有自发性出血倾向或因损伤后出血不止的患者，不宜针刺。

（4）皮肤之感染、溃疡、瘢痕部位，不宜针刺。

（5）妇人怀孕三个月内，不宜针刺小腹部穴位；怀孕三个月以上，腹部、腰骶部腧穴均不宜针刺；怀孕期间禁刺三阴交；孕妇的腹部和腰骶部禁灸。

（6）重要内脏和大血管附近腧穴应采取合适的针刺角度、深度和方向，且大血管处不宜使用直接灸。

（7）针刺百会、四神聪及背俞穴应注意掌握角度、方向和深度，不宜大幅度提插、捻转或长时间留针。

（8）进针时有触电感，疼痛明显或针尖触及坚硬组织时，应退针而不宜继续进针。

（9）施灸时要注意安全，防止烧烫伤。

4. 临床应用

《灵枢·寒热病》云："阴跷阳跷，阴阳相交……阳气盛则瞋目，阴气盛则瞑目。"《灵枢·大惑论》曰："病目而不得视者，何气使然……阴气盛，则阴跷满，不得入于阳，则阳气虚，故目闭也。"李丽春针刺阴跷阳跷脉穴位（照海、申脉、睛明），施以补泻手法，以调节阴阳跷脉之盛衰治疗多寐患者达到较好疗效。

刘锦丽以针刺合并梅花针法治疗发作性睡病患者（针刺百会穴、风府穴、悬钟穴，梅花针叩刺督脉、膀胱经、胆经在头部的循行方向），取得显著疗效，总有效率达95.5%。百会穴为百脉之会，功可醒脑开窍；风府穴与悬钟穴并用，功能补髓益脑；梅花针叩刺可活血通络，激发经气。

陈维渝认为多寐证属脾虚湿盛，治当健脾除湿，补髓益脑，开窍醒神，选穴神门、内关、中脘、气海、阴陵泉、足三里、悬钟、风池、百会、心俞、脾胃俞，并以电针疏密波刺激加强疗效，治疗多寐患者108例，显效率92.6%。

二、耳针疗法

1. 适应证 多寐的所有证型。

2. 操作方法 选穴：心、脾、肾、神门、皮质下、交感，如上述穴位疗效欠佳，可选择敏感点。用探针等物用轻、慢、均匀的压力寻找压痛点，当压到敏感点时，患者会出现皱眉、呼痛、躲闪等反应，挑选压痛最明显一点或二三点为治疗点。每次选2～4穴，令患者轻揉一侧耳郭4分钟，然后用75%酒精棉球擦拭耳郭，毫针刺，轻刺激，每日1次，留针30分钟，10次为1个疗程。或将王不留行籽1粒置于0.5 cm × 0.5 cm胶布上，分别贴在所选穴位，每次只贴一侧耳，左右耳交替，嘱患者每日自行按压穴位3～4次，每次5分钟，按压程度以患者耐受为度，每5～7日更换1次穴位。

3. 注意事项

（1）防止胶布潮湿，按压不能过度用力，以不损伤皮肤为宜，以免引起皮肤炎症。

（2）夏季汗多，宜勤换；冬季冻疮及耳郭炎症者不宜贴敷；对胶布过敏者忌用。

（3）过度饥饿、疲劳、精神高度紧张、年老体弱者按压宜轻，一般患者宜中度刺。

（4）复诊治疗前取掉粘有压丸的胶布，清洗耳郭，局部肿胀或表皮溃烂者涂擦紫药水，已感染者及时对症处理。

4. 临床应用

朱慧明等以针刺督脉及足太阳膀胱经穴位，配以耳穴（神门、脑干、皮质下、枕小神经点、肝、脾、心）贴压法治疗发作性睡病，疗效显著。

焦伟选取耳穴皮质下、交感、心血，以三棱针点刺放血治疗发作性睡病11例，总有效率90.9%。

三、皮肤针疗法

1. 适应证 多寐的所有证型。

2. 操作方法 选穴：自头项至腰背部督脉、足太阳膀胱经循行路线。患者坐位，裸露背部，常规消毒皮肤针和患者头项至腰背部皮肤，以皮肤针自上而下循督脉、足太阳膀胱经循行路线轻叩刺，使局部皮肤潮红为度。每日1次，10次为1个疗程。

3. 疗法特点 具有行气活血，疏通经络，激发经气的功效。

4. 注意事项

（1）检查针具，防止针尖有钩毛，并以75%酒精消毒。

（2）叩刺动作要轻快，运用灵活的腕力垂直叩刺。

（3）局部有溃疡或破损者不宜使用本法，急性传染性疾病和急腹症也不宜使用本法。

（4）叩刺时，若手法重有出血者，需进行清洁和消毒，防止感染。

（5）滚刺筒不要再骨骼突出部位滚动，以免造成疼痛和出血。

5. 临床应用

周怡采用七星针叩刺、体针结合耳穴贴压治疗发作性睡病2例。先以七星针由肺俞至肾俞叩刺足太阳膀胱经第一侧线，再针刺百会、内关（双侧），施提插捻转泻法，针刺三阴交（双侧），施提插捻转补法，之后耳穴按压神门、心、脾、内分泌、交感等耳穴，均取得满意疗效。

四、推拿疗法

1. 适应证 多寐的所有证型。

2. 操作方法 患者俯卧位。术者从患者骶部长强穴循督脉提捏皮肤及皮下组织，推运至百会穴，再由秩边穴循足太阳膀胱经推运至天柱穴（双侧），再由阳白穴循足少阳胆经推运至肩井穴，之后沿双侧肩胛骨、侧腰部、骶部用提肌、摇晃分离等手法松解软组织。每日1次，10次为1个疗程。

3. 疗法特点　功可行气血，通经络，振奋阳气。需专业人员操作，疗效较好。

4. 注意事项

（1）施术次数及强度应以患者能适应为度。

（2）需嘱患者放松身体，平稳呼吸。

5. 临床应用

宋利等以电针配合推拿（循经推运松解）疗法治疗本病32例，疗效满意，总有效率93.7%。医者选用阳经（督脉、足太阳膀胱经、足少阳胆经）进行循经推运松解疗法以行气血，通经络，调节脏腑阴阳平衡。

参考文献

［1］李丽春.从阴阳跷脉谈针刺治疗不寐与多寐症［J］.江西中医药，2008，39（9）：51.

［2］刘锦丽.针刺加梅花针治疗发作性睡病21例［J］.中国针灸，2000，16（7）：412.

［3］陈维渝.电针治疗多寐108例［J］.中国针灸，2004，4（24）：256.

［4］朱慧明，杨国晶，李阿玲.电针与耳穴贴压法治疗发作性睡眠临床观察［J］.白求恩医科大学学报，2001，1（27）：81-82.

［5］焦伟.耳穴点刺放血治疗发作性睡病11例［J］.中国民间疗法，1999，1（1）：7.

［6］周怡.针刺与耳压并治发作性睡病［J］.江苏中医药，2002，23（7）：36.

［7］宋利，白丽华，黄玉莹等.推拿为主治疗发作性睡病32例疗效观察［J］.吉林中医药，1998，18（3）：43.

（汪　洋）

第七节 鼾眠症

鼾眠者指由于痰瘀互结阻塞上气道，致使睡眠时气息出入受阻而打鼾，甚则出现呼吸暂停的疾病。包括了西医学所讲的单纯性鼾症（PS）与睡眠呼吸暂停低通气综合征（SAHS），即所谓的生理性鼾症和病理性鼾症。本病在临床上是一种常见病、多发病，常见于中年以上的肥胖人群，也可见于部分儿童和青少年。西医学的阻塞性睡眠呼吸暂停综合征（OSAHS）可参考本篇进行辨证施治。

西医治疗首选手术治疗和气道内正压通气治疗，易复发。目前无有效药物治疗。中医认为该病由痰瘀互结，壅塞气道或因肺脾气虚，气道萎陷或嗜食肥甘厚腻，损及脾胃，以致肌肉失养，气道松塌无力，弛张不收，不能维持气道张力，导致吸气时气道塌陷狭窄，气流出入受阻，故睡眠打鼾，甚则呼吸暂停。鼾症的治疗原则主要是虚则补之，实则泻之，而调整气血。虚证以脾气虚弱、气血衰少居多，宜健脾化湿；气血虚者宜益气养血。实证则以祛痰热、化痰湿、逐瘀为主要治法。外治常用方法有熏蒸、贴敷、针灸、点鼻等疗法。

一、序贯疗法

1. 适应证 运用于实证鼾眠。

2. 操作方法

（1）将黄芪、白术、防风、薄荷（后下）、苍耳子、鹅不食草等放入适量水中泡药（没过草药，不包括薄荷，开大火煮药，开始计时为 0 分钟，药煮开换小火，计时第 5 分钟，收集锅盖上的蒸馏液，第 10 分钟加入 3g 薄荷，计时第 15 分钟再收集锅盖上的蒸馏液（关火）留下药渣、药水，以备第二天再用药熬完以后，利用药锅的余温让房间充满药味，让患者待在房间中自由活动，待药味自然散去。

（2）收集到蒸馏液点鼻配比：收集到的蒸馏液（尽量用一个宽口容器收集蒸馏液），收集到的蒸馏液和生理盐水（即 0.9% 氯化钠溶液）按照 1：10 的比例配比。凉的玻璃盖更容易收集到蒸馏液。按比例配好后，统一放到呋麻滴鼻液的小瓶里（原液倒掉，用生理盐水清洗瓶子），并不是越浓越好，请遵医嘱配比。在药熬完以后，利用药锅的余温让房间充满药味，让患者待在房间中自由活动。如果没有熏鼻子，就直接点鼻子了，每个鼻孔滴入 2 ~ 3 滴，每天 2 ~ 3 次（具体次数遵医嘱）。家里有海盐水的可以在熏、点之前用海盐水洗鼻，洗鼻后再熏或点。同一天收集的蒸馏液用不完就扔掉，不能长期储存（最好不超过 12 小时），关于熏鼻子时间和滴鼻子次数，过犹不及。

3. 疗法特点　中药熏蒸通过热、药的协同作用，加速血液的循环，促进新陈代谢，加快代谢产物的清除，同时由于热能的作用，促使皮肤、黏膜充血，扩张毛孔，药物通过扩张的毛孔渗透肌肤，共奏祛风散寒、活血化瘀的作用。治疗鼻腔前端炎症的时候用药效果较为明显，显效时间较短，到后期治疗鼻腔深部炎症的时候效果缓慢并有平台期，请患者耐心配合治疗，观察并记录自己的症状，配合医生调方用药也可尽快康复。本法配方来自中国中医科学院广安门医院耳鼻喉协定处方，临床治疗未见不良事件发生。序贯疗法研究成功申请了多项国家级、市级课题。

4. 注意事项

（1）熏蒸过程中防止局部皮肤烫伤，注意保暖；

（2）颈部皮肤有破溃、感染、溃疡禁用；

（3）皮肤对药物过敏者禁用。

5. 临床应用

韩梅等使用口服消腺散配合雾化吸入治疗小儿腺样体肥大。应用雾化器，将可吸入药物加入雾化器中，将药物转化成的气雾吸入鼻腔，每次 15 分钟，每日 1 次。连续 7 次为 1 个疗程，疗效显著。李红岩等应用鼻病"中医序贯疗法"治疗咽扁化体肥大 2 周的患儿，根据儿童病情辨证论治所获得的方药进行鼻病"中医序贯疗法"治疗，使用中药熬制过程中的蒸汽熏蒸鼻腔及蒸馏液点鼻治疗，不口服汤药。证实贯序疗法治疗扁桃体炎及鼻炎导致的阻塞性睡眠呼吸暂停综合征方法有效，疗效确切。

二、针灸疗法

1. 适应证　各型眩晕。

2. 操作方法

（1）痰湿蕴肺取脾俞、章门、丰隆、列缺、天突；胸闷加膻中，腹胀加天枢。针用泻法，每次 30 分钟，每日 1 次，15 次为 1 个疗程。

（2）肺脾两虚当以豁痰开窍以治标，健脾以固本；取脾俞、足三里、肺俞、膏肓、定喘、太渊；心悸加神门、内关，便溏加关元、命门，针用补法，并加灸，每次 30 分钟，每日 1 次，15 次为 1 个疗程。

（3）肺肾两虚取定喘、膏肓、肺俞、气海俞、肾俞、太渊、太溪；心悸加内关、神门，针用补法，并加灸，每次 30 分钟，每日 1 次，15 次为 1 个疗程。

3. 疗法特点　辨证取穴，操作得法，效果佳。

4. 注意事项

（1）过度劳累、饥饿、精神紧张的患者，不宜立即针刺，需待其恢复后再治疗。

（2）体质虚弱的患者，刺激不宜过强，并尽量采用卧位。

（3）避开血管针刺，以防出血。有自发性出血倾向或因损伤后出血不止的患者，不宜针刺。

（4）皮肤之感染、溃疡部位，不宜针刺。

5. 临床应用

潘红红运用针刺治疗阻塞性睡眠呼吸暂停综合征，取百会、印堂及双侧风

池、颈 2 ~ 6 夹脊穴、太阳、合谷、内关穴。针刺百会穴时，针身与皮肤呈 15°
角进针，刺入深约 1 寸；印堂穴用提捏进针，从上向下平刺，刺入深约 1 寸；太
阳穴与皮肤呈 45° 角向下进针，刺入深约 0.5 寸；风池穴与皮肤垂直进针，适当
调整角度，不大于 10°，刺入深约 1 寸；夹脊穴与皮肤垂直进针，适当调整角
度，不大于 10°，刺入深约 1 寸；合谷穴与皮肤呈 45° 角进针，刺入深约 1 寸；
内关穴与皮肤垂直进针，刺入深约 1 寸。针感以患者能耐受为度，以穴位局部有
酸胀感为佳。施针后以患者进入睡眠状态疗效为佳。其中夹脊穴接电针仪，选断
续波，留针 40 分钟取得较好疗效。

参考文献

［1］熊大经，刘蓬.中医耳鼻喉科学［M］.北京：中国中医药出版社，2012.

［2］韩梅.口服消腺散配合雾化吸入治疗小儿腺样体肥大的临床研究［J］.
中国妇幼保健，2011，26（15）：2390.

［3］李红岩.鼻病"中医序贯疗法"对咽扁桃体肥大儿童治疗前后临床观察
［D］.北京：北京中医药大学，2015.

［4］潘红红.针刺治疗阻塞性睡眠呼吸暂停综合征 16 例［J］.上海针灸杂志，
2012，31（6）：433-434.

（杨晓辉）

第三章　脾胃系病证

3

第一节 胃 痛

胃痛，是指以上腹胃脘部近心窝处疼痛为主要症状的病证。急性胃炎、慢性胃炎、胃溃疡、十二指肠溃疡、功能性消化不良、胃黏膜脱垂等病以上腹部疼痛为主要症状者，均属于中医学胃痛范畴。遗传、环境因素、饮食习惯、药物、细菌以及吸烟、过度饮酒等都可引起胃痛，临床症状为上腹胃脘部近心窝处发生疼痛，其疼痛有胀痛、刺痛、隐痛、剧痛等性质的不同。常伴食欲不振，恶心呕吐，嘈杂泛酸，嗳气吐腐等上胃肠道症状。腹部触诊有时伴有压痛，反跳痛，板状腹。

西医治疗用药如制酸剂、抗胆碱能药物等，同时给予胃黏膜保护的药物：如硫糖铝、铋剂、甘珀酸（生胃酮）等以及抗生素的应用。

中医认为发生多与外邪犯胃、饮食伤胃、情志不畅、素体脾虚等因素有关，病机为胃气阻滞，胃失和降，不通则痛。病理因素主要有气滞、寒凝、热郁、湿阻、血瘀。病理性质：早期多为实证；后期常为脾胃虚弱，但往往虚实夹杂。治疗以理气和胃止痛为主，再分虚实施治。外治方法有灸法、穴位贴敷、推拿疗法、刮痧疗法、穴位注射疗法、热熨疗法。

一、艾灸疗法

1. 适应证 寒凝气滞、脾胃虚寒型胃痛。

2. 操作方法

（1）隔药饼灸法：肉桂、胡椒、干姜等药物研末，姜汁调制成直径 2cm 的药饼。取中脘、足三里等穴，用湿纱布将穴位部位清洗干净后，将艾炷放于药饼上点燃施灸，每穴 3～5 壮，每周 1～2 次，2 周为 1 疗程。

（2）督药灸：患者取俯卧位，于督脉上置湿纱布 2 层。将药粉用姜汁调制成药泥（方同隔药饼灸），用模具制成长条状，置于督脉上（脾俞至肾俞段），而后将艾绒平铺于长条形药饼上，线香点燃施灸，每穴2~3壮，每周1~2次，2周为1疗程。

（3）任药灸：方同隔药饼灸，仰卧位，同督药灸操作方法，药置于上脘至神阙段施灸，每穴2~3壮，每周1~2次，2周为1疗程。

3. 疗法特点 通过艾灸及药饼的温热特性和红外辐射刺激皮肤感觉器，通过神经传导而调节组织细胞的生化代谢及神经系统功能，从而达到治病目的。而通过铺灸任脉、督脉相关穴位，不但可以直接刺激腧穴起到治疗疾病的目的，且可以直达病所，起到驱寒温胃的效果。

4. 注意事项 为防治皮肤烫伤、灼伤，需定时间询患者情况及观察皮肤；不能长时间俯卧者，需适当缩短治疗时间；施灸局部有过敏、皮疹及溃破者，局部感觉障碍者，年龄过长者慎用。

5. 临床应用

王晓燕将虚寒胃痛18例、脾虚泄泻12例，各按照证型施以隔药饼灸进行观察。结果：虚寒胃痛者淋巴细胞转化率较治疗前增加14.16%，脾虚泄泻者较治疗前增加10.94%，两者治疗前后分别经统计学处理差异均有极显著意义（$P<0.01$），CD3、CD4、CD4/CD8治疗前后差异有显著性或非常显著性意义（$P<0.05$，$P<0.01$）。结论：隔药饼灸使中药、灸疗、腧穴作用于一体，对虚寒胃痛和脾虚泄泻患者具有提高细胞免疫功能的作用。

于冬冬等将60例虚寒型胃痛患者随机分为治疗组与对照组，每组30例。治疗组采用腹部铺灸治疗，对照组采用口服附子理中丸治疗，比较两组临床疗效。结果：治疗组总有效率为93.3%，对照组为83.3%，两组比较差异具有统计学意义（$P<0.01$）。结论：腹部铺灸是一种治疗虚寒型胃痛的有效方法。

盛国滨等观察隔姜灸至阳穴治疗虚寒型胃痛，其方法将符合"虚寒型胃痛"诊断标准的患者随机分为治疗组和对照组，治疗组采用隔姜灸至阳穴治疗，对照组采用传统针刺疗法，观察两组临床疗效。结果：治疗组总有效率为93.3%，对照组总有效率为73.3%，治疗组总有效率明显优于对照组（*P*<0.05）。结论：隔姜灸至阳穴治疗虚寒型胃痛较传统针刺法的疗效更佳。

聂斌等将符合纳入标准的60例患者随机分为两组，治疗组30例给予赵氏雷火灸治疗；对照组30例给予口服中药黄芪建中汤。结果：经1疗程治疗后，治疗组总有效率明显优于对照组，两者比较差异具有统计学意义（*P*<0.05）。结论：雷火灸治疗虚寒型胃痛的总有效率优于中药治疗，能明显减轻胃脘部疼痛程度。

二、穴位贴敷

1. 适应证　寒凝气滞、阳气虚衰型胃痛。

2. 操作方法　取胃俞、中脘、足三里等穴位。用纱布将穴位部位擦拭干净后，将药饼（肉桂、胡椒各15g，干姜、细辛、延胡索各10g，上述药物研末，姜汁调制成直径2cm的药饼），贴敷在上述穴位上，予以胶布外固定，留药4～6小时后撕除，每周1～2次，2周为1疗程。

3. 疗法特点　运用辛温类药物贴敷于病患局部或者穴位上，其药力雄厚，走窜透穴，输布全身，激发周身之气，振奋脏腑功能，以阳克寒，驱散阴邪，达到温阳散寒，理气和胃，解痉止痛的作用。

4. 注意事项　有皮疹及溃破者，局部感觉障碍者忌用；皮肤易过敏者，贴敷时间适当缩短，如有瘙痒，需及时去除药物；贴药在身时，暂勿过度活动，防止过度出汗，药饼掉落。

5. 临床应用

诸葛明怡等用中西医结合的方法治疗脾胃虚寒型胃痛80例，随机分为治疗组和对照组各40例，两组均口服奥美拉唑肠溶片和磷酸铝凝胶，治疗组在此基础上加用伏九贴治疗。结果：治疗组总有效率为85.00%，明显高于对照组62.50%，两组比较差异有统计学意义。结论：伏九贴与西药治疗联合应用可有效减轻脾胃虚寒型胃痛患者的痛苦，改善临床症状。

周莹将100例有虚寒型胃脘痛相关症状的患者分为治疗组和对照组，各50例。对照组给予常规西医抑酸护胃治疗方法，治疗组在此基础上配合运用中脘、气海、神阙、关元、天枢、肝俞、胃俞、肾俞、命门、大肠俞15个穴位敷贴治疗，比较两组治疗后效果。结果：治疗结束后，治疗组的总有效率为100%，显著高于对照组的92%，两组比较，差异有统计学意义（$P<0.05$）。结论：在西医治疗的基础上加用中药穴位贴敷治疗脾胃虚寒型胃痛，疗效显著，安全可靠，且该治疗方法具有操作性强、经济方便的优点，故而值得临床应用。

王庆波将110例属脾胃虚寒型胃脘痛患者随机分为治疗组（56例）、对照组（54例）。治疗组应用自制"温胃散"运用天灸法穴位贴敷治疗。药物组成：元胡、白芥子、细辛、桂枝等分研面。穴位：中脘、天枢、关元、足三里、脾俞、胃俞。结果：治疗组总有效率95.0%，显著高于对照组85%，两组比较差异有统计学意义。结论：穴位贴敷对脾胃虚寒证胃痛有确切疗效。

林碧容等应用随机双盲法将210名慢性胃痛患者均分为三组，观察组1（组1）、观察组2（组2）、对照组，各组间年龄、性别、胃痛原因以及病程均无显著性差异（$P>0.05$），基础治疗包括：制酸、保护胃黏膜以及抗幽门螺旋杆菌等治疗，各组在基础治疗的基础上，组1采用胃痛贴贴敷中脘穴，组2则在胃痛贴的基础上加用口服止痛药，对照组采用止痛药物治疗，观察各组患者胃痛症状缓解或者消失的时间、程度以及口干、面红、心动过速、小便不出等副作用，患者依从性以及治疗组患者有无局部皮肤损伤，疗程均为7天。结果：观察组疗效显著优于对照组（$P<0.01$），组1未见副作用显著优于其他两组（$P<0.01$），组1患者依从性优于其他两组（$P<0.01$），组2与对照组比较，均出现副作用，观察组局部皮肤无明显损伤。结论：中药穴位贴敷治疗慢性胃痛疗效确切，无明显副作用，患者依从性好。

三、推拿疗法

1. 适应证 脾胃虚寒、肝气郁滞、饮食积滞型胃痛。

2. 操作方法 推拿治疗：患者俯卧位，用一指禅推法，从背部脊柱两旁沿膀胱经顺序而下至三焦俞，往返4～5次。然后用较重力量的按、揉法于肝俞、脾俞、胃俞、三焦俞、章门，治疗约5分钟。患者仰卧位，医者用轻快推摩法在患者胃脘部治疗，使热量透于胃脘部，然后以中脘为中心，按顺时针方向按揉腹部10分钟。患者坐位，医者用拿法拿肩井循臂肘而下，手三里、内关、合谷等穴作较强刺激，并以轻快的手法搓其两胁。由上往下往返数次，再在该部位施抹法结束操作。胸闷者，可用柔和的一指禅法，自天突向下至中脘穴，重点在膻中穴，肝气郁滞型加取肝俞、太冲；气滞血瘀型加取膈俞、血海；饮食积滞加取天枢、大横。以肚脐为中心，行托脾运胃法，伴气滞腹胀、恶心呕吐行顺时针按揉，腹泻者行逆时针按揉。

3. 疗法特点 按摩可通过神经系统调节消化道的运动及分泌机能，加强血液的供应及淋巴循环，促进静脉及淋巴回流，利于食物的吸收。同时，通过按摩对全身或局部的机械刺激，调节了整个神经系统的平衡，故可改善睡眠与消化。其可疏通经络，气血运行正常，腑气通畅，使疼痛缓解，效果显著。

4. 注意事项 年老体弱者，骨质疏松症患者勿用力过猛。

5. 临床应用

金建东等采用中医传统推拿手法配合推擦双胁治疗肝气犯胃型胃痛58例。结果：治疗痊愈39例，占67.24%；好转17例，占29.31%；无效2例，占3.44%，总有效率为96.56%。结论：采用推拿手法配合推擦双胁治疗肝气犯胃型胃痛，取得良好疗效。

曹建明等运用三步八法腹部推拿结合整脊治疗慢性胃炎116例。结果：均经1～3个疗程治疗，治愈78例（占67.24%）；好转34例（占29.31%）；无效4例（占3.44%）。有效率为96.56%。结论：该法能显著缓解慢性胃炎疼痛，且操作简便、易行，无副作用。

马庆林将40例胃痛患者分为肝气犯胃型及脾胃虚寒型胃痛进行治疗。结果：痊愈占27.5%，显效占42.5%，有效占17.5%。结论：一指禅推拿胃三角区能温中散寒，补脾和胃，能显著改善胃痛症状。

四、刮痧疗法

1. 适应证 气滞血瘀、肝气郁滞、饮食积滞型胃痛。

2. 操作方法 沿足阳明胃经、足太阴脾经顺经而行，饮食积滞型加上脘、下脘，肝郁气滞型加行间、太冲、期门，气滞血瘀者背部膀胱经循行部位，从上而下在皮肤表面反复多次揩刮，每周2～3次，2周为1个疗程。

3. 疗法特点 通过刺激体表穴位信息，从而使经络至脏腑，由外而内激发经气，活血化瘀，疏通经络祛除病邪。

4. 注意事项 有自发性出血倾向或因损伤后出血不止的患者，不宜使用该法。

5. 临床应用

张雪婷将72例肝气犯胃型胃痛患者按随机、对照原则，将符合标准的对象，依先后顺序编为治疗组和对照组，每组各36例。以膀胱经两循行线段、督脉及华佗夹脊穴为主，配合双侧太冲和足三里穴。前5日每日一次，第6日开始隔日一次，连续7次评定疗效。15天为1个疗程。对照组口服，蜜丸，一次1丸，一日3次，15天为1个疗程。结果：治疗组临床疗效总有效率为86.1%，而对照组为77.8%。两组比较差异有显著性意义（$P<0.05$），治疗组疗效优于对照组。结论：刮痧治疗肝气犯胃型胃痛的治疗比口服中药蜜丸的方法疗效显著。

五、穴位注射疗法

1. 适应证 胃痛急性期、缓解期均可。

2. 操作方法 取胃俞、脾俞、足三里等穴。取 10mL 一次性注射器，抽取黄芪或者丹参注射液 6 ~ 8mL，常规消毒，胃俞、脾俞每穴注 1 ~ 1.5 mL，足三里注射 2mL，出针时用消毒干棉球压针孔，避免出血及药液外溢。2 次 / 周，10 次为 1 个疗程。

3. 疗法特点 通过穴位注射以及补虚泻实或平补平泻的进针手法，兼药物长时间营养作用于经穴，扶正祛邪，调和经脉，疏通气血，理气和胃。改善胃肠道症状的同时能改善胃肠道动力，延缓肠上皮化生。

4. 注意事项 注射时刺激较强、有的患者会因疼痛而不能忍受，应预先告知患者。

5. 临床应用

何斌等采用统一表格，对穴注组和胃复春对照组的疗程前后的临床症状、胃镜、病理分别进行检查、观察、记录，对观察和治疗结果进行比较分析。结果：穴注法防治 CAG 的治疗作用明显优于胃复春组，穴注组对 CAG 患者的胃痛、腹胀等多种临床症状有显著的疗效，与对照组间有显著性差异。结论：穴位注射防治 CAG 的疗效确切，是防治 CAG 的一个经济、安全，并且易于推广的治疗方法。

诸毅晖等用 10% 冰醋酸灌胃造成实验性胃痛模型，分别给予硫酸罗通定"足三里"注射、肌肉注射硫酸罗通定和注射用水"足三里"注射，观察大鼠的扭体反应与镇痛率。结果：硫酸罗通定"足三里"注射组大鼠扭体反应的潜伏期延长（$P<0.01$），在治疗后 15 分钟内和 30 ~ 45 分钟内，扭体次数均明显减少（$P<0.01$），镇痛率明显高于其余各组（$P<0.05$）。结论："足三里"穴位注射罗通定对实验性胃痛大鼠有较好的镇痛效应，其效应优于肌肉注射罗通定和"足三里"穴位水注。药物穴位注射的治疗效应明显优于单一药物作用或穴位刺激，说明穴位注射具有穴效与药效增效效应，穴效整合了药效，对药效产生"增效"作用。

刘伟等采用足三里穴位注射当归注射液治疗瘀血型胃痛 48 例，结果：治愈 25 例，好转 20 例，无效 3 例。总有效率 93%，疗效显著。结论：足三里穴位注射当归注射液能调理脾胃、通经活络的作用。

刘华元等根据胃痛的辨证分型原则，分为脾胃虚寒、肝气犯胃、瘀血停滞三型，并予以维生素 B_1、B_{12} 穴注脾俞、胃俞两穴。结果：300 例患者经过 6～7 个疗程后，治愈者 106 例，占 35.3%；多好转者 192 例，占 64%；无效者 2 例，占 0.7%。总有效率达 99.3%。结论：穴注维生素 B_1、B_{12} 能显著改善消化道溃疡引发胃痛症状。

六、热熨疗法

1. 适应证　脾胃虚寒型，寒凝气滞型胃痛。

2. 操作方法　将等份干姜、肉豆蔻、花椒蒸煮或炒制后用布包好，放在胃脘部的部位上，作来回往返或旋转的移动，每周 2～3 次，2 周为 1 个疗程。

3. 疗法特点　通过热罨包的热效应扩张局部微血管，加速血液循环，同时辅助温阳散寒，行气活血类药物渗透进入机体，直达病灶，起到温通经络、行气止痛之功效。

4. 注意事项　热熨时，尤其要防止局部烫伤。开始时熨器热度过高，应采用起伏放置式熨烙，或者加厚垫布；热熨后，患者可在室内散步，但暂时不得外出，要注意避风，防止着凉；凡热性病、高热、神昏、谵语、神经分裂症患者，均不可用本法；有出血性疾病，如血小板减少性紫癜、过敏性血小板减少性紫癜、月经过多、崩漏等，不宜用本法。

5. 临床应用

任冬英选择 60 例虚寒型胃痛患者，随机分为对照组和观察组各 30 例，对照组采用中西药联合治疗，观察组在对照组基础上加用中药热罨包热熨疗法，比较两组的治疗效果。结果：观察组总有效率为 93.3%，对照组总有效率为 80.0%，经比较差异有统计学意义（*P*<0.05）。结论：中药热罨包热敷胃脘部能有效缓解虚寒型胃痛，改善患者症状。

　　李芹等将80例脾胃虚寒型胃脘痛患者随机分为两组，在相同基础治疗及护理情况下。治疗组给予热罨包（附子、荜澄茄、肉豆蔻、干姜）敷于神阙穴、命门穴同步热敷；对照组给予热罨包（制厚朴、大腹皮、粗盐）热敷神阙，操作方法同治疗组。结果：两组患者治疗后胃痛均有不同程度缓解，治疗组与对照组比较差异有统计学意义（*P*<0.05）。结论：温胃散寒热罨包双透治疗脾胃虚寒型胃痛有较好的临床疗效，临床上可以推广使用。

　　杨慧劼等将48例脾胃虚寒型胃痛患者随机分成治疗组和对照组各24例，对照组服用西药治疗，治疗组在对照组的基础上，以中药热罨包进行穴位治疗，3周后对其疗效进行评定。结果：治疗组总有效率为83.3%明显高于对照组的66.6%，差异有统计学意义（*P*<0.05）。结论：中药热罨包联合西药治疗脾胃虚寒型胃痛较单用西药疗效更好。

参考文献

　　［1］王晓燕.隔药饼灸对虚寒胃痛和脾虚泄泻患者免疫功能的影响［J］.中国针灸，2004，（11）：18-20.

　　［2］于冬冬，滕迎春，关伟强，等.腹部铺灸治疗虚寒型胃痛疗效观察［J］.上海针灸杂志，2013，（11）：914-915.

　　［3］盛国滨，韩盛旺，唐英.隔姜灸至阳穴治疗虚寒型胃痛临床观察［J］.上海针灸杂志，2015，（04）：331-332.

　　［4］聂斌，罗仁瀚，陈秀玲，等.雷火灸治疗虚寒型胃痛疗效观察［J］.上海针灸杂志，2010，（01）：21-22.

[5]诸葛明怡,宁丽娜,王再岭,等.伏九贴治疗脾胃虚寒型胃痛临床疗效观察[J].武警后勤学院学报(医学版),2016,(3):225-226.

[6]周莹.穴位贴敷辅助治疗虚寒型胃脘痛相关症状的疗效及护理[J].中外女性健康研究,2016,(11):157-154.

[7]王庆波.天灸法治疗脾胃虚寒型胃脘痛56例疗效观察[A].刘炜宏.世界针灸学会联合会成立20周年暨世界针灸学术大会论文摘要汇编[C].北京,2007:501-502.

[8]林碧容,鲜玉军.中药穴位贴敷治疗慢性胃痛临床护理观察[J].北方药学,2012,(06):72-73.

[9]金建东,孙振波,冯艳华.推拿手法配合推擦双胁治疗肝气犯胃型胃痛58例观察[J].医学信息(中旬刊),2010,(09):2627.

[10]曹建明,高建辉,刘俊昌.腹部推拿配合整脊治疗胃116例[J].中医药临床杂志,2014,(01):46-47.

[11]马庆林.一指禅推拿胃三角区治疗神经性胃痛[J].按摩与导引,1987,(06):9-11.

[12]张雪婷.刮痧治疗肝气犯胃型胃痛[D].长春:长春中医药大学,2012.

[13]何斌,吴旭,陆斌.穴位注射治疗慢性萎缩性胃炎93例[J].南京中医药大学学报,2007,(04):255-258.

[14]诸毅晖,成词松,陈玉华,等."足三里"穴位注射对实验性胃痛大鼠的镇痛效应[J].四川中医,2006,(12):15-16.

[15]刘伟,苏成果,段艳丽.足三里穴位注射治疗瘀血型胃痛48例[J].中医临床研究,2012,(03):84.

[16]刘华元,江有源.穴注维生素B_1、B_{12}治溃疡300例疗效观察[J].江西中医药,1992,(03):40.

［17］任冬英.中药热罨包治疗虚寒型胃痛的疗效观察［J］.全科护理，2015，（35）：3585-3586.

［18］李芹，段素社，王月桃，等.温胃散寒热罨包双透治疗脾胃虚寒型胃脘痛的护理［J］.环球中医药，2015，8（S1）：184-185.

［19］杨慧劼，崔建新.中药热罨包穴位热敷联合西药治疗脾胃虚寒型胃痛的疗效观察［J］.临床合理用药杂志，2014，7（11B）：45.

（阮建国）

第二节　吐酸病

吐酸病是指胃酸过多，随胃气上逆而吐出的病证。本病常归属于西医"胃食管反流病"范畴。本病临床以烧心、反流为典型症状，其他少见或不典型的症状还包括：上腹痛、胸痛、嗳气、腹胀、上腹不适、咽部异物感、吞咽痛、吞咽困难等，部分患者合并有食管外症状，如慢性咳嗽、咽喉炎、哮喘等。其高患病率和不适症状，给社会和个体患者的工作效率、生活质量各方面均带来不利影响。

西医治疗本病，首选 PPI 制剂，临床上不适症状缓解较快，食管炎的治愈率高。然而本病易复发、疗程长、药物副作用大。近年来，长期大剂量 PPI 使用后给患者带来的不利影响，国内外文献均有研究和报道。

中医认为，"饮食不节、情志失调、外邪入侵、起居劳逸不当、素体禀赋不足或久病体虚所致的脾胃虚弱"是本病的重要病因。其中，尤以饮食不节和情志失调最为常见。而基本病机可概括为肝胆失于疏泄，胃失和降，导致胃气上逆。近年来，中医外治法治疗胃食管反流病的研究受到广泛关注，其疗效确切，尤其联合中药或西药内服后疗效更为突出。常用的外治方法有推拿疗法、针刺疗法、药穴指针疗法、背俞指针疗法、穴位热敏灸法及膏药药罐疗法等，这些外治方法具有简、便、廉、效的特点，也易为患者接受。

一、推拿疗法

1. 适应证　典型的反流患者。

2. 操作方法　取上腹部神阙穴及周围腧穴，患者取仰卧位，两手自然放在身体两旁，医者立于患者左侧，用摩法或揉法，按顺时针方向在上腹部神阙穴及周围反复操作20～30次，腹部手法要深透有力，以患者自感腹部出现灼热即可，每周3～4次，2周为1个疗程。

取夹脊穴，令患者取坐位，医者站于患者背后，用双手捏、拿、提脊柱两侧的夹脊穴，从下至上反复操作 20～30 次，以皮肤潮红为度，每周 3～4 次，2周为 1 个疗程。

取曲泽穴、尺泽穴，令患者端坐，上肢前伸，肘关节微曲，医者以拇指与食指拿捏曲泽穴、尺泽穴处的大筋，一穴 3～5 分钟，左右交替进行，每周 3～4次，2周为 1 个疗程。

3. 疗法特点 简便易行。

4. 注意事项

（1）年老体弱者应轻手法；

（2）皮肤病如溃疡、严重过敏、痣瘤、皮下有不明原因包块、新鲜的伤口禁用此法；

（3）凝血机制障碍疾病如白血病、血小板减少等禁用此法；

（4）若病情没有减轻或反而加重，应去医院做进一步检查，并改用其他方法治疗。

5. 临床应用

陈少娜观察捏脊治疗对老年胃食管反流病患者24h 食管 pH 值的影响，共纳入65 例 GERD 患者，观察组予改变生活习惯、药物等基本治疗的同时予捏脊治疗，对照组只予改变生活习惯、药物等基本治疗，治疗 4 周后结果显示：观察组24h 食管 pH 值检测显示反流发生的次数、反流超过 5 分钟的次数、最长反流持续时间、食管 pH<4 总时间、反流指数分别为（43.6±10.3）次、（8.0±3.3）次、（6.5±3.9）分钟、（10.4±3.8）分钟、（6.5±1.6）%，均小于对照组（P<0.05）。本研究提示脊捏疗法配合改变生活习惯、药物治疗可以改善老年胃食管反流病患者反流的发生及程度。

马日海采用推拿手法治疗由于 T7～T10 胸椎关节错位引起的反流性食管炎患者，采用手法纠正 T7～T10 胸椎关节错位，治疗 1 次～2 次后，反流症状消失，疗效满意。

二、药穴指针疗法

1. 适应证 符合 GERD 诊断，且病程大于 3 月。并排除贲门失弛缓症、幽门梗阻、胃全切除术后、消化性溃疡、消化系统肿瘤、滑动型食管裂孔疝、卓 - 艾综合征患者。

2. 操作方法 方剂组成：郁金 24g，香附 20g，丁香 10g，黄连 6g，吴茱萸 10g，陈皮 18g，半夏 24g，旋覆花 15g，厚朴 24g，槟榔 24g，生姜 10g。把上药用棕色瓶装，加入 50% 白酒 1L，浸制 48 小时后取药液。操作者每次以适量棉花缠指后，沾少许药液涂敷患者双侧足太阳膀胱经肝俞、胆俞、胃俞及脾俞穴位上，先后按揉法、扪法及捏法进行操作；每次操作 15 分钟，每日 2 次，上下午各 1 次。连续治疗 3 周为 1 个疗程。

3. 疗法特点 药穴指针疗法采用指针代替毫针，减少了针刺产生的创伤，但不降低对脏腑气血功能作用，穴位外擦药酒结合按摩刺激，能够促进药物的吸收，使临床疗效更佳。其中医特色显著，疗效突出，无明显的不良反应，且易为患者所接受。

4. 注意事项 合并严重心脑血管疾病、肝肾功能衰竭和造血系统疾病患者、腹部手术、妊娠及精神病患者禁用此方法。

5. 临床应用

颜春艳等予 70 例 GERD 患者行药穴指针疗法，观察药穴指针疗法治疗胃食管反流病的疗效，连续治疗 3 周为 1 个疗程。结果显示：治疗后症状积分均较入选时有明显下降（$P<0.05$），总体疗效显示，有效率 97.1%，且患者未见明显不良反应。

谢胜等观察药穴指针结合黄连温胆汤治疗湿热内蕴型胃食管反流病 80 例，与对照组相比，治疗组 24 小时食管酸反流次数、反流总时间百分比、胃酸反流大于 5 分钟次数及最长反流时间均有下降（*P*<0.05）。

颜春艳等探讨药穴指针疗法对胃食管反流病食管下括约肌压力的影响，治疗前 LESP 为（1.26±0.20）kPa［（9.51±1.52）mmHg］，治疗后为（2.19±0.18）kPa［（16.48±1.32）mmHg］，治疗前后比较差异有统计学意义（*P*<0.05）。

陶莘把 84 例的患者随机分成试验组和对照组，试验组运用药穴指针疗治疗，选取患者肝俞、胆俞、脾俞、胃俞，轻揉 15 分钟，每天 2 次；治疗 2 周后结果显示试验组为总有效率为 97%，对照组为 80.5%，差异有统计学有意义（*P*<0.05）。

三、背俞指针疗法

1. 适应证 符合 GERD 诊断标准，并排除贲门切除或胃切除术后 / 合并 Barrett 食管、贲门失弛缓症、幽门梗阻、消化性溃疡、消化系统肿瘤、食管裂孔疝、卓 – 艾综合征患者。

2. 操作方法 每天早上 9～11 点（巳时）行背俞指针疗法治疗。受试者采取端坐，保持安静休息 15 分钟后，进行治疗，室温一般保持在（28±1）摄氏度。治疗者于脊柱双侧足太阳膀胱经胃俞、脾俞、胆俞及肝俞穴位进行治疗，相同穴位按由左至右顺序，不同穴位按由下而上顺序，以拇指指腹在每个穴位按照先点按 1 分钟，后按揉 2 分钟的手法操作，操作 3 分钟 / 穴，操作频率为 120～160 次 / 分，力度以患者耐受为度，控制在 5.0～7.4kg，予推拿手法参数测定仪进行监测。每天 1 次，24 分钟 / 次，2 周为 1 个疗程。

3. 疗法特点 该疗法可激发任督二脉经气交会，调整脾胃之枢、肝肺之枢、心肾之枢，从而通达脏腑经络气血、调整脏腑机能，使得气血调和，改善胃动力，达到治疗 GERD 的作用。

4. 注意事项

（1）合并心、脑血管，肝、肾、造血、内分泌系统等严重原发性疾病禁用；

（2）神经性、精神性疾病和传染病患者禁用；

（3）妊娠、围产、哺乳期妇女等，不可操作。

5. 临床应用

谢胜等纳入 120 例 GERD 患者，观察背俞指针疗法对其酸反流及食管下括约肌压力（LESP）的影响，随访 6 月后，治疗组 LESP 差异有统计学意义（$P<0.05$），并证实了背俞指针疗法能通过改善 LESP 减少食管酸反流，且 LESP 改善持续时间较长。

谢胜等观察背俞指针疗法对胃食管反流病患者任督二脉穴位皮温与胃电节律的影响，发现背俞指针疗法能提高患者任督二脉穴位皮温，增强胃主频率、主导功率，减少胃电的紊乱系数。

四、穴位热敏灸法

1. 适应证　寒证反流患者。

2. 操作方法　选穴：以腹部、背腰部和下肢区域为主，选中脘、足三里、天枢、公孙、太冲、脾俞、胃俞、大肠俞等穴及附近寻找热敏化点。采用清艾条点燃，先施回旋灸 2 分钟温热局部气血，继以雀啄灸 1 分钟加强敏化，循经往返灸 2 分钟激发经气，再施以温和灸发动感传，开通经络。施灸剂量以完成灸感四相为度。每日灸 1 次，20 次为 1 个疗程，每 1 个疗程后可休息 3～5 天，再继续第 2 疗程治疗。

3. 疗法特点　以温通经脉、调和气血、协调阴阳、扶正祛邪，达到治疗疾病、防病保健的目的，常常用来冬病夏治。

4. 注意事项　注意烫伤及局部皮肤感染。疤痕体质患者慎用，治疗前应和患者进行充分沟通，告知可能会有疤痕产生。

五、膏药药罐疗法

1. 适应证 吐酸各种证型。

2. 操作方法 膏药制备黄花盗水莲 250g，水杨梅根 500g，六月雪根 250g，大叶茶根 500g，大毛桐子根 500g，吴茱萸 100g 等经中药煎煮机 3 次煎煮浓缩后加入蜂蜜 1000g 小火煎煮成膏，装入玻璃瓶中备用。

药罐制作选用长竹罐，阴干后放入如下药液中浸煮 1 小时后再次阴干备用。处方：五爪风 50g，石菖蒲 30g，半边枫 30g，八角风 100g，九节风 50g。

操作者每次以少许膏药，涂敷患者双侧足太阳膀胱经（主穴：肝俞、胆俞、胃俞、脾俞、足三里；配穴：阳陵泉、膈俞、三阴交）穴位上，以点、按、揉、拨法进行局部按摩操作，每次操作 10 ~ 15 分钟，至局部有热感后根据拔罐部位选定大小合适的药罐进行拔罐；留罐 10 分钟。每日 1 次，连续治疗 2 周，出院后改为隔日 1 次，门诊继续治疗 2 周。

3. 注意事项

（1）过度劳累、饥饿、精神紧张、体质虚弱、有自发性出血倾向或因损伤后出血不止的患者，不宜使用该法；

（2）拔罐谨防烫伤，拔罐时间不能太久，防止起疱或感染。

参考文献

[1] 赵荣莱，沈慧安.中医对胃食管反流病的认识和治疗 [J].中医当代医药，2009，16（6）：84-85.

[2] 王吉耀.内科学 [M].第 2 版.北京：人民卫生出版社，2010.

[3] KahrilasPJ, JonssonA, DenisonH, etal.Impact of regurgitation on health-related quality of lifein gastro-oesophageal reflux disease before and after short-term

potent acidsuppression therapy.Gut2014：63：720-6.

［4］林三仁，许国铭，胡品津，等.中国胃食管反流病共识意见［J］.胃肠病学，2007，12（4）：233-239.

［5］中华医学会消化病学分会,2014年中国胃食管反流病专家共识意见［J］.中华消化杂志，2014，34（10）：649-654.

［6］中华中医药学会脾胃病分会，胃食管反流病中医诊疗共识意见［J］.中医杂志，2010，51（9）：844-848.

［7］李娟.电针推拿结合药物治疗非糜烂性胃食管反流病临床观察［J］.山西医药杂志，2013，42（3）：328-329.

［8］陈少娜.捏脊对老年胃食管反流病患者24h食管pH值的影响［J］.海南医学，2012，23（3）：99-100.

［9］马日海.纠正7～10胸椎关节错位治疗反流性食管炎［J］.按摩与导引，2005，21（4）：16.

［10］蒋守忠，药穴指针疗法治疗60例胃食管反流病的疗效观察［J］.中国当代医药，2012，19（17）：93-96.

［11］颜春艳，梁健，蒋应玲，等.药穴指针疗法治疗胃食管反流病的疗效观察［J］.江西中医学院学报，2008，20（4）：61-62.

［12］谢胜，颜春燕，蒋应玲，等.药穴指针结合黄连温胆汤治疗湿热内蕴型胃食管反流病的疗效观察［A］.见：中华中医药学会脾胃病分会所编.第二十次全国脾胃病学术交流会论文集［C］.北京：中华中医药学会，2008：432-434.

［13］颜春艳，谢胜，张云波.药穴指针疗法对胃食管反流病食管下括约肌压力的影响［J］.河北中医，2008，30（11）：1147-1148.

［14］陶莘.药穴指针疗法治疗胃食管反流病患者的疗效观察［J］.中医临床研究，2013，5（18）：51-52.

［15］谢胜，周晓玲，刘珊.等，背俞指针疗法对GERD患者症状积分及胃

食管动力学影响的临床观察［A］.中华中医药学会第八次外治学术会议论文集，2012：162-165.

［16］谢胜，欧阳波，韦金秀，等.背俞指针疗法对胃食管反流病患者酸反流与食管下括约肌压力的影响［J］.中国中医药信息杂志，2014，21（12）：19-21.

［17］谢胜，张越，周晓玲，等.背俞指针疗法对胃食管反流病患者任督二脉穴位皮温与胃电节律的影响及其相关性探讨［J］.环球中医药，2014，7（3）：197-200.

［18］孟羽.穴位热敏灸治疗胃食管反流病的临床研究［J］.针灸临床杂志，2011，27（2）：41-42.

［19］李海强，贝光明，曾红儒，等.瑶医膏药药罐疗法治疗胃食管反流病临床疗效观察［J］.四川中医，2015，33（1）：163-165.

（黄玉珍　杨　璐）

第三节　嘈　杂

嘈杂是指胃中空虚，似饥非饥，似辣非辣，似痛非痛，莫可名状，时作时止的病证。常和胃痛、吞酸等病同时并见，亦可单独出现。

中医病因病机多与饮食不节，过食辛辣肥甘，情志不和，脾胃虚弱，营血不足有关。本病的病位在胃，与肝脾相关。病理性质有虚实之分，亦可为虚实夹杂。常单独发病，病程短。西医病因多与幽门螺杆菌感染，长期饮烈性酒、浓茶、浓咖啡等刺激性物质，胆汁反流有关。

中医治疗多针对病因病机，实者清胃降气，虚者养血润燥。本病预后需视具体病因而定，若为慢性胃炎、消化性溃疡、消化不良等因素引起则预后良好，若为消化系统肿瘤等因素引起则预后不佳。

中医外治常用的方法有穴位贴敷、针刺、中药超声导入等疗法。

一、穴位贴敷疗法

1. 适应证　各型嘈杂。

2. 操作方法　将中药厚朴、槟榔、莱菔子、木香、杏仁、枳壳各10g制成粉末，每次使用适量蜂蜜将药物调制成糊状，制成1.5cm×1.5cm的药块，将胶布剪成6cm×6cm的方块，药放在胶布中央，贴在穴位上，选取中脘、建里、足三里行穴位贴敷，每次敷贴时间为2～4小时，以皮肤潮红为宜，每日1次。2周为1个疗程，连续治疗2个疗程。

3. 疗法特点　中药穴位贴敷药用厚朴、槟榔以行气散结除满；莱菔子、木香理气导滞；杏仁、枳壳使气机通畅，升者复升，降者复降。全方共奏理气和胃之功。选取中脘、建里、足三里穴位，对于调理脾胃气机升降，治疗嘈杂相关症状疗效确切。

4. 注意事项　穴位贴敷治疗需在排除因器质性疾病，如恶性肿瘤引起的嘈杂症状后方可实施，以免延误相关疾病的诊断和治疗。另外穴位贴敷治疗每次时间不宜过久，防止药物引起的皮肤过敏等反应。皮肤病如溃疡、严重过敏、痣瘤、皮下有不明原因包块及伤口则禁止使用该疗法，另外若治疗后病情没有减轻或反而加重，应去医院做进一步检查，并改用其他方法治疗。

二、中药超声导入法

1. 适应证　各型嘈杂。

2. 操作方法　以半夏泻心汤、柴胡疏肝散、四逆散等为主方，根据患者病情辨证用药，随证加减。常用药物有：法半夏、黄芩、黄连、柴胡、生白芍、枳实、陈皮、川芎、香附、莱菔子等药物，研末水调匀，外敷膻中、中脘穴，使用中药超声导入仪连接穴位。每次 20 分钟，每日 2 次，1 周为 1 个疗程。

3. 疗法特点　用中药超声导入仪将药物更深更有效的导入病灶部位，操作简便，使用方便，无痛苦。

4. 注意事项　皮肤过敏、感染、溃疡者禁用。

参考文献

周仲瑛. 中医内科学［M］. 北京：中国中医药出版社，2003.

（王光铭　孙　刚）

第四节 痞 满

痞满是由于中焦气机升降失司，壅滞不通而引起的以心下、上腹部痞闷胀满为主症的一类病证，又称为心下痞，其严重者称为心下痞硬。痞满是多种病因引起的中焦气机升降失调，壅滞于中焦，与胃、肝、脾等脏密切相关。其具体病因可分为外感、内伤，外感多由风、寒、湿邪客于太阳、阳明之表，后由于误下或里虚，邪气内陷心下引起。内伤多由于饮食不调，痰气食积阻滞胃脘，或七情不调，肝郁气滞引起。也有单纯里虚，脾胃不运引起的痞满，但较少见。

本病与西医学中多种疾病有关，如慢性胃炎、功能性消化不良、胃下垂等疾病，出现上腹部胀满不适者，可参考本篇论治。一些腹部肿瘤、肝硬化等疾病，虽然也可以出现痞满的症状，但是其具体的中医病位病机不同，预后转归也有较大差异，故不能按照痞满来论治。

本病转归一般良好，实性痞满经对症治疗后多易于痊愈，虚实夹杂及虚证每迁延反复，治疗周期较长，也有少部分转化为积证、反胃等重疾，危及生命。

本病的治疗当首先区别病情虚实，实证者确定病位，兼夹何邪，分别施以散寒、理气、消食、化痰、清热等法；虚证者确定病位，气血阴阳虚损程度，分别施以温中散寒、补气健脾，养阴益胃，气阴双补等法。如见虚实夹杂、寒热错杂等，则当虚实兼顾、寒热分消。本病常用外治法有针刺、推拿、穴位贴敷等。

一、灸法

1. 适应证 食积气滞引起的痞满。

2. 操作方法 取内庭穴，穴位在足底，当足掌面第 2 与第 3 趾的夹缝之中，与足背胃经内庭穴相对处。将艾绒揉搓成半个小麦粒大小，底部占少许凡士林固定于里内庭上，用线香点燃，直至燃烧殆尽，不拘壮数，灸至觉热为止，每周

3～4次，2周为1个疗程。

3. 疗法特点　本法载于《针灸真髓》，是日本针灸学派泽田派的独特经验。

4. 注意事项　注意烫伤及局部皮肤感染。疤痕体质患者慎用，治疗前应和患者进行充分沟通，告知可能会有疤痕产生。

5. 临床应用

施琴选择功能性消化不良（痞满型）患者35例作为治疗组，对照组25例，治疗组运用周氏"万应点灸笔"配合药纸直接雀灸中脘、上脘、建里、公孙、内关、脾俞、胃俞，每穴5～6次，以皮肤潮红为度，对照组服吗丁啉。结果点灸法治疗的患者有效率明显高于对照组。结论点灸特定穴治疗功能性消化不良（痞满型）患者的疗效确切。

二、放血疗法

1. 适应证　湿热、寒凝、食积等实痞。

2. 操作方法

（1）曲泽放血。用于热邪或湿热邪气导致的痞满。曲泽穴在肘横纹中，当肱二头肌腱的尺侧缘。患者取坐位或卧位，手臂伸直，肘上扎止血带，常规消毒后，用一次性静脉采血针在曲泽穴附近寻找血络（肘部浅静脉）刺络放血，流出暗红色或紫红色瘀血后，松开止血带，放血直至血色变正常后，用棉球按压止血。每周2～3次，2周为1个疗程。

（2）董氏四花中穴附近放血。适用于实性痞满。四花中穴在四花上穴直下四寸五分，四花里穴偏外侧一寸二分，两筋间，相当于足阳明胃经之条口穴上五分。患者取坐位，双下肢自然下垂，小腿常规消毒后，用三棱针或一次性采血针点刺四花中穴附近的迂曲血络，并用手顺势挤压，使流出紫黑色瘀血即可，用棉球按压止血。每周2～3次，2周为1个疗程。

（3）四缝穴点刺。适用于小儿积食引起的痞满。先用棉线绳将食指的根部缠绕，勒紧，食指中间的指缝处用酒精棉签消毒，等酒精干了就用三棱针或糖尿病采血针对准指缝的最中间扎下去，挤血，多数挤 4 ~ 6 滴血就可以了，之后就将中指、无名指、小手指都用同样的方法扎一遍，再之后就扎另一只手。每周 2 ~ 3 次，2 周为 1 个疗程。

3. 疗法特点 放血疗法简单易行，可在家中自行操作，但只适用于实性痞满，对于体质虚弱者或虚性痞满则不适宜。

4. 注意事项 过度劳累、饥饿、精神紧张、体质虚弱、有自发性出血倾向或因损伤后出血不止的患者，不宜使用该法。另外应注意消毒卫生，以防感染。

三、推拿法

1. 适应证 各型痞满。

2. 操作方法

（1）揉中脘：一手大鱼际紧贴中脘穴，用力柔和，顺时针方向旋转揉动，约 2 ~ 5 分钟，每日 2 次，1 周为 1 个疗程。

（2）揉腹：一手掌心贴脐部，另一手按手背，顺时针方向旋转揉动，用力要柔和，动作较快，约 2 ~ 5 分钟，每日 2 次，1 周为 1 个疗程。

（3）揉按后背：脊柱两侧膀胱经，从膈俞开始，至三焦俞为止，用拇指指腹按揉，从上至下，先左侧后右侧。重点按揉肝俞、脾俞、胃俞，总共约 5 分钟，每日 2 次，1 周为 1 个疗程。

（4）小儿推拿：捏脊、补脾经、推三关、揉中脘、揉板门、按揉足三里。用力柔和，顺时针方向旋转揉动，2 ~ 5 分钟，每日 2 次，1 周为 1 个疗程。

3. 疗法特点 简便易行，可在家自行操作，适应证广，无明显副作用。对于复杂性痞满疗效较差。

4. 注意事项 注意用力恰当，不可过用猛力，亦不可用力虚浮敷衍。推拿总时间不宜过长，以 15 ~ 30 分钟为宜。

5. 临床应用

孙刚等对 60 例脾胃虚弱型痞满患者进行胸椎的整脊疗法及对症手法，观察治疗前后胃泌素、生长抑素的含量，发现治疗后痞满患者的两项指标均恢复至正常人群范围，认为对胸椎，特别是 5 ～ 8 椎进行整脊是治疗脾胃虚弱型痞满的有效手段之一。

四、穴位贴敷

1. 适应证　寒凝气滞、寒湿中阻型痞满。

2. 操作方法

（1）普通贴敷：将肉桂、高良姜、丁香、木香、小茴香以等比例打成粉末混合，用生姜汁调和成半固态，涂于上脘、中脘、梁门、至阳、膈俞等穴上，用敷料固定，留滞 6 小时或患者感到皮肤瘙痒、灼热后撕下，根据皮肤状况每日或隔日一次，5 次为 1 个疗程。（苏州市中医医院脾胃病外治中心自制方）

（2）三伏贴：将肉桂、丁香、木香、香附、高良姜、生半夏、元胡索、五灵脂按照 2：2：2：2：1：1：1：1：1 的比例打成粉末，再兑入炒白芥子粉末，使白芥子约占总比例的 12% 左右。贴敷时，将上述药粉用生姜汁调和成半固态，贴敷于至阳、膈俞、肝俞、脾俞上，用敷料固定，留滞 1 ～ 2 个小时后撕下，或自感灼热难耐后撕下。每年初伏、中伏、末伏各贴敷一次，每次相隔 10 天左右，3 次为 1 个疗程。（苏州市中医医院脾胃病外治中心自制方）

3. 疗法特点　贴敷疗法对于寒凝气滞、寒湿中阻的痞满疗效较好，其中普通贴敷适用于急性起病的痞满，对于慢性痞满，普通贴敷疗效较差，可以选择三伏贴，从背俞穴拔出寒湿之邪。

4. 注意事项　局部皮肤过敏、感染、破溃者禁用。三伏贴孕妇忌用，敷贴期间，忌烟、酒、生冷、油腻、辛辣之品。贴敷时间不宜过长，尤其是三伏贴。对于皮肤敏感者，更应减少贴敷时间，以免皮肤过敏、起水疱。

5. 临床应用

笔者历年来用"三伏贴"疗法治疗痞满患者数以千计，对于寒性，尤其是寒湿阻遏胃脘所引起的痞满一症疗效显著，往往并不需要达到发疱的程度就可以起效，值得推广。

五、穴位注射疗法

1. 适应证 各型痞满。

2. 操作方法 取穴为中脘、上脘、足三里、至阳附近夹脊穴。选取维生素 B_{12} 注射液，2mL 无菌注射器。操作时患者坐位，局部皮肤常规消毒后，用无痛快速进针法将针刺入皮下组织，然后慢慢推进或上下提插，探得酸胀等"得气"感应后，回抽一下，如无回血，即可将药物注入，每穴注入药物 1mL。每日一次，10 日为 1 个疗程。

3. 疗法特点 穴位注射适用于各种类型的痞满，对穴位的刺激较持久，可作为针刺、艾灸等疗法的辅助治疗，增强疗效。

4. 注意事项 治疗时应对患者说明治疗特点和注射后的正常反应。如注射后局部可能有酸胀感、48 小时内局部有轻度不适，有时持续时间较长，但一般不超过 1 日。严格消毒，防止感染，如注射后局部红肿、发热等，应及时处理。

5. 临床应用

张铭铭等运用穴位注射治疗功能性消化不良 60 例，选取当归注射液在双侧足三里、双侧天枢、中脘穴各注射 0.5 ～ 1mL，总有效率 93.33%，优于单纯针刺的对照组，说明穴位注射是治疗功能性消化不良的有效手段。

六、耳穴埋籽

1. 适应证 各型痞满。

2. 操作方法 取双侧脾、胃、肝、交感、皮质下。用探针等物用轻、慢、均匀的压力寻找压痛点，挑选压痛最明显一点或二三点为治疗点。取贴有王不留行籽的耳贴，固定于选准的穴位处，用手按压进行刺激，以患者可以接受为度，每穴持续按压 3 ~ 5 分钟或交替按压 1 ~ 2 分钟，每穴 2 ~ 3 次。每天按压 3 ~ 4 次，病情较重者可酌情延长按压时间，增加刺激频率。连续治疗 5 天为 1 个疗程，一般治疗 2 个疗程。

3. 疗法特点 简便易行，安全无副作用。

4. 注意事项 防止胶布潮湿，按压不能过度用力，以不损伤皮肤为度，以免引起皮肤炎症。局部皮肤损伤者禁用此疗法。

5. 临床应用

徐蕾通过按压耳穴中的脾、胃、三焦、内分泌等敏感点结合点揉中脘、足三里、天枢等穴位，治疗糖尿病胃轻瘫患者 32 例，考察施术后的症状及胃排空试验，发现治疗组总有效率 87.51%，明显高于多潘立酮的对照组。

七、熨法

1. 适应证 胃下垂引起的心下痞满。

2. 操作方法

（1）升胃饼：蓖麻子仁 10g，升麻粉 2g，将蓖麻子捣烂如泥，伴入升麻粉，固定于百会穴处，然后让患者仰卧，放松裤带，用热水瓶热熨百会穴。每日 3 次，每次 30 分钟，每块药饼连续使用 5 天，休息 1 天后换新饼，如前法治疗，10 天为 1 个疗程。

（2）蓖倍团：蓖麻子仁 2 份、五倍子 1 份。捣烂后制成药团敷于脐部，外以关节镇痛膏固定，每日早、中、晚各热熨 1 次，于第 4 天末取掉，通常 6 次为 1 个疗程。

3. 疗法特点 本法适用于胃下垂引起的心下痞满，简便易行，疗效可靠。

4. 注意事项 热熨时注意温度，以免引起低温烫伤。皮肤过敏、破溃及糖尿病周围循环障碍者不宜用此疗法。本法中蓖麻子仁有毒，应注意保管，切忌内服。

八、贴法

1. 适应证 食积痞满。

2. 操作方法 用乱发一团剪断，酒曲一个、葱白七个、老姜三钱、胡椒七粒，以鸡蛋一个破壳，倾入碗中，将各药捣碎，融和调匀，用隔夜灯油煎成一饼，贴患者心坎下胃脘处，用布带束住，冷则煎热再贴，约一二时似觉松动，便可取出，其病立愈，每日2次，3天为1个疗程。

3. 疗法特点 本法载于《验方新编》，为民间治疗积食痞满的简易方法，安全有效。

4. 注意事项 贴时注意温度，以免引起烫伤。皮肤过敏、破溃及糖尿病周围循环障碍者不宜用此疗法。

参考文献

［1］施琴.点灸特定穴治疗功能性消化不良（痞满型）临床观察与护理［J］.临床护理杂志，2004，3（2）：46-47.

［2］孙刚，周学龙，王明杰，等.手法整复5～8节段胸椎对胸源性痞满脾胃虚弱证患者影响的临床研究［J］.四川中医，2014，32（11）：143-145.

［3］张铭铭.穴位注射治疗功能性消化不良临床观察［J］.湖北中医杂志，2013，35（9）：63-64.

［4］徐蕾.耳穴贴压及点穴治疗糖尿病胃轻瘫疗效观察［J］.医药论坛杂志，2012，33（11）：56-59.

（夏豪天）

第五节 腹 痛

腹痛是指胃脘以下、耻骨毛际以上的部位发生疼痛为主的病证。中医学的泄泻、痢疾、积聚、霍乱、鼓胀等疾病会出现腹痛。腹痛的病因是由外感时邪，饮食不节，情志失调，禀赋不足引起。主要病变脏腑在脾、胃、肝、大小肠、胞宫，基本病机为脏腑气机阻滞，经脉痹阻，不通则痛；或经脉失养，不荣而痛。

西医学的消化性溃疡、急慢性胰腺炎、肠梗阻、胃肠痉挛、肠道寄生虫等消化系统疾病以及痛经、子宫内膜异位证等生殖系统疾病都是以腹痛为主要表现，都可以参照本节外治法。但如重症胰腺炎、急性阑尾炎等外科急腹症则不应参照本节治疗。

腹痛病因病机多端，预后不一，其中病程短，正气尚足者预后良好；病程较长，正气不足者预后较差。若急性暴痛，治不及时，或治不得当，气血逆乱，可致厥脱之证；若湿热蕴结肠胃，蛔虫内扰，或术后气滞血瘀，可造成腑气不通，气滞血瘀日久，可变生积聚。

腹痛总与不通则痛有关，腑以通为顺，以降为和，所以治疗腹痛以"通"立法。实者，祛邪疏导；虚痛者应温中补虚，益气养血。对于久痛入络，绵绵不愈之腹痛，采取辛润活血通络之法。外治法在治疗腹痛上有很好疗效，尤其是血虚寒凝性质的腹痛，西医往往无法查明病因，通过外治可收良效。本病常用外治法有针灸、穴位贴敷、拔罐、推拿、熨法、耳穴埋籽、贴法、涂法、点滴法等。

一、针刺法

1. 适应证 原发性痛经。

2. 操作方法 取 17 椎，穴位在腰部，当后正中线上，第 5 腰椎棘突下，俯卧取之。取穴时取 17 椎或（和）附近压痛点，直刺 1～1.5 寸，行龙虎交战手法或平补平泻法，留针 30 分钟，每隔 5 分钟行针 1 次，每天 1 次，1 周为 1 个疗程。

3. 疗法特点　17 椎是治疗原发性痛经的特效穴，可以达到针下痛止的效果，但对继发性痛经效果不佳。

4. 注意事项　使用时一般在痛经较明显时施针，止痛效果则明显，如在月经间期施针，效果不佳。过度劳累、饥饿、精神紧张的患者，不宜立即针刺，需待其恢复后再治疗。

5. 临床应用

宋国政通过针刀联合浮针治疗各型腹痛 54 例，针刀通常选择病变脏器相应胸腰椎棘突周围阳性点、病变脏器的相应背俞穴及病变脏器下肢相关穴位，进针点通常选择在距离病变部位或最明显压痛点周围 6 ~ 10mm 区域，根据病情选择 1 ~ 4 点。结果疗效优 36 例（66.67%），良 16 例（29.63%），差 2 例（3.7%），优良率为 96.3%，效果显著。

二、灸法

1. 适应证　寒邪内积引起的腹痛及阳虚腹痛。

2. 操作方法

（1）温和灸：消化系统疾病引起的腹痛取中脘、神阙、气海、足三里，妇科疾病引起的腹痛取气海、关元、子宫穴、次髎。治疗时将艾条燃着端与施灸部位的皮肤，保持一定距离，固定不动（一般距皮肤约 3cm），在灸治过程中使患者只觉有温热而无灼痛。每次灸 10 ~ 15 分钟，以施灸部位出现红晕为度。每日 1 ~ 2 次，一般 7 ~ 10 次为 1 个疗程。

（2）隔姜灸：取神阙穴，气海穴或关元穴，治疗时取生姜一块，沿生姜纤维纵向切取，切成厚 0.2 ~ 0.3cm 厚的姜片，中间用三棱针穿刺数孔，将其放在穴区，置大或中等艾炷放在其上，点燃。待患者有局部灼痛感时，更换艾炷再灸。

一般每次灸 6 ~ 9 壮，以皮肤局部潮红不起水疱为度。隔日 1 次，一般 7 ~ 10 次为 1 个疗程。

（3）隔附子饼灸：取神阙穴，气海穴或关元穴，治疗时用生附子 3 份、肉桂 2 份、丁香 1 份，共研细末，以炼蜜调和制成 0.5cm 厚的药饼，用针穿刺数孔，将其放在穴区，置大或中等艾炷放在其上，点燃。待患者有局部灼痛感时，更换艾炷再灸。一般每次灸 6 ~ 9 壮，以皮肤局部潮红不起水疱为度。隔日一次，一般 7 ~ 10 次为 1 个疗程。

（4）温灸盒灸：将温灸盒至于腹部，一般以神阙穴或气海穴为中心放置，将艾条剪小段后，取 2 ~ 4 段点燃，放置于温灸盒中，盖上盒盖，但不要盖死，一般留少许缝隙以防止艾条段熄灭。一般温灸 30 分钟左右，一日 1 次，一般 7 ~ 10 次为 1 个疗程。

3. 疗法特点 对于寒邪或阳虚引起的腹痛，艾灸效果要强于针灸，其中隔姜灸多用于急性寒邪侵犯引起的腹痛。隔附子饼灸治疗寒邪或阳虚引起的腹痛均可，且有一定的回阳作用，可用于阳气衰脱的急性病抢救。温和灸和温灸盒灸多用于慢性虚寒性腹痛，操作方便。

4. 注意事项 注意烫伤及局部皮肤感染。疤痕体质患者慎用，治疗前应和患者进行充分沟通，告知可能会有疤痕产生。

5. 临床应用

夏琦国通过推拿配合药饼灸改善脾肾阳虚腹泻型肠易激综合征患者的腹痛症状，治疗组共 32 例，推拿腹部中脘、天枢、气海、关元及背部脾俞、胃俞、肾俞、大肠俞、长强，隔饼药饼的组方为肉桂、附子等药研为药粉，取肾俞、命门为第一组穴；关元、气海为第二组穴，两组穴位隔次选用，每次 3 壮。对照组口服匹维溴铵片。结果治疗组 32 例中显效 10 例，有效 17 例，无效 5 例，总有效率为 84.4%，高于对照组 60%，疗效明显。

三、穴位贴敷

1. 适应证　寒邪内积、脾胃虚寒型腹痛。

2. 操作方法

（1）普通贴敷：当归、肉桂、细辛、高良姜以 2 : 1 : 1 : 1 的比例打粉调匀，寒重者倍肉桂，阳虚者加生附子 1 份，临用时用生姜汁调成半固态，根据腹痛部位选取中脘、神阙、气海、关元、天枢、至阳、脊中、命门等穴位中 3 ~ 6 个，用敷料固定，留置 4 ~ 6 小时后取下，每日或隔日 1 次，5 次为 1 个疗程。（苏州市中医医院脾胃病外治中心自制方）

（2）三伏贴：当归、肉桂、生附子、丁香、干姜、元胡索以 3 : 2 : 1 : 1 : 1 : 1 的比例打粉调匀，再加入炒白芥子粉末，使其占总比例的 12% 左右。贴敷时用生姜汁调成半固态，根据腹痛部位选取中脘、气海、关元、至阳、命门、肝俞、脾俞、肾俞、大肠俞中的 4 ~ 8 个穴位，用敷料固定，留置 1 ~ 2 小时或自觉皮肤烧灼难耐时取下。初、中、末伏各贴一次，每次间隔 7 到 10 天。（苏州市中医医院脾胃病外治中心自制方）

（3）脐疗：当归、肉桂、川芎、细辛、生附子、干姜以 3 : 2 : 2 : 1 : 1 : 1 比例打粉调匀，临用时入麝香少许，姜汁调成半固态，填于肚脐（不要填满），用黄泥封固不使气泄，上用艾灸盒灸 20 至 30 分钟，隔 1 ~ 2 日治疗 1 次。

（4）疝痛灵：疝气腹痛。蓖麻叶、食盐各适量，捣烂，敷脚底涌泉穴。每日 1 ~ 2 次，1 周为疗程。（《岭南采药录》）

（5）木鳖柏芙方：阴疝偏坠痛甚。木鳖子一个，调黄柏、芙蓉末敷之。每日 1 ~ 2 次，1 周为疗程。（《寿域神方》）

3. 疗法特点　贴敷疗法为药物和穴位双重作用的一种治疗方法，可以使药物作用于局部，有利于吸收。其中普通贴敷法适用于急性腹痛，属于客寒、寒饮者。三伏贴适用于慢性腹痛寒邪凝滞难解者。脐疗对慢性腹痛属于脾肾虚寒者效果佳，治疗周期较长，须持之以恒方可见效。疝痛灵、木鳖柏芙方均为治疗疝气疼痛的方药，止痛效果良好，但对于疝气反复突出且不能回纳者，临床仍以西医手术治疗为主。

4. 注意事项 局部皮肤过敏、感染、破溃者禁用。三伏贴、脐疗孕妇忌用，敷贴期间，忌烟、酒、生冷、油腻、辛辣之品。贴敷时间不宜过长，尤其是三伏贴、脐疗。对于皮肤敏感者，更应减少贴敷时间，以免皮肤过敏、起水疱。

四、拔罐疗法

1. 适应证 寒湿、湿热型腹痛。

2. 操作方法

（1）走罐：真空罐吸于背部皮肤，沿两侧膀胱经循行部位自上而下再自下而上反复推移。推拉罐时，用力均匀，快慢一致，每次反复推拉3~5遍。隔1~2日1次，5次为1个疗程。

（2）留罐：选取中脘、天枢、气海以及背部肝、脾、胃、肾、大肠俞等穴位进行留罐。每穴留10分钟。一般走罐与留罐相结合，隔1~2日1次。5次为1个疗程。

3. 疗法特点 简便易行。

4. 注意事项 过度虚弱、体质瘦弱者不宜拔罐。皮肤病如溃疡、严重过敏、痣瘤、皮下有不明原因包块、新鲜的伤口者局部不宜拔罐。凝血机制障碍疾病如白血病、血小板减少等禁止拔罐。

五、推拿

1. 适应证 各型腹痛。

2. 操作方法

（1）推任脉：右手掌心叠放在左手背上，将左手掌根按在剑突下（心窝处），适当用力从剑突下沿腹中线向下推至脐部，反复操作2~5分钟，每日2次，6

次为 1 个疗程。

（2）揉腹：一手掌心贴脐部，另一手按手背，顺时针方向旋转揉动，用力要柔和，动作较快，约 2 ~ 5 分钟，每日 2 次，6 次为 1 个疗程。

（3）掌揉关元穴：右手掌心叠放在左手背上，将右手掌心紧贴在关元穴，适当用力按揉约 2 ~ 5 分钟，每日 2 次，5 次为 1 个疗程。

（4）拿提腹肌：以两手拇指与其余四指用力对合，拿捏两侧腹直肌，从上腹拿提到下腹部，约 2 ~ 5 分钟，每日 2 次。3 次为 1 个疗程。

（5）小儿推拿：摩腹、拿肚角、揉中脘、揉天枢、揉脐、揉一窝风。用力柔和，适当用力揉按相应穴位约 2 ~ 5 分钟，每日 1 次，5 次为 1 个疗程。

3. 疗法特点　简便易行，适用于虚寒性、血虚性腹痛，多种手法联合施行。

4. 注意事项　注意用力恰当，不可过用猛力，亦不可用力虚浮敷衍。推拿总时间不宜过长，以 15 ~ 30 分钟为宜。

5. 临床应用

杜君威通过点穴治疗小儿中寒性腹痛，选用巨阙、阑门（脐上 1.5 寸）、建里、气海、带脉、章门、左梁门（脐上 4 寸，向左旁开 3 寸）、右石关（脐上 3 寸，向右旁开 1.5 寸）、天突、璇玑、华盖、上脘、中脘、或中、哑门、风府、阴陵泉，操作时巨阙、阑门、建里、左梁门、右石关、上脘、中脘均采用逆时针旋转推按法，简便易行，疗效较好。

谢群和运用手指点穴配合中药浴足治疗产后腹痛 120 例，治疗组使用手指点穴（足三里，三阴交，涌泉，太冲）配合中药浴足（足浴方：鸡血藤 50g，桂枝 50g，益母草 60g，泽兰 50g）治疗，对照组仅使用手指点穴治疗，治疗组显效 31 例，好转 21 例，无效 8 例，总有效率为 86.66%，优于对照组。

陶琦运用推拿结合滞针法治疗腰背肌筋膜源性腹痛 20 例，以推拿腰后部肌群，弹拨腰部痛点为主，并针刺局部压痛点，针刺到一定深度后，顺时针方向捻针直至滞针，再行提拉针柄动作 5 次后出针，治疗隔日 1 次，5 次为 1 个疗程，随访 6 个月，临床治愈 17 例，显效 3 例，无好转和无效病例，效果良好。

六、熨法

1. 适应证 寒邪内积型腹痛。

2. 操作方法

（1）葱白熨法：取大葱白 250g，盐 250g，大葱切丝，先将盐放入铁锅内爆炒，再加入大葱丝，略炒 1～2 分钟，待炒出葱香味后，将大葱连盐一起装入布袋中，热熨痛处，冷后倒出大葱和盐，再度炒热后继续装袋热熨，每次 30 分钟，每日 1 次，1 周为 1 个疗程。

（2）土熨法：取陈干土砖打成粗末约二升许，以锅炒大温热，用青蓝布分作两包，以一半揉熨胸腹、腰背等处，冷则另换；另一半周流揉熨，半时气血流通，自愈。每日 1 次，1 周为 1 个疗程。(《验方新编增辑》)

3. 疗法特点 简便易行，可以在家自行操作。

4. 注意事项 热熨时注意温度，以免引起低温烫伤。皮肤过敏、破溃及糖尿病周围循环障碍者不宜用此疗法。

5. 临床应用

蔡岚运用中药热罨包治疗各型腹痛 40 例，在采用抗生素及改善微循环等综合治疗基础上，用中药热罨包（主要成分为莱菔子、吴茱萸、小茴香）热熨腹部神阙穴，考察其疼痛缓解程度，有效率为 95.0%，对比单纯抗生素及改善微循环治疗，疗效明显上升。

七、耳穴埋籽

1. 适应证 各型腹痛。

2. 操作方法 取双侧脾、胃、肝、交感、大肠、小肠、神门。用探针等物用轻、慢、均匀的压力寻找压痛点，挑选压痛最明显一点或二三点为治疗点。取贴有王不留行籽的耳贴，固定于选准的穴位处，用手按压进行刺激，以患者可以接受为度，每穴持续按压 3 ~ 5 分钟或交替按压 1 ~ 2 分钟，每穴 2 ~ 3 次。每天按压 3 ~ 4 次，病情较重者可酌情延长按压时间，增加刺激频率，连续治疗 5 天为 1 个疗程，一般治疗 2 个疗程。

3. 疗法特点　简便易行。

4. 注意事项　防止胶布潮湿，按压不能过度用力，以不损伤皮肤为度，以免引起皮肤炎症。局部皮肤损伤者禁用此疗法。

5. 临床应用

叶华英运用耳穴埋豆治疗产后腹痛 35 例，于分娩后给予耳穴埋豆，选穴为子宫、神门、皮质下、交感、肾上腺，左右交替，每日按摩埋豆处 3 ~ 5 次，每次 2 分钟。对照组则予以常规护理。治疗组疼痛明显减轻，优于对照组。

八、贴法

1. 适应证　寒凝气滞型腹痛。

2. 操作方法　鸡蛋一个煎成饼，用胡椒七粒研末，先放脐内，后以热蛋饼贴上，冷即再换一饼，胡椒重换，吸去阴寒即愈。每日 1 次，5 天为 1 个疗程。(《验方新编增辑》)

3. 疗法特点　本法出自《验方新编增辑》，乃简单可行的外治方法，在家即可操作，但需注意辨证为寒凝气滞方可施用。

4. 注意事项　局部皮肤破损者禁用。

九、涂法

1. 适应证　阴毒腹痛（注：多是指房事后足厥阴、足少阴经络受寒引起的小腹部连及阴部疼痛的一类疾病）。

2. 操作方法　回阳丹，用不灰木（煅）、煅牡蛎、高良姜、川乌、白芍各

3g，为末，入麝香少许，每用 3g，男用女唾调涂外肾，女用男唾调涂乳上，得汗即愈。每日 1 次，5 天为 1 个疗程。(《玉机微义》)

3. 疗法特点 本法操作较为简便，但真麝香较为难得，临床上可用人工麝香或细辛、石菖蒲等分为末来代替。

4. 注意事项 本法中川乌为有毒药品，只能外用，且不可过量。局部皮肤破损者禁用。

十、点滴法

1. 适应证 适用于寒凝经络、气滞不通的腹痛。

2. 操作方法 火龙丹，焰硝、雄黄各 3g，研细末，每点少许入眦内。每日 1 次，1 周为 1 个疗程。(《集玄方》)

3. 疗法特点 本法通过点滴眼部来治疗腹痛，是比较少有的外治法，其通过刺激眼部经络，主要是足阳明胃经与足太阳膀胱经，来治疗相关经络不通的腹痛，有一定疗效。

4. 注意事项 如有眼部疾病，则不宜使用本法。

参考文献

[1] 宋国政.针刀联合浮针治疗腹痛临床分析 [J].光明中医,2015,30 (4): 867-869.

[2] 夏琦国.推拿配合药饼灸改善脾肾阳虚腹泻型肠易激综合征患者的腹痛症状的临床观察 [J].浙江中医杂志, 2015, 50 (7): 528-529.

[3] 杜君威, 工风伟等.脏腑图点穴治疗小儿腹部中寒型腹痛经验分析 [J]. 中国中西医结合儿科学, 2015, 7 (6): 634-635.

［4］谢群和.手指点穴配合中药浴足治疗产后腹痛的临床疗效观察［J］.世界最新医学信息文摘，2015，15（14）：139-140.

［5］陶琦.推拿结合滞针法治疗腰背肌筋膜源性腹痛20例［J］.江苏中医药，2012，44（11）：60-61.

［6］蔡岚.中药热罨包治疗腹痛的效果观察［J］.护理研究，2015，29（8）：2923-2924.

［7］叶华英.耳穴埋豆对产后腹痛的效果观察［J］.健康导报医学版，2015，20（10）：43-44.

（夏豪天）

第六节 呕 吐

呕吐是指胃失和降，胃气上逆，迫使胃中之物从口中吐出的一种病证。一般以有物有声谓之呕，无物有声谓之干呕，有物无声谓之吐，合称为呕吐。呕吐的病因由外感六淫，内伤饮食，情志失调，禀赋不足引起。主要病变脏腑在胃，与肝、胆、脾有关。总病机为胃失和降，胃气上逆。分虚实两类，实证因外邪、食滞、痰饮、肝气等邪气犯胃，以致胃气痞塞，升降失调，气逆作呕；虚证为脾胃气阴亏虚，运化失常，不能和降。

在西医学中，呕吐根据病因可以分反射性呕吐、神经性呕吐、前庭性呕吐和精神性呕吐。反射性呕吐常由于消化道疾病引起，如急性胃炎、幽门痉挛、幽门梗阻、贲门痉挛等都可以出现呕吐表现，本篇所列举呕吐及其治疗均指反射性呕吐。其他呕吐虽也可以参照本篇治疗，但仍应先治疗其原发病。

暴病呕吐一般治疗较易，预后良好。久病呕吐，多属正虚，故虚证或虚实夹杂者，病程较长，易反复发作，较为难治。若呕吐不止，饮食难进，易变证，预后不良。如久病大病之中，出现呕吐，面色苍白，食不能入，肢厥不回，脉微细欲绝，为阴损及阳，脾胃之气衰败，真阳欲脱之危证。

呕吐的治疗以和胃降逆为原则。偏于实者，治法以祛邪为主，运用散寒、清热、消食、化痰、解郁等法。偏于虚者，应以扶正为主，运用健运脾胃、益气养阴等法。虚实兼夹者，应当审其标本缓急之主次，再治疗。外治法由于不需要经口服药，避免了吐出药物而难以治疗的窘境，往往可以有出奇制胜之效，本病常用外治法有针刺、艾灸、穴位贴敷、推拿、穴位注射、耳穴埋籽、熨法等。

一、灸法

1. 适应证 客寒犯胃、寒饮停胃、脾胃虚弱型呕吐。

2. 操作方法 取上脘、中脘为主穴。中脘穴在脐上四寸，上脘穴在中脘上一寸。治疗时取生姜一块，沿生姜纤维纵向切取，切成厚 0.2 ~ 0.3cm 厚的姜片，中间用三棱针穿刺数孔，将其放在穴区，置大或中等艾炷放在其上，点燃。待患者有局部灼痛感时，更换艾炷再灸。一般每次灸 6 ~ 9 壮，以皮肤局部潮红不起水疱为度。隔日 1 次，一般 7 ~ 10 次为 1 个疗程。

3. 疗法特点 对于客寒、寒饮引起的呕吐，隔姜灸效果要强于针灸，其效尤佳。

4. 注意事项 注意烫伤及局部皮肤感染。疤痕体质患者慎用，治疗前应和患者进行充分沟通，告知可能会有疤痕产生。

5. 临床应用

马原驰等通过艾灸中脘穴治疗化疗引起恶心呕吐 30 例，采用温和悬灸法，从化疗前 1 天开始艾灸治疗，每天早上艾灸中脘穴 1 次，每次时间为 30 分钟，直至本次化疗结束。对照组静脉滴注盐酸托烷司琼注射液。观察治疗后恶心呕吐的改善情况及胃复安用量。结果：治疗组总有效率 80.0%，高于对照组。

二、放血疗法

1. 适应证 各型呕吐。

2. 操作方法

（1）曲泽放血，用于急性胃炎表现为热性呕吐者。曲泽穴在肘横纹中，当肱二头肌腱的尺侧缘。患者取坐位或卧位，手臂伸直，肘上扎止血带，常规消毒后，用一次性静脉采血针在曲泽穴附近寻找血络（肘部浅静脉）刺络放血，流出暗红色或紫红色瘀血后，松开止血带，放血直至血色变正常后，用棉球按压止血。隔日 1 次，3 次为 1 个疗程。

（2）金津、玉液放血，用于呕吐剧烈不止者。金津穴定在口腔内，当舌下系带左侧的静脉上。玉液穴在口腔内，当舌下系带右侧的静脉上。患者坐位，施术者一手用纱布片夹住舌尖，向上翻舌，另一手持三棱针或静脉采血针快速点刺金津、玉液（舌下曲张的静脉），让瘀血自行流出。隔日1次，3次为1个疗程。

3. 疗法特点 曲泽放血用于热邪犯胃型呕吐疗效较好，起效迅速，余证型则不适宜。金津、玉液放血对于呕吐剧烈不止者，不分寒热虚实，均有缓解呕吐的作用。

4. 注意事项 过度劳累、饥饿、精神紧张、体质虚弱、有自发性出血倾向或因损伤后出血不止的患者，不宜使用该法。注意消毒卫生，以防感染。

三、穴位贴敷

1. 适应证 寒邪犯胃、痰饮内停、痰湿阻胃型呕吐。

2. 操作方法

（1）普通贴敷：生半夏、干姜、陈皮、肉桂以2:1:1:1的比例打粉调匀，寒重者倍肉桂，痰重者倍半夏，临用时用生姜汁调成半固态，涂抹于中脘、上脘、膻中穴，用敷料固定，留置4~6小时后或自觉皮肤瘙痒、灼热时取下，每日或隔日1次，5次为1个疗程。（苏州市中医医院脾胃病外治中心自制方）

（2）三伏贴：生半夏、肉桂、陈皮、砂仁、苏叶以3:1:1:1:1的比例打粉调匀，再加入炒白芥子粉末，使其占总比例的12%左右。贴敷时用生姜汁调成半固态，涂抹于中脘、至阳、膈俞、肝俞，用敷料固定，留置1~2小时或自觉皮肤烧灼难耐时取下。初、中、末伏各贴一次，每次间隔7到10天。3次为1个疗程。（苏州市中医医院脾胃病外治中心自制方）

（3）脐疗：生半夏、肉桂、砂仁、生附子、干姜以3:2:1:1:1比例打粉调匀，临用时入麝香少许，姜汁调成半固态，填于肚脐（不要填满），用黄泥封固不使气泄，上用艾灸盒灸20至30分钟，隔1至2日治疗一次。5次为1个疗程。

（4）南星贴足方：南星末适量，醋调贴足心。每日或隔日1次，5次为1个

疗程。(《普济方》)

3. 疗法特点 贴敷疗法为药物和穴位双重作用的一种治疗方法，可以使药物作用于局部，有利于吸收。其中普通贴敷法适用于急性呕吐，属于客寒、寒饮者，往往贴敷完就能止吐。三伏贴适用于慢性呕吐寒邪痰饮湿浊胶结难解者，能提拔痰湿与寒邪，对顽固性呕吐往往有效。脐疗对慢性呕吐属于脾肾虚寒夹饮者效果佳，治疗周期较长，须持之以恒方可见效。天南星贴足方适用于痰湿引起的呕吐，药物制备和操作都比较简单。

4. 注意事项 局部皮肤过敏、感染、破溃者禁用。三伏贴、脐疗孕妇忌用，敷贴期间，忌烟、酒、生冷、油腻、辛辣之品。贴敷时间不宜过长，尤其是三伏贴、脐疗。对于皮肤敏感者，更应减少贴敷时间，以免皮肤过敏、起水疱。

5. 临床应用

周松晶等运用穴位贴敷治疗乳腺癌患者化疗后恶心呕吐 40 例，对照组静脉滴注盐酸托烷司琼注射液，治疗组在此基础上进行穴位贴敷治疗，贴敷药物由熟附子、干姜、肉桂、吴茱萸组成，用生姜汁调匀贴敷中脘、内关、足三里、涌泉穴，并加以轻轻按压，每日一次、贴敷 1 小时，6 日为 1 个疗程。治疗组总有效率 92.5%，对照组为 52.5%，治疗组总有效率优于对照组，疗效确切。

四、推拿

1. 适应证 各型呕吐。

2. 操作方法

(1) 掐揉内关：用大拇指指尖掐揉对侧手的内关穴，用力适中，揉 3 ~ 5 分钟后左右交替，感到恶心时掐揉最佳，不限次数。每日 1 次，5 天为 1 个疗程。

(2) 揉按后背：脊柱两侧膀胱经，从膈俞开始，至三焦俞为止，用拇指指腹按揉，从上至下，先左侧后右侧。重点按揉膈俞、肝俞及其夹脊穴，总共约 5 分钟，每日两次。5 天为 1 个疗程。

（3）小儿推拿：揉板门、横纹推向板门、内运八卦、揉中脘、按揉足三里。每个部位推拿 100 ~ 300 下，或揉 50 ~ 100 次，每日一次。5 天为 1 个疗程。

3. 疗法特点 简便易行，多用于轻症呕吐，重症呕吐效果不佳。

4. 注意事项 注意用力恰当，不可过用猛力，亦不可用力虚浮敷衍。推拿总时间不宜过长，以 15 ~ 30 分钟为宜。

5. 临床应用

朱志俊对 35 例消化系统肿瘤住院患者化疗引起恶心呕吐通过穴位按摩进行干预，对照组给予常规一般护理，观察组在对照组采取措施的基础上给予穴位按摩，取穴合谷、内关、曲池，治疗组治愈 12 例，好转 18 例，未愈 5 例，总有效率 85.7%。

五、穴位注射

1. 适应证 各型呕吐。

2. 操作方法 取穴为足三里。选取胃复安注射液，2mL 无菌注射器。操作时患者坐位，局部皮肤常规消毒后，用无痛快速进针法将针刺入皮下组织，然后慢慢推进或上下提插，探得酸胀等"得气"感应后，回抽一下，如无回血，即可将药物注入，每穴注入药物 1mL，每日 1 次，10 日为 1 个疗程。

3. 疗法特点 穴位注射适用于各种类型的呕吐，对穴位的刺激较持久，可作为针刺、艾灸等疗法的辅助治疗，增强疗效。

4. 注意事项 治疗时应对患者说明治疗特点和注射后的正常反应。如注射后局部可能有酸胀感、48 小时内局部有轻度不适，有时持续时间较长，但一般不超过 1 日。严格消毒，防止感染，如注射后局部红肿、发热等，应及时处理。

六、耳穴埋籽

1. 适应证 各型呕吐。

2. 操作方法 取双侧神门、肝、脾、胃、贲门、交感。用探针等物用轻、慢、均匀的压力寻找压痛点，挑选压痛最明显一点或二三点为治疗点。取贴有王不留行籽的耳贴，固定于选准的穴位处，用手按压进行刺激，以患者可以接受为度，每穴持续按压 3～5 分钟或交替按压 1～2 分钟，每穴 2～3 次。每天按压 3～4 次，病情较重者可酌情延长按压时间，增加刺激频率。连续治疗 5 天为 1 个疗程，一般治疗 2 个疗程。

3. 疗法特点 简便易行，安全无副作用。

4. 注意事项 防止胶布潮湿，按压不能过度用力，以不损伤皮肤为度，以免引起皮肤炎症。局部皮肤损伤者禁用此疗法。

5. 临床应用

陈淑萍观察耳豆埋穴在乳腺癌术后化疗所致恶心呕吐的疗效，对照组采用常规护理，实验组在此基础上增加耳豆埋穴，选取胃穴、神门穴、交感穴、肝胆穴、胰脾穴等穴位，两组各 35 例，观察患者化疗药物开始第 1～4 天恶心呕吐发生的程度。结果实验组总有效率 74.29%，对照组则为 45.71%。实验组恶心呕吐有效控制率高于对照组，差异有统计学意义（$P<0.05$）。

苏泊盛等观察耳穴压籽联合穴位贴敷防治恶性肿瘤患者化疗时恶心呕吐 30 例，治疗组则采用耳穴压籽联合穴位贴敷治疗，耳穴取脾、胃、肝、胆、贲门、食道、交感、神门，两耳交替贴压，化疗前揉搓按压穴位 3～5 分钟。穴位贴敷取中脘、神阙、气海、内关、足三里、公孙、涌泉。以半夏、白芥子、细辛、吴茱萸、旋覆花等研磨成粉，加入生姜汁调成膏剂进行穴位贴敷，每穴涂药量约黄豆大小，在化疗前 24 小时进行穴位贴敷，每天更换 1 次。对照组给予肌注胃复安，观察两组恶心呕吐程度。结果：治疗组恶心呕吐程度显著轻于对照组（$P<0.05$）。

七、熨法

1. 适应证 痰饮内停型呕吐。

2. 操作方法 暖胃膏：生姜一斤，捣取自然汁一碗许，入牛皮胶、乳香末、没药末各五钱，同煎，胶化离火，将药做三四大膏药，以一张贴胃脘痛处，用绸捆绑三个时辰，然后取周岁小儿所穿之鞋一双，铜锣上烘极热，在膏上轮流熨之，熨至膏硬，换膏再贴，再绑三时，再熨至愈为止。每日 1 次，3 天为 1 个疗程。

3. 疗法特点 本法载于《验方新编》，属于硬膏贴熨法，制备比较复杂，操作亦不甚简便，临床可根据其方药组成制成软型膏剂涂熨。

4. 注意事项 热熨时注意温度，以免引起低温烫伤。皮肤过敏、破溃及糖尿病周围循环障碍者不宜用此疗法。

参考文献

［1］马原驰等.艾灸中脘穴治疗化疗引起恶心呕吐 30 例临床观察［J］.湖南中医杂志，2015，31（11）：95-96.

［2］周松晶等.穴位贴敷治疗化疗后恶心呕吐的临床有效性及安全性研究［J］.世界中西药结合杂志，2015，10（9）：1259-1261.

［3］朱志俊.穴位按摩干预对 35 例消化系统肿瘤住院患者化疗引起恶心呕吐的疗效观察［J］.医学信息，2015，28（11）：293.

［4］陈淑萍.耳豆埋穴在乳腺癌术后化疗所致恶心呕吐的疗效观察［J］.中国实用医药，2015，10（35）：246-247.

［5］苏泊盛等.耳穴压籽联合穴位贴敷防治化疗恶心呕吐疗效观察［J］.按摩与康复医学，2016，7（2）65-66.

（夏豪天）

第七节　呃　逆

呃逆是指气逆上冲、呃呃连声、声短而频、不能自制之证。西医学中的单纯性膈肌痉挛即属呃逆。而其他疾病如胃肠神经官能症、胃炎、胃扩张、胃癌、肝硬化晚期、脑血管病、尿毒症，以及胃、食道手术后等所引起的膈肌痉挛，均可参考本节辨证论治。

呃逆的病因有饮食不当、情志不遂、脾胃虚弱等，呃逆的病位在于膈肌，病变脏腑为胃，并与肺、肝、肾相关。

呃逆一证，病情轻重差别极大，一时性呃逆，大多轻浅，只需简单处理，可不药而愈。持续性或反复发作者，服药后也多治愈。若慢性危重病证后期出现呃逆者，多为病情恶化，胃气将绝，元气欲脱的危候。

呃逆一证，总由胃气上逆动膈而成，故治疗原则为理气和胃、降逆止呃，并在分清寒热虚实的基础上，分别施以祛寒、清热、补虚、泻实之法。对于重危病证中出现的呃逆，急当救护胃气。

中医外治法在呃逆的治疗中有很大的优势。其优势体现在方法多样化，可博取所长，方法简便化，易为患者接受。特别是针灸治疗，因其无毒副作用，为患者所喜爱，是治疗呃逆的优势疗法。还有灸法、敷脐法、指压体穴法。

一、针刺法

1. 适应证　胃中寒冷，胃火上逆，气机郁滞，脾胃虚弱等各型呃逆。

2. 操作方法　近部与循经取穴为主，辅以阿是穴。可取内关、足三里。若属寒呃者加膈俞配合隔姜灸；热呃者加厉兑，少留针且放血；脾胃虚者加中脘，关元，每次留针1小时以上。针刺手法以提插、捻转、迎随、呼吸四种补泻手法综合使用。每日1次，10天为1个疗程。

3. 疗法特点　通过局部取穴和远端取穴相结合的原理，常选循行过膈的经脉和一些特定腧穴疏通经络，调整气血及脏腑而达到祛病的目的。

4. 注意事项

（1）过度劳累、饥饿、精神紧张的患者，不宜立即针刺，需待其恢复后再治疗。

（2）体质虚弱的患者，刺激不宜过强，并尽量采用卧位。

（3）避开血管针刺，以防出血。有自发性出血倾向或因损伤后出血不止的患者，不宜针刺。

（4）皮肤之感染、溃疡、瘢痕部位，不宜针刺。

（5）进针时有触电感，疼痛明显或针尖触及坚硬组织时，应退针而不宜继续进针。

5. 临床应用

耿涛等选择符合纳入标准的 32 例恶性肿瘤放化疗后顽固性呃逆患者，予以针刺头针额旁 2 线以及体针的膻中、中脘和双侧攒竹、内关、足三里、太冲治疗。每日治疗 1 次，5 次为 1 个疗程，治疗 2 个疗程后评价疗效。治疗 10 次后，32 例患者中痊愈 26 例，好转 4 例，无效 2 例，总有效率 93.8%。证明头针结合体针治疗恶性肿瘤患者放化疗后顽固性呃逆疗效可靠，且操作简便，不良反应小，能够有效减轻患者痛苦。

二、灸法

1. 适应证　胃中寒冷、脾胃阳虚等呃逆。

2. 操作方法　选用药艾条，点燃一端后，将其靠近中脘、气海、关元、足三里、三阴交熏灸 30 分钟，在灸治过程中使患者只觉有温热而无灼痛。每次灸 10～15 分钟，以施灸部位出现红晕为度，每日早晚各 1 次，7 天为 1 个疗程，连续观察 2 周。

3. 疗法特点　以温通经脉、调和气血、协调阴阳、扶正祛邪，以达到治疗疾病的目的。

4. 注意事项　注意烫伤及局部皮肤感染。疤痕体质患者慎用，治疗前应和患者进行充分沟通，告知可能会有疤痕产生。

5. 临床应用

姚丽芬取中脘、气海、关元等穴，采用温和灸治疗。结果 30 例总有效率为 86.7%，证明温和灸治疗顽固性呃逆能温通经脉，提升阳气，使气血运行调畅，呃逆停止。

三、敷脐法

1. 适应证　胃中寒冷、脾胃阳虚等呃逆。

2. 操作方法　用吴茱萸、附子、桂枝、乳香、细辛、干姜等份，研细末，用醋调如泥状，敷肚脐上，每日换药 1 次。7 天为 1 个疗程。

3. 疗法特点　不良反应小，治疗方法安全，疗效确切。

4. 注意事项　对医用胶布过敏者慎用，对敷贴药物过敏者慎用，孕妇慎用。

5. 临床应用

王海萍等将 74 例确诊患者随机分为两组，每组 37 例。两组患者均常规肌注山莨菪碱（654-2），治疗组在常规治疗的基础上采用神阙贴敷脐治疗，每日 1 次，每 24 小时更换药贴 1 次，7 次为 1 个疗程，观察治疗后两组患者呃逆发作次数、起效时间及不良反应。结果：两组患者治疗后总有效率、起效时间比较差异有统计学意义（$P<0.05$）。结论：神阙贴敷脐治疗呃逆疗效显著，值得在临床上推广应用。

四、指压体穴法

1. 适应证　胃中寒冷，胃火上逆，气机郁滞等急性呃逆。

2. 操作方法 用拇指按压少商穴（也可以选择廉泉、期门、攒竹等穴位），力量由轻到重，患者感到酸麻胀。每日2次。7天为1个疗程。

3. 疗法特点 指压体穴即时止呃效果较好，临床易于推广。

4. 注意事项 指压力量由轻逐渐加重，以患者感觉酸胀和可忍受为度。

5. 临床应用

王小平等将顽固性呃逆132例随机分为治疗组和对照组各66例，治疗组用指压攒竹穴位为主进行治疗，对照组给以中药旋覆代赭汤加减治疗。观察两组疗效。结果：治疗组显效39例，有效21例，无效6例，总有效率90.9%；对照组显效18例，有效32例，无效16例，总有效率75.8%。证明指压攒竹穴治疗顽固性呃逆临床疗效好，简便经济。

参考文献

[1] 耿涛，邓樱.头针结合体针治疗恶性肿瘤放化疗后顽固性呃逆32例 [J].Journal of Acupuncture and Tuina Science.2015，13（5）：312-314.

[2] 姚丽芬.艾灸治疗顽固性呃逆30例 [J].四川中医，2007，25（9）：110.

[3] 王海萍，白震宁.神阙贴敷脐治疗顽固性呃逆37例疗效观察 [J].山西中医，2010，26（4）：39-40.

[4] 王小平，朱云群.指压攒竹穴为主治疗顽固性呃逆66例 [J].广西中医药，2007，30（4）：29-30.

（王东旭 沈 波）

第八节 噎 膈

噎膈是由于食管狭窄或干涩而造成的以吞咽食物梗噎不顺，甚则食物不能下咽、食入即吐为主要表现的一类病证。包括现代医学中的食管癌、贲门癌，以及贲门痉挛、食管憩室、食管炎、弥漫性食管痉挛等疾病。

噎膈的病因，多为忧思郁怒，郁怒伤肝，肝失疏泄，横逆脾胃；或酒食所伤，脾虚湿盛，痰浊内生，邪郁胸膈，气逆于上，咽食不下。

噎膈总的病机，不外乎气、火、痰、瘀相互郁滞，阻隔食道所致。因此，本证其标为气、火、痰、瘀交阻食道，其治疗大法应以清膈降逆，涤痰散瘀为主。噎膈病位在食道，病机主要是胃气上逆。由于胃为阳土，喜润恶燥，既忌温燥之品以劫胃阴，又忌苦寒之剂以损伤胃阳，还忌滋腻之药以滞胃气。因而用药应以清润和降为顺，时时应当"顾护胃气"为主。

外治主要以按摩、针刺、灸法、穴位贴敷、中药超声药物导入为主。

一、脚部反射区按摩法

1. 适应证 饮食困难、呕吐痰涎、消瘦乏力的患者。

2. 操作方法 患者取仰卧位，充分暴露脚部。医者立于患者床尾，在脚部均匀涂抹凡士林，按脚底－脚背食管、舌、口腔、头颈部淋巴结等反射区，每个部位2分钟左右，每天1次。7天为1个疗程。（食管反射区：脚底第一、二趾关节处；舌、口腔反射区：脚底踇趾第二趾骨远端内缘；头颈部淋巴结反射区：各脚趾间的趾骨根部。）

3. 疗法特点 简便易行，经济实惠，可使用于不能进行手术治疗或手术后 / 放化疗后的患者。

4. 注意事项

（1）年老体弱者应轻手法；

（2）空腹、过度疲劳、低血糖、过度虚弱和神经紧张患者轻手法；低血压、特别怕痛的患者轻手法。

（3）按摩的速度自然平稳，避免机械作用下的皮下出血；

（4）皮肤病如溃疡、严重过敏、痣瘤、皮下有不明原因包块、新鲜的伤口禁用此法；

（5）治疗后病情没有减轻或反而加重，应去医院做进一步检查，并改用其他方法治疗。

二、针刺法

1. 适应证 各型噎膈。

2. 操作方法 以取足阳明经穴为主。寒症留针多灸，热症疾出不灸。

（1）降逆利咽，祛痰通关，疏通食道：取天突、膻中。每日1次，7天为1个疗程。

（2）开胸隔之逆气：鸠尾、巨阙、中脘。每日1次，7天为1个疗程。

（3）通调中焦胃气，疏通食道之气机而助运化、除痰湿、消瘀积：足三里、丰隆。每日1次，7天为1个疗程。

（4）理气行血，祛痰开膈：膈俞、胃俞。每日1次，7天为1个疗程。

3. 疗法特点 本法对贲门炎、食管炎及贲门失弛缓综合征等病引起的呃逆、呕吐及进食梗阻等症有确切的疗效，临床上应辨证取穴，同时可以配合药物治疗。

4. 注意事项

（1）过度劳累、饥饿、精神紧张的患者，不宜立即针刺，需待其恢复后再治疗。

（2）体质虚弱的患者，刺激不宜过强，并尽量采用卧位。

（3）避开血管针刺，以防出血。有自发性出血倾向或因损伤后出血不止的患者，不宜针刺。

（4）皮肤之感染、溃疡、瘢痕部位，不宜针刺。

（5）进针时有触电感，疼痛明显或针尖触及坚硬组织时，应退针而不宜继续进针。

（6）针刺背俞穴时，应掌握好针刺的角度、方向和深度。

5. 临床应用

杨子江以理气化瘀、滋阴祛痰为主，针药配合取得了较好的疗效：取天突、膻中降逆利咽、祛痰通关、疏通食道；鸠尾透巨阙达中脘，有开胸隔之逆气的作用；足三里透丰隆，有通调中焦胃气、疏通食道之气机而助运化、除痰湿、清瘀积的作用；膈俞透胃俞，有理气行血、祛痰开膈之效。配合其自制的通膈散（守宫12条、斑蝥24只去足翅，朱砂9g，血竭9g，硼砂12g，青黛15g，柿霜60g，黄芪60g，阿胶45g，沉香36g，砂仁45g，半夏25g，共为极细粉末，分成120份。每日两次，每次1份，用温开水徐徐送下）。治疗食道癌18例，治愈率33%，显效率61%，有效率6%；食道炎6例，治愈率100%；贲门癌7例，治愈率14%，显效率43%，有效率43%；贲门痉挛5例，治愈率100%。

三、灸法

1. 适应证 可用于吞咽困难、进食梗阻的噎膈。

2. 操作方法

隔蒜灸法：取蒜泥敷于背部第4、5胸椎之间，蒜泥厚约0.5cm左右，长宽约3cm×3cm的范围。以高1cm，直径0.8cm，重0.1g艾炷点燃置入于蒜泥之上。待患者感到灼热时，用硬纸片迅速取下艾炷，稍停再灸，以灸至局部皮肤出现潮红为度，每日灸1次。一般3天为1个疗程。灸治3天后，局部皮肤由蒜液刺激而出现水疱，待水疱结痂脱落后再灸之。

3. 疗法特点 以温通经脉、调和气血、协调阴阳、扶正祛邪，达到治疗疾病、防病保健的目的。且蒜味辛，性热喜散，能通诸窍、达诸脏、祛寒湿、避邪恶。

4. 注意事项 注意烫伤及局部皮肤感染。疤痕体质患者慎用，治疗前应和患者进行充分沟通，告知可能会有疤痕产生。

四、穴位贴敷疗法

1. 适应证 噎膈以呃逆、呕吐为主要症状的患者。

2. 操作方法

（1）呃逆：常用药物有生南星、生半夏、白芥子、麻黄、细辛、檀香、丁香、肉桂、川乌、甘遂等，研末、用水、白酒调匀，外敷膻中、心俞、肺俞三穴。可治疗噎膈之呃逆等病症，每收肃肺降气、平喘定哮、镇惊安神、活血定痛之效。每日 1 ～ 2 次，7 天为 1 个疗程。

（2）呕吐：金沸草、代赭石各等分，研为细末，醋调成糊状，贴中脘、胃俞穴。胡椒 10g，酒曲 20g 烘干研末，加适量薤白共捣烂成泥，贴敷中脘、膻中、脾俞、行间穴。吴茱萸 10g，醋调成糊状，外敷膻中、涌泉穴。生姜、半夏各等量，炒热以布包熨中脘、神阙等穴。每日 1 ～ 2 次，7 天为 1 个疗程。

3. 疗法特点 操作简单。

4. 注意事项

（1）中药外敷穴位时间为 1 ～ 2 小时，期间应注意观察患者皮肤，部分患者有可能对中药粉剂过敏，应立即停用。

（2）皮肤破溃、感染者禁用。

五、中药超声导入法

1. 适应证 噎膈。

2. 操作方法 应用中药超声导入治疗。以启膈散、通幽汤、五汁安中饮等为主方，根据患者病情辨证用药，随证加减。常用药物有：丹参、郁金、砂仁、沙参、川贝、石斛、生地黄、当归、桃仁、红花、三七、乳香、没药等药物，研末，用水调匀，外敷膻中穴，使用中药超声导入仪连接穴位，每次 20 分钟，每日 2 次，5 ~ 7 次为 1 个疗程。

3. 疗法特点 用中药超声导入仪将药物更深更有效的导入病灶部位，操作简便，使用方便，无痛苦。

4. 注意事项 皮肤过敏、感染、溃疡者禁用。

参考文献

［1］王永炎.中医内科学［M］.上海：上海科学技术出版社，1997.

［2］项祺.论噎膈的临床论治要点［J］.山西中医，1999，15（5）：4-6.

［3］朱佐才，朱为民，施卫明.实用脚部（反射区）按摩法［M］.长沙：湖南科技出版社，1993.

［4］杨子江.针药配合治疗噎膈 36 例观察［J］.中国针灸，1995，（S2）：87.

［5］付强.灸治噎膈验案［J］.中国针灸，2003，23（11）：697.

［6］张骠.浅议外治常用部位的分类与选择应用［J］.中医外治杂志，1996（3）：3-5.

［7］黄宗勖，实用中草药外治法大全［M］.福州：福建科学技术出版社，1991.

（孙　蓉　吴　昊）

第九节　反　胃

反胃是指食后脘腹闷胀、宿食不化、朝食暮吐、暮食朝吐为主要临床表现的病证。其病因多由于饮食不当，饥饱无常，或嗜食生冷，损及脾阳，或忧愁思虑，有伤脾胃，中焦阳气不振，寒从中生，致脾胃虚寒，不能腐熟水谷，饮食停留，逆而向上，终至尽吐而出。主要病变脏腑在脾、胃、肝。基本病机是肝失疏泄气机郁滞，脾不健运致气滞痰瘀阻于胃脘，胃失通降，气逆而上，反胃而出。

西医的消化性溃疡并发幽门部痉挛、幽门完全或不完全梗阻、消化道恶性肿瘤等疾病可常见反胃表现。由良性溃疡引起的幽门梗阻、幽门痉挛引起者一般预后良好，由消化道恶性肿瘤引起者预后不良。

反胃的治则为温中健脾，和胃降逆。如反复呕吐，津气并虚者，可加益气养阴之品，日久不愈者，加温补肾阳之法。中医外治法不需要口服药物，在治疗反胃时有一定的优势，但由于反胃多属本虚标实证，故治疗周期较长，需要坚持治疗才有望长期缓解病情。反胃常用的外治法有针刺、艾灸及穴位贴敷疗法。

一、灸法

1. 适应证　脾胃虚寒、脾肾阳虚型反胃。

2. 操作方法

（1）温和灸：取中脘、下脘、神阙、足三里、脾俞、胃俞、肾俞。治疗时将艾条燃着端与施灸部位的皮肤，保持一定距离，固定不动（一般距皮肤约 3cm），在灸治过程中使患者只觉有温热而无灼痛。每次灸 10 ~ 15 分钟，以施灸部位出现红晕为度。每日 1 ~ 2 次，一般 7 ~ 10 次为 1 个疗程。

（2）隔姜灸：取下脘、建里、神阙、关元为主穴。治疗时取生姜一块，沿生姜纤维纵向切取，切成厚 0.2 ~ 0.3 厘米厚的姜片，中间用三棱针穿刺数孔，将其放在穴区，置大或中等艾炷放在其上，点燃。待患者有局部灼痛感时，更换艾炷再灸。一般每次灸 6 ～ 9 壮，以皮肤局部潮红不起水疱为度。隔日 1 次，一般 7 ～ 10 次为 1 个疗程。

3. 疗法特点 对于客寒、寒饮引起的反胃，艾灸效果要强于针灸，其中隔姜灸尤佳。

4. 注意事项 注意烫伤及局部皮肤感染。疤痕体质患者慎用，治疗前应和患者进行充分沟通，告知可能会有疤痕产生。

二、穴位贴敷

1. 适应证 各型反胃。

2. 操作方法

（1）普通贴敷：生半夏、吴茱萸以 1∶1 的比例打粉调匀，临用时用生姜汁调成半固态，涂抹于下脘、建里、滑肉门、气海、关元、脾俞、肾俞等穴上，用敷料固定，留置 4 ～ 6 小时后取下，每日或隔日 1 次，5 次为 1 个疗程。（苏州市中医医院脾胃病外治中心自制方）

（2）脐疗：生半夏、吴茱萸、砂仁、生附子、干姜以 3∶2∶1∶1∶1 比例打粉调匀，临用时入麝香少许，姜汁调成半固态，填于肚脐（不要填满），用黄泥封固不使气泄，上用艾灸盒灸 20 ～ 30 分钟，隔 1 至 2 日治疗一次，5 次为 1 个疗程。

3. 疗法特点 贴敷疗法为药物和穴位双重作用的一种治疗方法，可以使药物作用于局部，有利于吸收。其中普通贴敷法适用于痰浊引起，兼夹脾胃、脾肾虚寒的反胃，脐疗对脾肾阳虚的反胃效果佳。

4. 注意事项 局部皮肤过敏、感染、破溃者禁用。脐疗孕妇忌用，敷贴期间，忌烟、酒、生冷、油腻、辛辣之品。贴敷时间不宜过长，尤其是脐疗。对于皮肤敏感者，更应减少贴敷时间，以免皮肤过敏、起水疱。

三、穴位注射

1. 适应证　各型反胃。

2. 操作方法　取穴为足三里。选取胃复安注射液，2mL 无菌注射器。操作时患者坐位，局部皮肤常规消毒后，用无痛快速进针法将针刺入皮下组织，然后慢慢推进或上下提插，探得酸胀等"得气"感应后，回抽一下，如无回血，即可将药物注入，每穴注入药物 1mL。每日一次，10 日为 1 个疗程。

3. 疗法特点　穴位注射适用于各种类型的反胃，对穴位的刺激较持久，可作为针刺、艾灸等疗法的辅助治疗，增强疗效。

4. 注意事项　治疗时应对患者说明治疗特点和注射后的正常反应。如注射后局部可能有酸胀感、48 小时内局部有轻度不适，有时持续时间较长，但一般不超过 1 日。严格消毒，防止感染，如注射后局部红肿、发热等，应及时处理。

5. 临床应用

孙文荣等用胃复安穴位注射来治疗炎症性幽门梗阻，选用胃复安 10mg，与生理盐水 10 ~ 20mL 混合，选穴中脘、双侧支沟，其中中脘穴先直刺，得气后注射 1 ~ 2mL，退针到皮下，再次分别向上、下、左、右斜刺，得气后再注射 1 ~ 2mL；支沟穴则直刺得气后注射 1 ~ 2mL。

四、药压法

1. 适应证　各型反胃。

2. 操作方法　胞朱压吐法。猫胞衣（烧灰）适量，朱砂少许，相和，取少许压舌下。每日 1 ~ 2 次，7 天为 1 个疗程。(《杨氏经验方》)

3. 疗法特点　本法取材较为难得，现较少运用。

4. 注意事项　本法为药压法，压舌下片刻后即吐出，不可内服。

参考文献

孙文荣，徐蕾.胃复安穴位注射治疗炎症性幽门梗阻［J］.青岛医药卫生，1999（2）：158.

（夏豪天）

第十节 术后胃瘫

术后胃瘫是腹部（尤其是上腹部）手术后继发出现的一种以胃流出道梗阻（非机械性）、胃排空障碍为主要表现的胃动力紊乱综合征。临床上以术后出现早饱、餐后饱胀、恶心、呕吐，或伴顽固性呃逆，胃引流量多且持续时间长等为主要表现。中医学中没有"胃瘫"病名，根据本病的临床证候特点，将其归属于"痞满""胃反""呕吐"等范畴。本病病因为正气亏虚、饮食失节、情志不遂及感受外邪；病位在脾胃，与肝密切相关；病机为手术创伤，中焦受损，脾失健运，胃失和降，气血津液乏源，同时脏腑血脉受损，瘀血阻滞，中焦气机不畅，或兼水湿不化、寒邪客胃、肝气犯胃；病性当属本虚标实，虚实错杂，以"脾胃亏虚"为本，"气、血、寒、湿阻滞"为标。

中医外治法对术后胃瘫的治疗，常用的方法有中药外敷法、中药灌肠法、针灸疗法、耳穴疗法、捏脊按摩等疗法。

一、中药外敷法

1. 适应证 术后胃瘫的所有证型。

2. 操作方法 陈皮、枳实、厚朴、生大黄、蒲公英等适量研末，加辅形剂调匀成糊状，取适量平摊于棉垫上或纱布上、并在药物上面加一大小相等的棉纸或纱布，敷于上脘或中脘、下脘、天枢等穴，用胶布或绷带固定。也可根据患者证型选择药物，选用的药物多具理气和胃、开结除痞功效。每日 1～2 次，7 天为1 个疗程。

3. 疗法特点 作用直接，较少引起患者不适，易为患者接受。

4. 注意事项

（1）在敷药过程中，让患者采取适当的体位。

（2）应对敷药部位进行清洁。

（3）敷药后，包扎固定好，以免药物流撒别处。

（4）有过敏反应者及时对症处理。

（5）如局部出现水疱，应用消过毒的针刺破后，外用消毒药物，防止继发感染。

（6）进行热敷时应把握温度，以免烫伤皮肤。

（7）严重高血压、心脏病患者，需密切注意敷药后反应，如有不适感应及时终止治疗，并采取相应处理措施。

（8）应避开手术切口，皮肤破损处禁用刺激性药物。

（9）妇女孕期慎用此法，尤当禁用含堕胎成分或刺激性成分的药物。

5. 临床应用

周凤丽在西医常规治疗基础上加用自制中药（大承气汤方）敷脐（神阙穴），结果显示患者肠鸣音恢复时间、肛门排气排便时间、饮食恢复时间较单纯西医治疗组均明显缩短，证实中药敷脐对术后胃肠功能恢复具促进作用。

何静以中药（黄芪、白术、肉桂、红景天等）敷脐配合西药常规治疗经腹手术后胃肠功能紊乱患者51例，有效率达94.44%，且患者全身及局部症状明显轻于对照组，证实该方法有利于胃肠功能恢复和患者全身及局部症状缓解。

二、中药灌肠法

1. 适应证　术后胃瘫的所有证型。

2. 操作方法　选取生大黄、枳实、厚朴、木香、败酱草等适量，浓煎至100～200mL，每晚保留灌肠。每日1～2次，7天为1个疗程。

3. 疗法特点　通过肠道吸收中药，避免了患者口服中药的不适。起效较内服中药快，疗效较好，无明显副作用。

4. 注意事项

（1）配制灌肠药液需避免使用对黏膜有损伤的药物。

（2）插入肛管手法应轻柔，防止损伤黏膜，尤其患者痔疮者，更应谨慎。

（3）灌肠液需在患者体内保留一段时间，以利于药液充分吸收。故灌肠时间以临睡前为佳。

5. 临床应用

马晓佳将40例术后胃瘫患者随机分为治疗组和对照组，治疗组在西医保守治疗基础上加用通腑汤（大黄、木香、枳实、厚朴、陈皮等）保留灌肠，结果显示患者临床症状明显改善，并提出其机理与胃肠激素分泌水平改善（血MTL水平显著提高，VIP和生长抑素水平降低）相关。

三、针刺疗法

1. 适应证　术后胃瘫的所有证型。

2. 操作方法　选择双侧内关、中脘、天枢、足三里、上巨虚、三阴交、太冲、胃俞等穴位，取胃俞穴时毫针斜向脊柱刺入1～1.5寸，得气后，施捻转补法；其余穴位毫针直刺1～1.5寸，得气后，平补平泻，留针30分钟，每日1次，10日为1个疗程。可配合电针使用。

3. 疗法特点　疏通经络，调和阴阳，行气活血。安全有效，无明显副作用。

4. 注意事项

（1）过度疲劳、饥饿、精神紧张、对针刺有恐惧者的患者，不宜立即施治。

（2）体质虚弱的患者，刺激不宜过强，尽量采用卧位。

（3）有自发性出血倾向或因损伤后出血不止的患者，不宜针刺。

（4）皮肤之感染、溃疡、瘢痕部位，不宜针刺。

（5）妇人怀孕三个月内，不宜针刺小腹部穴位；怀孕三个月以上，腹部、腰骶部腧穴均不宜针刺；怀孕期间禁刺三阴交；孕妇的腹部和腰骶部禁灸。

（6）重要内脏和大血管附近腧穴应采取合适的针刺角度、深度和方向。

（7）进针时有触电感，疼痛明显或针尖触及坚硬组织时，应退针而不宜继续进针。

5. 临床应用

卜召飞研究发现常规保守治疗基础上，针刺中脘、天枢、内关、足三里、三阴交等穴位能显著促进胃瘫患者胃肠蠕动，加速胃肠功能恢复，缩短疗程，治疗总有效率达 97.5%。

邓晶晶等通过动物实验发现，针刺结肠吻合术模型大鼠双侧足三里、三阴交和太冲穴可通过调节血浆 MTL 分泌水平，促进受损 ICC 恢复，有效调整术后胃肠功能。

四、灸法

1. 适应证　术后胃瘫，虚证尤宜。

2. 操作方法　选穴：内关、中脘、天枢、关元、足三里、三阴交、胃俞等。

（1）温和灸：患者采取合适体位，局部皮肤常规消毒。将艾条燃着端与施灸部位的皮肤保持一定距离，固定不动（一般距皮肤约 3cm），在灸治过程中使患者只觉有温热而无灼痛，每次灸 10 ~ 15 分钟，以施灸部位出现红晕为度。每日 1 次，一般 7 ~ 10 次为 1 个疗程。

（2）温针灸：患者采取合适体位，局部皮肤常规消毒。针刺上述穴位得气后，将针留针合适的深度，在针柄上穿置一段长约 2cm 的艾卷施灸，或在针尾上搓捏少许艾绒点燃施灸，直至燃尽，易炷再灸，每穴每次可施灸 3 ~ 5 壮，施灸完毕后取出毫针。每日 1 次，一般 7 ~ 10 次为 1 个疗程。

（3）麦粒灸：患者采取合适体位，局部皮肤常规消毒。取 2mg 左右清艾绒置于左手拇、食、中指之间，用力搓紧，形成麦粒大小的纺锤形艾炷。右手执无齿镊夹住制备好的艾炷，点燃艾炷顶端，以左手执棉签蘸凡士林涂抹穴位皮肤，快速将点燃的艾炷按压于穴位上，使之牢固黏附于皮肤表面，灸至皮肤局部潮红，患者感觉局部温热感明显，甚至隐隐灼痛，用无齿镊取下残柱，易炷再灸。每日1次，一般7~10次为1个疗程。

3. 疗法特点　功可温阳驱寒，通经活络。安全、简便、灵验，无副作用。

4. 注意事项

（1）空腹、过饱、极度疲劳或对灸法恐惧者，谨慎施灸。

（2）体质虚弱者，灸炷不可过大，刺激量不可过强，以防晕灸。

（3）孕妇腹部和腰骶部不可施灸。

（4）施灸过程中要防止燃烧的艾绒脱落烫伤皮肤及衣物。

（5）施灸过量，时间过长，局部出现水疱者，不要擦破水疱，任其自然吸收；若水疱太大，可以消毒毫针刺破后消毒。

（6）瘢痕体质者，施灸前需充分沟通。

5. 临床应用

张双燕等通过临床研究发现，温针灸胃肠下合穴不仅可以促进肠癌术后患者胃肠功能恢复，还可以提高外周血淋巴细胞数，调节淋巴细胞和中性粒细胞分布，增加 NK 细胞数量，改善 T 细胞亚群，增强患者免疫功能。

谭林等采用西药（西沙比利）治疗基础上联合温针灸疗法（选穴：足三里、内关、中脘、三阴交等，其中温针灸足三里穴和中脘穴）治疗术后胃瘫，结果表明温针灸能明显减少患者胃引流量，缩短胃肠功能恢复时间。

汪洋等根据《董氏奇穴针灸法》中的"倒马针法"理论，以倒马针法刺门金穴（经外奇穴）、内庭穴配合麦粒灸足三里、上巨虚、中脘、天枢等穴位治疗术后胃瘫 13 例，总有效率 92.31%。

梁瑞丽研究麦粒灸（天枢穴、关元穴、上巨虚穴）和电针（足三里穴）对腹部手术后患者胃肠功能影响。结果显示，两种疗法均可促进患者胃肠功能恢复，麦粒灸疗效更佳。

五、耳穴疗法

1. 适应证 术后胃瘫的所有证型。

2. 操作方法 选穴：神门、皮质下、交感、胃、内分泌、三焦等。如上述穴位疗效欠佳，可选择敏感点。用探针等物用轻、慢、均匀的压力寻找压痛点，当压到敏感点时，患者会出现皱眉、呼痛、躲闪等反应，挑选压痛最明显一点或二三点为治疗点。每次选 3~4 穴，令患者轻揉一侧耳郭 4 分钟，常规消毒后以毫针刺，轻刺激，每日 1 次，留针 30 分钟，10 次为 1 个疗程。或将王不留行籽 1 粒置于 0.5 cm× 0.5 cm 胶布上，分别贴在所选穴位，每次只贴一侧耳，左右耳交替，嘱患者每日自行按压穴位 3~4 次，每次 5 分钟，按压程度以患者耐受为度，每 3~5 日更换 1 次。10 次为 1 个疗程。

3. 疗法特点 简便易行，可持续刺激穴位。

4. 注意事项

（1）防止胶布潮湿，按压不能过度用力，以不损伤皮肤为度，以免引起皮肤炎症。

（2）夏季汗多，宜勤换；冬季冻疮及耳郭炎症者不宜贴敷。对胶布过敏者忌用。

（3）定时按压比不定时按压效果好，耳压后有酸、麻、胀、痛、灼热感者效果好。

（4）过度饥饿、疲劳、精神高度紧张、年老体弱者按压宜轻，一般患者宜中度刺激。

（5）复诊治疗前取掉粘有压丸的胶布，清洗耳郭，局部肿胀或表皮溃烂者涂擦紫药水，已感染者及时对症处理。

5. 临床应用

王鄂明观察耳穴（神门穴、交感穴、皮质下穴等）贴压配合传统疗法对结肠癌术后患者胃肠蠕动恢复的影响，证实耳穴贴压法可明显缩短患者排气排便时间和肠鸣音恢复时间，对其胃肠功能恢复有增进作用。

六、捏脊按摩法

1. 适应证 术后胃瘫。

2. 操作方法

（1）捏脊法：患者取俯卧或俯坐位，暴露脊背部。术者双手食指半屈，拇指伸直并对准食指，重点提捏病证所对应的主穴（胃俞、脾俞、肝俞等），以增强疗效。每提捏6下为施术1次，需连续施术2～3次。每日2次，7天为1个疗程。

（2）按摩法：患者取俯卧或俯坐位，暴露脊背部。术者从患者颈部沿脊椎自上而下按摩34个夹脊穴。按摩顺序：①双手拇指垂直放于脊椎两侧0.5～1.0寸相对处自上而下按压。②双手掌沿肋骨自上而下用力均匀按摩。③将手部力量集中于腕部及大鱼际肌处，沿脊椎自上而下螺旋式按摩夹脊穴。④双手拇指并拢于脊椎两侧0.5～1.0寸处自第一胸椎垂直按摩至第五腰椎。上述每一个顺序均需做5～10次。背部按摩后嘱患者取仰卧位放松腹部，以神阙穴为中心由内向外顺时针按摩腹部，按摩约200次。每日2次，7天为1个疗程。

捏脊法和按摩法每日进行2次，以患者不感觉劳累能耐受为原则。

3. 疗法特点 具有调和阴阳，舒经活络功效，治疗无创伤。

4. 注意事项

（1）施术次数和强度应以患者能够耐受为度。

（2）腹部按摩应避开手术切口。

5. 临床应用

刘素琴在一般治疗基础上，配合捏脊和按摩疗法治疗术后胃瘫患者，观察疗效，发现捏脊和按摩疗法对促进术后胃瘫患者康复有积极作用。

参考文献

［1］周凤丽.敷脐散治疗腹部术后胃肠功能失常60例［J］.光明中医，2010.25

（9）：1662-1663.

［2］何静.中药敷脐治疗经腹术后患者胃肠功能紊乱51例临床观察［J］.河北医药，2009，31（18）：2497-2498.

［3］马晓佳，王广.通腑汤改善胃瘫综合征胃肠动力作用机理的初步研究［D］.北京：北京中医药大学，2011.

［4］卜召飞.针刺对腹部手术后胃瘫综合征患者胃肠功能的影响［J］.江苏中医药，2013，45（11）：52-53.

［5］邓晶晶，袁青.针刺对术后大鼠Cajal间质细胞和胃肠激素的影响［J］.中国中医药科技，2012，19（3）：199-201.

［6］张双燕，杜业勤.温针灸对肠癌术后患者胃肠功能及免疫功能的影响［J］.中国针灸，2011，31（6）：513-517.

［7］谭林，张建群.温针灸治疗术后胃瘫综合征的临床疗效分析［J］.安徽医药，2012，16（1）：78-80.

［8］汪洋，杨海明，刘莹露，等.倒马针配合麦粒灸法治疗胃癌术后胃瘫综合征的临床研究［J］.针灸临床杂志，2014，11（30）：47-50.

［9］梁瑞丽，袁青.麦粒灸对腹部术后胃肠动力影响临床研究［D］.广州：广州中医药大学，2010.

［10］王鄂明.耳穴贴压对结肠癌术后胃肠功能恢复的影响［D］.广州：广州中医药大学，2012.

［11］刘素琴.捏脊与按摩促进腹部术后胃瘫患者康复效果观察［J］.现代生物医学进展，2006，7（6）：49-50.

（汪　洋）

第十一节 泄 泻

泄泻，又称为腹泻，指排便次数增加，大便质稀，或完谷不化或如水状。临床上患者出现大便质稀薄或如水状，大便次数增多，可伴有腹痛腹胀。临床可分为急性暴泻和慢性久泄。急性暴泻，来势较猛，起病较快，病程短，可伴有发热恶寒症；慢性泄泻，病程长，起病缓慢，症状时轻时重。中医病因方面，外淫六邪均可导致该病的发生，其中与湿邪关系密切；过食生冷，饮食不洁，脾胃运化失常，导致泄泻；久病体虚，中阳不健，收纳水谷较差，或肾阳不足，不能温煦脾胃，致脾胃运化失常，出现泄泻。泄泻的治疗主要以运脾化湿治疗为原则。泄泻若急性发作，虽病势较猛，治疗得当较易恢复。慢性泄泻，虽病势较缓，但治疗周期较长。泄泻西医多见于急慢性肠炎，肠易激综合征，消化不良等。根据引起泄泻原因的不同，或因食入过高渗性溶质，引起体液被动向肠腔内转移，称为渗透性泄泻；因肠道蠕动过快而影响肠道吸收，特别是水液、电解质的吸收，从而引起的泄泻，称为胃肠运动异常性泄泻；因肠道黏膜炎性病变，造成液体大量渗出到肠腔内，从而造成泄泻，称为炎性泄泻。

常用的中医外治法为：贴敷疗法（脐疗法）、灌肠疗法、针灸疗法等等。

一、贴敷疗法（脐疗法）

1. 适应证 寒泻。

2. 操作方法 丁香、肉桂、甘松等份研细末，取出适量加入白醋面粉，做成 5×5cm 大小的圆饼，在药饼中间用针灸针刺上数孔。患者平卧并将脐部充分暴露，将圆饼放在脐部，再将鸡蛋大小的艾炷放在药饼上，点燃，灸 3～5 壮，若觉皮肤灼痛，可垫上纱布或移动药饼。小叮将药物做成 1×1cm 大小的药丸，将其贴在神阙、天枢及气海穴处，输液贴固定，一般敷贴 4～6 小时，每日 1 次，

14 天为 1 个疗程。

3. 疗法特点　药物放在穴位上，既有药物对穴位刺激作用，又有药物对机体本身的作用，往往是两种作用的综合反应。同时贴敷疗法使用非常方便，用药途径特殊，减少患者吃药、打针的痛苦；药物都是备用药粉，紧急使用时即可取用，节省了急重症用药的时间。对于临床较轻的腹泻病症，常可仅用麝香追风膏贴脐部即有疗效。

4. 注意事项

（1）脐疗前应先消毒脐部，防止感染。

（2）脐疗法药物吸收较快，用药的前几天少数患者往往出现腹部不适感，一般几天后会消失，不需特殊处理。

（3）注意观察贴敷地方皮肤颜色，需要询问患者皮肤的反应，以防皮肤的过敏及接触性皮炎发生。

（4）孕妇禁用。

5. 临床应用

池海英在常规的治疗腹泻方法上，用食醋将丁香、吴茱萸及细辛颗粒调成药饼，贴敷在天枢、足三里、上脘穴位上，观察 93 例 ICU 肠内营养患者发生腹泻的患者，给予症状评分，14 天为 1 个疗程，对照组仅用常规治疗方法（双歧三联活菌胶囊和蒙脱石散）同样观察 93 例。结果治疗组治愈 47 例，显效 30 例，有效 8 例，无效 18 例，有效率为 91.4%；对照组治愈 33 例，显效 30 例，有效 14 例，无效 16 例，有效率为 82.8%，两组有效率有显著性差异。结论：穴位贴敷疗法能够有效改善 ICU 患者肠内营养引起的腹泻症状。

王艳艳针对腹泻型肠易激综合征的治疗，将患者分为结合组和西药组，结合组 33 例患者，治疗方法为在西药（匹维溴胺片及复方乳酸菌胶囊）治疗的基础上，将中药（白术、苍术、薏苡仁、黄连、防风、木香、郁金、白芍、柴胡、合欢皮、石菖蒲、升麻）等份研细末，加用生姜调糊，贴敷在中脘、脾俞、胃俞、肝俞、足三里等穴位上；西药组给予上述西药治疗，治疗两周为 1 个疗程，给予症状积分，分别比较本组治疗前后症状积分，以及比较治疗后组间的积分，同时给予疗效评价；结果：治疗后，结合组症状积分较西药组改善明显，疗效评价上结合组痊愈 17 例，有效 12 例，无效 4 例，总有效率 87.88%；西医组痊愈 12 例，有效 10 例，无效 11 例，总有效率 66.67%。两组之间的差异有显著性。结论：穴位贴敷治疗腹泻型肠易激综合征效果明显。

二、灌肠疗法

1. 适应证 脾虚型及大肠湿热型。

2. 操作方法 药方一：山药 15g，炒荆芥 10g，白术 10g，甘草 4g，地榆 10g，黄芩 9g；药方二：苦参、败酱草、地榆、白及、白花蛇舌草各 20g，将上述二方分别浓煎 100mL，脾虚型泄泻选用方一，大肠湿热型选用方二；患者侧卧位，大便排尽；将煎好的中药液倒入灌肠袋中，关闭截止阀，肛管外涂石蜡油，将肛管插入肛门，插入深度为 20cm，打开截止阀慢慢滴入，保留灌肠 1 小时左右。每日 1 次，14 天为 1 个疗程。

3. 疗法特点 本法主要通过肠黏膜吸收中药，有药力直达病所的作用。

4. 注意事项

（1）插入肛管时动作宜轻柔，避免损伤黏膜。应保留灌肠一段时间，患者难耐受的，可取头低足高位。

（2）灌肠尽量放在晚间睡前。

（3）痔疮者应谨慎操作。

5. 临床应用

徐薇薇观察在腹泻型肠易激综合征的患者治疗上中药内服配合中药灌肠与西药治疗的比较，每组患者均 50 例，观察组采用将中药方白术 40g，厚朴 12g，乌梅 24g，石榴皮 30g，乌贼骨 30g，炒白芍 24g 煎水剂，分两份，分别口服及灌肠用；西药组匹维溴胺片和蒙脱石散口服，治疗2周为1个疗程，共观察3个疗程，治疗结束后给予疗效评价，结果观察组治愈38例，显效9例，有效2例，无效1例，总有效率98%；对照组治愈28例，显效8例，有效8例，无效6例，总有效率84%；两组间有效率有显著性差异。结论：中药内服及灌肠治疗腹泻型肠易激综合征有明显效果，并较西药有优势。

三、针灸疗法

1. 适应证 寒泻、久泻及大肠湿热。

（1）寒泻、久泻选穴：天枢、足三里、中脘、气海、神阙。

（2）大肠湿热：天枢、大肠俞、足三里、曲池、太白、阴陵泉。

2. 操作方法

（1）寒泻、久泻 患者平卧，在神阙穴上灸3～5壮，气海穴灸20～30壮，余穴，碘伏消毒后，用华佗牌25号1寸及1.5寸针灸针，采用双手进针法，直刺刺入中脘穴半寸深，直刺入天枢穴1寸深，直刺足三里穴1寸深，均在得气的基础上，给予补法。每隔10分钟，行针一次，每次行针1分钟。每日1次，7天为1个疗程。

（2）大肠湿热 患者俯卧位，定位好大肠俞后，先行碘伏消毒，用华佗牌25号1.5寸针灸针，采用双手针刺直刺法刺入穴位，在得气的基础上，给予泻法，行针1～2分钟，不留针。每日1次，7天为1个疗程。

再让患者仰卧位，暴露并碘伏消毒各穴，采用华佗牌25号1.5寸针灸针，采用双手针刺直刺法，针刺天枢穴1寸深，直刺足三里、阴陵泉穴各1寸深，直刺曲池、太白穴半寸，以上各穴，均在得气的基础上给予泻法，每隔10分钟行针一次，每次1～2分钟。每日1次，7天为1个疗程。

3. 疗法特点 针灸治疗腹泻的疗效已得到大量临床实践的验证，操作简单，安全有效，一般较轻腹泻患者，1～2次即有效果，较重的4～5次也可起效。

临床工作中对不能耐受药物治疗的患者是较为理想的治疗方法。

4. 注意事项 对临床上腹泻患者，应首先区别是寒泻还是热泻。对于寒泻的患者多用补法及灸法，而对于热泻的患者常用泻法。行灸法治疗时注意温度适宜，特别是神阙穴，该处皮肤较薄，极易烫伤。

5. 临床应用

郭光丽通过温针灸治疗腹泻型肠易激综合征，将100例患者随机分为治疗组及对照组，治疗组通过针刺主穴天枢、足三里、三阴交等，同时辨证加减穴位，配合温针疗法治疗；而对照组予洛哌丁胺2mg，每日3次口服；两组均治疗30天为1个疗程。通过观察治疗前后腹痛、腹泻、腹胀症状的积分，同时进行疗效判定。结果治疗组显效28例，有效17例，无效7例，总有效率87%；对照组显效14例，有效15例，无效19例，总有效率60%。两组疗效有显著性差异。结论针刺配合温针对腹泻型肠易激综合征患者有较好的疗效。

参考文献

［1］池海英.中药穴位贴敷治疗ICU肠内营养患者腹泻临床观察［J］.新中医，2016，48（4）：53-55.

［2］王艳艳.穴位贴敷治疗腹泻型肠易激综合征疗效分析［J］.辽宁中医药大学学报，2015，17（5）：217-219.

［3］徐薇薇，中药内服联合灌肠辅助治疗腹泻型肠易激综合征效果观察［J］.中国乡村医药，2015，22（13）：30-31.

［4］郭光丽，鲍虎豹，张亚滨.温针灸治疗腹泻型肠易激综合征疗效观察［J］.现代中西医结合杂志，2010，19（16）：1998-1999.

（阮建国）

第十二节　便　秘

便秘是指排粪周期延长，或周期不长但粪质干结，排粪艰难，或粪质不硬，虽有便意但便而不畅的症状，并非一种独立性疾病，可由多种原因所影响发生。便秘时间较长者，可在右下腹扪及条索状包块，推之可移动，为粪块。根据病因，一般可分为出口梗阻型、慢传输型及混合型。临床上可通过结肠传输试验、测压法、球囊逼出试验、排粪造影等明确。根据 2013 年中国慢性便秘诊治指南，目前便秘的主要治疗方法包括：生活方式调整、药物治疗、精神心理治疗、生物反馈治疗、其他治疗、手术治疗等。

便秘的发生，常常与肺、脾、胃、肝、肾等脏腑功能失调有关。病性可概括为寒、热、虚、实四个方面，之间常又相互兼夹或相互转化。一般临床上可分为实秘和虚秘。实秘包括热秘、气秘、冷秘；虚秘包括气虚秘、血虚秘、阴虚秘、阳虚秘等。便秘以通为法。实秘以祛邪为主，予泻热、温散、通导等法。虚秘以扶正为先，可予益气温阳、滋阴养血等法。

便秘预后多较好，但长期便秘可引起肛周疾病发生，严重便秘可引起肠梗阻、肠穿孔、胃肠神经功能紊乱；粪块长期停留于肠道，长期刺激可引起异型细胞产生，甚至引起癌变；便秘患者如厕时多屏气使劲排便，腹压增加可诱发心绞痛、心肌梗死、脑卒中等疾病的发生；便秘可加重肝性脑病患者的血氨数值，使症状加重。

便秘的西医治疗的药物繁多，疗效不稳定，长期大量应用泻剂后易引起腹痛、电解质紊乱、维生素缺乏、结肠黑变病及严重的药物依赖，反而加剧便秘。手术创伤大，花费高，疗效不确定，术后常有粘连性肠梗阻、腹泻、肛门失禁等不良后果。中医外治治疗便秘治法通过药物或非药物的方法刺激肠道蠕动，促进排便，达到通导的作用。常见的外治法包括：针刺疗法、灸法、穴位贴敷疗法、穴位埋线疗法、中药灌肠疗法、耳穴疗法、推拿按摩疗法等。

一、针刺疗法

1. 适应证　便秘无论虚实均可使用。

2. 操作方法　针刺取穴：主穴：大肠俞、天枢、大横、支沟、上巨虚、照海。

配穴随症加减：实秘：热秘加合谷、曲池；气秘加中脘、太冲；冷秘加灸神阙、关元。虚秘：加脾俞、气海、命门。热秘、气秘多用泻法，虚秘多用补法。除单纯针刺外，虚秘及冷秘可用温针灸、温和灸、隔姜灸等。

针刺得气后配合使用电针（天枢、大横），电针频率为 1 ～ 1.5Hz，疏密波，强度以患者耐受度为准，留针20 ～ 30分钟，每日1次，10次为1个疗程。

3. 疗法特点　针刺能够通过作用于肠神经系统中的神经丛、神经递质等通路，发挥其促进肠蠕动使大便下行的作用，且安全，无明显副作用。

4. 注意事项

（1）过度劳累、饥饿、精神紧张的患者，不宜立即针刺，需待其恢复后再治疗；

（2）体质虚弱的患者，刺激不宜过强，并尽量采用卧位；

（3）避开血管针刺，以防出血。有自发性出血倾向或因损伤后出血不止的患者，不宜针刺；

（4）皮肤有感染、溃疡、瘢痕等部位，不宜针刺；进针时有触电感，疼痛明显或针尖触及坚硬组织时，应退针而不宜继续进针；

（5）针刺背俞穴时，应掌握好针刺的角度、方向和深度；

（6）置入心脏起搏器者，谨慎接入电针。

5. 临床应用

金洵等对90例患者采用两组穴位隔日交替针刺，第1组：天枢、气海、上巨虚等；第2组：中髎、下髎、大肠俞等；中髎、下髎、天枢、上巨虚配合电针治疗。每日1次，10次为1个疗程。比较患者排便频率、排便费力程度、每次排便时间、排便不尽感、便质、便意感和生活质量各项积分的前后改变，得出针刺对慢性便秘疗效确切的结论，总有效61例，总有效率67.78%。刘志顺等对15家医院共1075例慢行便秘患者进行治疗，其中536例患者接受腹部传统穴位电针治疗，另外539例接受非穴位浅刺假电针治疗，疗程共8周，共28次，观察每周排便次数，得出前者比后者排便次数增加到一倍多，多数达到正常，无明显副作用。

二、灸法

1. 适应证 冷秘及虚秘患者为主，如实症便秘一般选用隔药饼灸。

2. 操作方法

（1）温和灸：取大肠俞为主穴。将艾条燃着端与施灸部位的皮肤，保持一定距离，固定不动（一般距皮肤约3～4cm），在灸治过程中使患者只觉有温热而无灼痛，每次灸10～15分钟，以施灸部位出现红晕为度。每日1～2次，一般10次为1个疗程。

（2）隔药饼灸法：肉桂、干姜、细辛、生大黄等药物研末，姜汁调制成直径2cm的药饼；取中脘、足三里等穴。用湿纱布将穴位部位清洗干净后，将艾炷放于药饼上点燃施灸，每穴3～5壮，每周1～2次，2周为1个疗程。

（3）督药灸：患者取俯卧位，于督脉上置纱布2层。将药粉（方同隔药饼灸）用模具制成长条状，置于督脉上（气海俞至膀胱俞段），而后将艾绒平铺于长条形药饼上，线香点燃施灸，2～3炷每次，每周1～2次，2周为1个疗程。

3. 疗法特点 灸法具有艾叶的温中散寒、调和气血、通行十二经的作用，通过温热刺激体表穴位，渗透诸经，发挥其温通的作用。隔药饼灸、督药灸等在灸法的基础上，还加上了温通理气的药物，疗效更佳。现代医学研究亦显示热刺激能够使肠腔毛细血管扩张，促进血液和淋巴液循环，增加肠液的分泌，参与肠神经系统的调节，增加肠蠕动，促进排便。

4. 注意事项

（1）为防治皮肤烫伤、灼伤，需定时间询患者情况及观察皮肤。

（2）不能长时间俯卧者，需适当缩短治疗时间。

（3）施灸局部有过敏、皮疹及溃破者，局部感觉障碍者，年龄过长者慎用。

5. 临床应用

李玉洁等人将60例实证便秘患者随机分为隔药灸脐组（药饼方药由生大黄、厚朴、枳实、芒硝、猪牙皂角、冰片等混合超微粉碎，温开水调和面粉，揉捏成圆圈状，高约2cm，底面直径约4cm）和隔淀粉灸脐组，各30例，每周治疗1次，共4次，分别于治疗前后及随访期观察两组患者便秘严重程度评分及生活质量评分（PAC～QOL），并比较两组的临床疗效，结果显示隔药灸脐治疗实证便秘的疗效优于隔淀粉灸脐，尤其是对热秘、气秘的疗效尤为显著，且远期疗效更好。阚茂棋等人将督脉灸应用于纯阴结便秘的治疗中，通过督脉灸急温其阳，散其阴寒内结，不攻其便而便自通，取得显著疗效。

三、穴位贴敷

1. 适应证 便秘无论虚实均可使用。

2. 操作方法 取天枢、关元、气海、神阙等穴位（每次取其中三穴）。用纱布将穴位部位擦拭干净后，将药饼贴敷在上述穴位上（药物组成：三棱、莪术、大黄、冰片，按3∶3∶3∶1比例磨粉，用甘油调匀），予以胶布外固定，留药4～6小时后撕除。每日一次，7天为1个疗程。

3. 疗法特点 操作简便，患者无明显不适，且用药安全，药物可通过皮肤直接吸收，安全有效。在特定穴位处进行药物的贴敷治疗，避免因内服导致的肝损等其他副作用，药物亦能够直接由皮肤吸收，通过经络的运行和调节作用，最终达到治疗便秘的效果。

4. 注意事项

（1）对胶布过敏者慎用；

（2）如在贴敷过程中出现明显的热辣、烧灼感，可提前移除胶贴；

（3）贴敷时避免洗澡及劳累。

5. 临床应用

魏巧文将 60 例肿瘤便秘患者随机分为治疗组 28 例（予中药散穴位贴敷治疗）和对照组 32 例（予麻仁丸口服治疗），治疗 1 个月后观察 2 组治疗前后临床症状改善情况及疗效，治疗组的总有效率为 92.9%，对照组为 68.8%。王海娜等人将中药穴位贴敷足三里和神阙疗法应用于中晚期肿瘤合并便秘患者的治疗上，得出总有效率为（87.1%）明显高于常规护理的对照组（56.7%）。

四、穴位埋线

1. 适应证　便秘无论虚实均可使用。

2. 操作方法　取穴：中脘、天枢、气海、足三里、上巨虚、大肠俞。热秘加用合谷、曲池；气秘加用阳陵泉、支沟；气虚秘者加用气海；血虚秘者加用血海、膈俞；阴虚秘者加用太溪；阳虚秘者加用关元。治疗前患者取好体位，用记号笔标注穴位，局部皮肤用碘伏消毒，选用可吸收羊肠线，使用 9 号一次性埋线针，按照埋线针的刻度，将针芯抽出 2cm，将可吸收羊肠线置入针头前端，将针头快速刺入穴位，深度 2cm，患者局部有酸胀感后，将针芯推向针尖部，确认埋入后，退出埋线针，穴位局部消毒，以无菌敷料固定。2 周治疗 1 次，4 周为 1 个疗程。

3. 疗法特点　穴位埋线疗法利用埋入穴区的异体蛋白对腧穴的持续性刺激，提高腧穴的兴奋性。通过刺激中脘、天枢、气海、足三里、上巨虚、大肠俞等穴位，可以增加大肠的蠕动功能，纠正胃肠道平滑肌生物电紊乱，调节排便反射，从而达到治疗便秘的目的。

4. 注意事项

（1）操作过程需符合无菌操作规范；

（2）过敏性体质患者禁用；

（3）疤痕体质者慎用。

5. 临床应用

刘志霞等通过判定近期疗效，比较埋线治疗组、针刺治疗组、西药治疗组三组治疗慢传输型便秘的疗效，结果显示，埋线治疗组有效率占 100.0%，针刺治疗组有效率占 95.0%，西药治疗组有效率占 93.3%，3 组近期疗效差异不显著。1个疗程结束后第 30 天埋线治疗组复发 1 例，西药治疗组 6 例，针刺治疗组 4 例，提示穴位埋线法治疗慢性满传输型便秘疗效确切、稳定、无毒副作用。闫海飞等将 66 例慢性便秘患者随机分为穴位埋线治疗组 36 例和针刺对照组 30 例，治疗 1 个～2 个疗程后对比疗效，结果显示治疗组总有效率为 94. 44 %，对照组为90.00%。

五、中药灌肠

1. 适应证 便秘无论虚实均可使用。

2. 操作方法 灌肠方：生黄芪 60g，生白术 40g，枳壳 30g，桃仁 10g，肉苁蓉 30g，制首乌 30g。热秘者可加大黄、黄芩等；气秘者可加木香、乌药、沉香等；冷秘者可加附子、肉桂；气虚秘者加用党参、白术等；血虚秘者可加当归、白芍等；阴虚秘者可加玄参、麦冬、生地黄等；阳虚秘者可加升麻、附子等。每日 1 剂，浓煎取汁 250mL，分早晚 2 次保留灌肠。7 天为 1 个疗程，共治疗 2 个疗程。

3. 疗法特点 中药直接经过肠道吸收，经由直肠中下静脉、肛管静脉进入体循环，避免药物对肝肾造成损伤；另外中药直达病所，促进局部炎症和水肿消退，减轻直肠黏膜内脱垂程度，促进排便；同时中药药液的温热作用能够松弛局部肌肉，协调排便，刺激直肠感受器，发出排便反射，促进肠蠕动。

4. 注意事项

（1）急腹症、消化道出血、妊娠、严重心血管患者禁用；

（2）结直肠、肛门等术后及大便失禁患者慎用；

（3）灌肠中随时观察病情，发现脉速、面色苍白、出冷汗、剧烈腹痛、心慌气急，应立即停止灌肠，并对症处理。

5. 临床应用

孙健等将 60 例患者随机分为治疗组和对照组，通过观察临床疗效及结肠运输试验、肛管直肠测压变化情况，比较益气活血润肠灌肠剂保留灌肠结合口服西沙比利治疗与单用西沙比利的疗效差异，得出益气活血润肠灌肠剂结合西沙必利具有增强肠道动力的作用，可有效用于虚证型慢传输型便秘的临床治疗的结论。林惠芳等选用芒硝、生大黄（后下）、枳实、厚朴、蒲公英、赤芍、甘草等药物，水煎去渣取液灌肠，治疗 35 例晚期癌症便秘患者，结果总有效率 94.20%，疗效明显优于生理盐水灌肠组。

六、耳穴疗法

1. 适应证　便秘无论虚实均可使用。

2. 操作方法　常规取一侧大肠、直肠、交感、胃、三焦、肺穴。如以上穴位疗效欠佳，可加敏感点。冷秘加脾、肾；热秘加耳尖点刺放血；虚秘加脾、心。取贴有王不留行籽的耳贴，固定于选准的穴位处，用手按压进行刺激，使耳郭有发热、胀痛感，即为"得气"。每次贴压一侧耳穴，每 2 天轮换 1 次，也可两耳同时贴压。在耳穴贴压期间，嘱患者每日自行按压 4 ~ 5 次，每次每穴 1 ~ 2 分钟。连续治疗 5 天 1 个疗程，一般治疗 2 个疗程。

3. 疗法特点　患者可自行刺激，疗效持久。

4. 注意事项

（1）对胶布过敏者忌用；

（2）习惯性流产者、孕妇慎用；

（3）对过度饥饿、疲劳、精神高度紧张、年老体弱者按压宜轻，急性疼痛宜重手法，强刺激，一般患者宜中度刺激；

（4）防止胶布潮湿，按压不能过度用力，以不损伤皮肤为在，以免引起皮肤炎症；

（5）夏季汗多，宜勤换，冬季冻疮及耳郭炎症者不宜贴敷；

（6）复诊治疗前取掉粘有压丸的胶布，清洗耳郭，局部肿胀或表皮溃烂者涂擦紫药水，已感染者及时对症处理。

5. 临床应用

陈思良等观察磁珠贴压耳穴对便秘患者的治疗效应，发现在治疗30天、60天后排便习惯分值较治疗前明显改善，治疗30天后，实证总有效率为42.0%，虚证为31.0%；治疗60天后，实证总有效率为74.2%，虚证为79.3%，提示耳穴疗法治疗慢性便秘有较好的疗效，且其疗效与治疗时间成正比。

七、推拿按摩疗法

1. 适应证 便秘无论虚实均可使用。

2. 操作方法 患者俯卧位，用一指禅推法，从背部脊柱两旁沿膀胱经顺序而下至三焦俞，往返4～5次。然后用较重力量的按、揉法于肝俞、脾俞、胃俞、三焦俞、章门，治疗约5分钟。患者仰卧位，医者用轻快推摩法在患者胃脘部治疗，使热量透于胃脘部，然后以中脘为中心，按顺时针方向按揉腹部10分钟。每日1次，7天为1个疗程，共2个疗程。

3. 疗法特点 现代医学认为按摩腹部可增加腹肌和肠平滑肌的血液流量，增加胃肠内壁肌肉张力，促进血液淋巴液的循环，使胃肠等脏器的分泌功能活跃，增强肠蠕动促使大便排泄推陈纳新。

4. 注意事项 年老体弱者，骨质疏松症患者勿用力过猛。

5. 临床应用

陈永锋运用腹部推拿治疗老年功能性便秘患者30例，每次20分钟，每天1次，同时设立对照组，予口服酚酞片治疗，每天3次，每次2片。10天为1个疗程，共治疗2个疗程，疗程间休息2天。结果显示治疗组总有效率93.33%，高于对照组（76.67%）。

参考文献

［1］中华医学会消化病学分会胃肠动力学组，中华医学会外科学分会结直肠肛门外科学组.中国慢性便秘诊治指南（2013，武汉）［J］.胃肠病学.2013，18（10）：605-612.

［2］金洵，丁义江，王玲玲等.针刺治疗慢性功能性便秘疗效观察［J］.中国针灸，2010，30（2）：97-101.

［3］Zhishun Liu, MD, PhD; Shiyan Yan, PhD; Baoyan Liu MD, etc. Acupuncture for Chronic Severe Functional Constipation: A Randomized, Controlled Trial［J］. Ann Intern Med. 2016 Sep 13. doi: 10.7326/M15-3118.

［4］李玉洁，陈爱文，李昭凤等.隔药灸脐法治疗实证便秘疗效观察［J］.中国针灸，2016，36（9）：915-918.

［5］阙茂棋，章浩，军李燕.督脉灸治疗"纯阴结"便秘临证心得［J］.中医外治杂志，2016，25（1）：57-58.

［6］魏巧文.中药穴位贴敷治疗肿瘤患者便秘28例临床观察［J］.江苏中医药，2011，43（6）：59-60.

［7］王海娜，王志稳．中药穴位贴敷治疗中晚期肿瘤患者便秘的效果观察［J］．现代临床护理，2016，15（4）：6-8．

［8］刘志霞，龚旺梅，刘志宏．穴位埋线治疗慢传输型便秘25例［J］．中医研究，2012，25（6）：60-62．

［9］闫海飞，王莉．穴位埋线治疗慢性便秘疗效观察［J］．上海针灸杂志，2012，31（3）：152-153．

［10］孙健，林晖，倪克中．中药保留灌肠结合西沙比利对虚证型慢传输型便秘患者肛门动力学的影响［J］．上海中医药杂志，2012，46（12）：30-32．

［11］林惠芳，吴曦，林秀妹．中药保留灌肠治疗晚期癌症患者便秘35例［J］．福建中医药，2011，42（3）：41．

［12］陈思良，陈支援，吕瑛等．耳穴贴压治疗慢性便秘疗效观察［J］．上海针灸杂志，2011，30（8）：540-541．

［13］陈永锋．腹部推拿治疗老年功能性便秘30例［J］．中医外治杂志，2011，20（5）：42－43．

（王玉娟）

第四章　肝系病证

第一节 黄 疸

黄疸是指因外感湿热疫毒，内伤饮食，劳倦或病后，导致湿邪困遏脾胃，致肝胆失疏，胆汁不循常道，外溢于血，泛溢肌肤，下注膀胱，引发的以目黄、身黄、小便黄为主症的一种病证。西医对黄疸按发生的机理划分为溶血性黄疸、肝细胞性黄疸与阻塞性黄疸三型。临床上常见的疾病有病毒性肝炎、毛细胆管性肝炎、肝炎后肝硬化、酒精性肝硬化、脂肪性肝硬化、原发性胆汁性肝硬化、不同原因引起的溶血性贫血以及胆道蛔虫、胆道结石、胆道附近肿瘤压迫胆管等。

中医认为黄疸的病因主要是外感湿热疫毒；或饮食不节、嗜食肥甘厚腻等损伤脾胃，酿生湿热；或因其他疾病如胁痛、积聚之后，致瘀血阻滞、湿热残留，日久损伤肝脾等因素。导致邪陷中焦，脾胃失健、肝气郁滞、疏泄不利，导致胆汁疏泄异常，不循常道，外溢肌肤、下注膀胱，发为目黄、身黄、小便黄之症。

中医辨证多区别阳黄、阴黄。阳黄：多由湿热之邪所致。发病急，病程短，色泽鲜明如橘，伴发热、口干苦，小便短赤，大便燥结，舌红，苔黄腻，脉弦滑数。阴黄：由脾胃虚寒、寒湿内困，或肝郁血瘀所致。病程长，病势缓，其色虽黄，但色泽晦暗，伴脘腹痞闷、畏寒神疲、气短乏力、纳食减少，舌淡白，苔白腻，脉濡缓或沉迟，或舌质紫暗有瘀斑。

对黄疸的辨证施治，历代基本都以化湿邪、利小便为治疗大法。外治法治疗黄疸运用最多的是在急慢性病毒性肝炎、肝硬化的黄疸，部分胆囊炎胆石症的黄疸。也就是主要针对肝细胞性黄疸使用较多。溶血性黄疸、阻塞性黄疸大多属临床急症，较少采用外治法。但使用外治法治疗新生儿黄疸的不在少数。治疗黄疸的外治法常用的有穴位敷贴、针灸、搐鼻、发泡、灌肠、穴位注射、洗浴等方法。

一、搐鼻疗法

1. 适应证　急性黄疸型肝炎，阳黄证。

2. 操作方法　方一：瓜蒂七枚，丁香七枚，赤小豆七枚。方二：甜瓜蒂、龙胆草、生栀等量。方三：单味瓜蒂。方药分别研细末过 180 目筛，然后装瓶密封备用。每次挑取如黄豆大小，分别吹两鼻孔中，不久鼻孔中出黄水即可。隔日一次，连用 5 ~ 7 次即可。

3. 疗法特点　此疗法为《外台秘要》所载。类似于急性黄疸型肝炎黄疸前期至黄疸期的阶段，黄疸已发，但尚有表证未除，此时配合搐鼻法可达宣肺解表，驱邪外出之功。对病情较重者，邪已入里，深入脏腑者慎用。瓜蒂治黄，始于仲景。如《金匮要略·黄疸病脉证并治》附方曰："瓜蒂汤治诸黄。"后世对瓜蒂治黄法屡有运用，给药途径有内服、搐鼻。

4. 注意事项　有过敏性鼻炎、鼻腔病变和局部易出血者慎用。吹鼻时患者宜屏气，以免粉末吸入肺部。也可改用棉签蘸取粉末纳入鼻腔。粉末纳入鼻腔后不宜仰卧，可弯腰头前倾以便黄水从鼻孔流出。儿童、高龄及体弱患者避免使用。妊娠妇女则应忌用。

5. 临床应用

孟践使用瓜蒂散治疗急性黄疸型病毒性肝炎治疗 188 例，治疗组在保肝治疗同时，以瓜蒂散 0.1g 吹两侧鼻内，每天 1 次，3 天 1 疗程，需要间隔 3 至 7 天方可继续下个疗程。治疗组 188 例中，显效 153 例（81.4%），有效 31 例（16.4%），总有效率 97.8%。对照组 106 例，显效 19 例（17.9%），有效 32 例（29.8%），总有效率 47.7%。两组有显著性差异（$P<0.01$）。

二、针刺疗法

1. 适应证　急慢性肝炎、肝硬化合并有黄疸者。

2. 操作方法　选择穴位毫针刺入，穴位的选择推荐以下的董氏奇穴。明黄穴：在大腿内侧之正中央。针深一寸半至二寸半。天黄穴：在明黄穴上三寸。针深一寸五分至二寸五分。其黄穴：在明黄穴直下三寸。针深一寸五分至二寸。火枝穴：在其黄穴上一寸半。针深一寸五分至二寸。火全穴：在其黄穴直下一寸五分。针深一寸五分至二寸。肝门穴：在尺骨之内侧，距豌豆骨六寸。针深三分至五分。肝在右侧，选左侧穴位为主。天黄、明黄、其黄三穴同时取穴是治疗肝病黄疸的要穴。简称上三黄。对肝炎、肝硬化有奇效。对急性肝炎，再配上肝门穴，效果更好。明黄、火枝、其黄三穴同时下针治黄疸病、胆炎。火全穴配合其黄、火枝穴下针，可治黄疸病、胆囊炎及胆结石止痛。

根据正邪虚实先泻后补，或平补平泻。针刺后可采用电针治疗仪，根据补泻需要调整强度与频率。左右交替，隔日一次，14天为1个疗程，一般1~2个疗程。

3. 疗法特点 通过对经穴的刺激，可调理人体脏腑及阴阳气血平衡。选择膀胱经、肝经、脾经、胆经的相关穴位。可起到疏肝利胆，利湿退黄的效果。

4. 注意事项 病毒性肝炎有较强传染性，尤其要注意消毒隔离，防止疾病传染。孕妇慎用针灸。凝血功能降低、出血倾向明显者起针后注意局部压迫。

5. 临床应用

肖灵辉等使用针刺联合甘利欣治疗急性黄疸型肝炎。治疗组在对照组治疗基础上配合针刺治疗。选穴：阳陵泉透阴陵泉，足三里，太冲透涌泉。配穴：腹胀纳食不佳配中脘，恶心呕吐配内关，胁痛甚配章门。针法：平补平泻，进针快，10天为1个疗程。治疗组显效率为86.67%。总有效率为96.67%；对照组显效率为60.71%，总有效率为82.14%，两组比较，差异有非常显著性（$P<0.01$）。表明针刺联合甘利欣治疗急性黄疸型肝炎经济适用，疗效显著，适于临床应用。

三、穴位注射

1. 适应证 各型肝病合并黄疸者。

2. 操作方法 选穴阳陵泉、足三里、三阴交为主。局部皮肤消毒，一次性注射器抽取药液，选取穴位缓缓注入药液，每穴 1mL，拔针后局部按压 3 ~ 5 分钟，以防药液溢出。药物选择：阳黄选用茵栀黄注射液或喜炎平注射液；阴黄可选用黄芪注射液；肝郁气滞者选用柴胡注射液；伴有气滞血瘀者使用丹参注射液。也可选择西药穴位注射。一日 1 次，双侧穴位交替注射，10 次为 1 个疗程。

3. 疗法特点 药物通过穴位注射可使药物通过经络发挥作用，不同于单纯的肌肉注射治疗，可使药物的作用通过经络发挥倍增效应。

4. 注意事项 穴位注射局部的酸麻胀的感觉要比毫针针刺明显，因此药物的注射要缓慢，并及时观察患者的反应，过饱、过饥及体虚者要防止晕针。每穴药量 1mL 为宜，不宜过多。

5. 临床应用

闰求实等使用穴位注射治疗慢性肝炎伴黄疸 20 例。取双侧足三里。注射地塞米松 2mg，每日 1 次交替注射，20 ~ 30 天改用 2mg，隔日 1 次。20 天后改用 2mg，每周 2 次。显示对慢性活动型肝炎及重症肝炎合并重度黄疸，使用现有的退黄药物不能取得满意疗效时，而改用本法，能得到较为满意的疗效，且能避免激素所致的副作用，减少感染、出血、电解质及内分泌的紊乱等并发症。此法有取穴少，用药少，作用较快，经济方便，疗效较为可靠等优点。

四、发泡疗法

1. 适应证 急慢性肝炎伴有黄疸者。

2. 操作方法 鲜毛茛 30g，瓜蒂 30g。共捣烂如泥，去除其中粗茎，取其中细腻糊状物，装瓶密封备用。有的学者用斑蝥研粉作为发泡剂。发泡部位宜选足三里、阳陵泉、肝俞、脾俞或内关等隐蔽穴位。先将局部皮肤清洁消毒，然后用棉签挖取少量发泡剂，直径约 0.3mm，涂于上述穴位处，再纱布覆盖，胶布固定。每次选 2 个穴位，每周发泡 1 次，4 次为 1 个疗程。

3. 疗法特点 此法也称作天灸。天灸疗法自古就有记载，民间用此法治疗黄疸性肝炎较普遍，其退黄作用有一定的临床基础。具有激发人体免疫功能的作用，使邪从外出。

4. 注意事项 注意发泡剂涂抹范围不要超过 0.5cm，否则水疱过大。发泡直径控制在 2.0 ~ 3.0cm 之间，发泡后用医用创可贴外敷保护。局部水疱任其自然吸收，表面可用龙胆紫消毒。水疱过大可穿刺放液，下次操作时减少发泡剂的用量。重症肝炎或有重症趋势者慎用。过敏体质者慎用。

5. 临床应用

林咸明使用穴位天灸发泡治疗肝炎后高胆红素血症 62 例，均为慢性乙型肝炎恢复期患者。天灸选穴：至阳、膈俞（双）、三阴交（双）；大椎、胆俞（双）、阳陵泉（双）。天灸膏采用中药斑蝥磨粉，白凡士林调膏。每次选用 2 个穴位点敷贴斑蝥膏。穴位天灸 1 次 /5 天，每次 1 组穴位，上述 2 组穴位交替使用，共 6 次结束。天灸组表现出远期疗效稳定的优势（P<0.01），穴位天灸发泡疗法退黄作用虽较缓慢，但疗效比较稳定。

五、敷贴疗法

1. 适应证 各型黄疸型肝病、小儿肝病。患者不能口服中药者。

2. 操作方法

（1）药物组成：

急性肝炎：甜瓜蒂 100g，蚤休 50g，生大黄 50g，丹参 50g，砂仁 30g，冰片 10g。

慢性肝炎：甜瓜蒂 100g，炙乳香 50g，炙没药 50g，川芎 50g，红花 25g，赤芍 50g，冰片 10g。

重症肝炎：生大黄 30g，黄连 30g，黄芩 30g，黄柏 30g，赤芍 50g，滑石 30g。

阴黄：干姜 30g，肉桂 30g，川芎 30g，艾叶 30g，茵陈 50g。

（2）以上药物根据患者实际情况选择使用。除冰片另研外，其余共研细末，合并过 60 目筛，药末装瓶备用。

（3）敷贴时取适量药末填满肚脐，纱布覆盖，胶布固定。每日 1 次，每次敷贴时间 6 小时为宜，15 次为 1 个疗程。

3. 疗法特点 药物穴位外敷，通过皮肤吸收，可以激发经气，疏通经络，调节人体阴阳气血与脏腑功能，而发挥治疗疾病的功能。毒副作用小。

4. 注意事项 每次换药时肚脐要清洗干净，消毒，勿使局部感染。

5. 临床应用

郝国珍等使用中药敷贴涌泉穴联合西药治疗婴儿肝炎综合征 40 例。治疗组用自制的中药（茵陈、栀子、黄芩各 1 份等药组成）约 5g，加凡士林调膏敷贴涌泉，1 次 / 天，外盖纱布，贴胶布以固定，顺时针按揉 30 次，早晚各 1 次，14 天为 1 个疗程。治疗组在症状消失、黄疸消退、肝功能恢复正常方面，优于对照组，两组的总有效率及治愈率差异均有显著性（$P<0.05$）。

六、灌肠疗法

1. 适应证 重度黄疸消化道症状明显，不能服用药物者，尤其是重症肝炎更宜。

2. 操作方法 灌肠药物：生大黄 30 ~ 60g，煎取药液 200 ~ 250mL，冷却至适宜温度待用。先生理盐水清洁灌肠，排便后药物保留灌肠。取臀高位，使用灌肠器缓慢滴入药物，保留 30 分钟以上，每日 1 次，7 次为 1 个疗程。

3. 疗法特点 大黄为退黄圣药，不但能清洁肠道，减少肠道毒素的吸收，对预防肝性脑病及肾功能不全也有一定作用。

4. 注意事项 灌肠后尽量多保留时间。灌肠治疗需要患者的积极配合，因此事先应与患者沟通，可提高患者的依从性。

5. 临床应用

段秀芳等使用退黄煎剂直肠滴注治疗新生儿高胆红素血症。退黄煎剂组成：茵陈 10g，栀子 4g，大黄 3g，黄芩 4g，薏苡仁 10g，郁金 4g，水煎 2 次浓缩过滤成 25mL，每天 1 剂直肠滴注，连用 7 天。直肠滴注时患儿取左侧卧位，臀部略抬高，药液温度控制在 38℃左右，直肠滴注完毕静卧 1 ~ 2 小时，滴注期间停止哺乳。治疗组 92 例，治愈 83 例（90.2%），疗效优于对照组。作者认为小儿直肠黏膜血管丰富，直肠给药，药物吸收较口服快，可以提高药物的疗效。

参考文献

［1］吴勉华，王新月，等 . 中医内科学［M］. 第九版 . 北京：中国中医药出版社，2012.

［2］孟 践 . 瓜蒂散治疗急性黄疸型肝炎高胆红素血症型验证［J］. 吉林中医药，1986，7（3）：12.

［3］杨维杰 . 董氏奇穴针灸学［M］. 北京：中医古籍出版社，2002.

［4］肖灵辉，骆 俊 . 针刺联合甘利欣治疗急性黄疸型肝炎的临床疗效观察［J］. 湖北中医杂志，2013，35（11）：7-8.

［5］闰求实，孔惠琴 . 穴位注射治疗慢性肝炎伴黄疸 20 例分析［J］. 浙江中西医结合杂志，1995，5（4）：52-53.

［6］林咸明 . 穴位天灸发泡治疗肝炎后高胆红素血症临床观察［J］. 中国中

医药信息杂志，2002，9（12）：48.

　　[7]郝国珍，袁慧，罗兰堂.中药敷贴涌泉穴联合西药治疗婴儿肝炎综合征40例[J].中西医结合肝病杂志，2002，21（6）：372.

　　[8]段秀芳，鲍红，宫兆柱，等.退黄煎剂直肠滴注治疗新生儿高胆红素血症的临床研究[J].中国中西医结合杂志，2005，25（6）：508-510.

（达坤林）

第二节 胁 痛

　　胁痛，是指以一侧或两侧胁肋部疼痛为主要表现的病证。胁，指侧胸部，为腋以下至第十二肋骨部的总称。胁痛主要由于寒凝经络、情志不遂、饮食不节、跌仆损伤、久病体虚所致。病位在肝胆，又与脾胃及肾相关。基本病机为肝络失和，其病理变化可归结为"不通则痛"与"不荣则痛"两类。病理因素主要由于寒凝、气滞、血瘀、湿热等，因寒凝经络、肝郁气滞、瘀血停着、湿热蕴结所导致的胁痛多属实证，是为"不通则痛"。因阴血不足，肝络失养所导致的胁痛则为虚证，属"不荣则通"。

　　西医的多种疾病均可表现为胁痛，如急慢性肝炎、胆囊炎、胆结石、肋间神经痛等，可以参照本节内容治疗，但对于胸胁部带状疱疹、肋软骨炎、肋骨骨折引起的胁痛，则归属外科范畴，不在本节讨论之内。

　　胁痛的治疗当以"通则不痛"的理论，以疏肝和络止痛为治则。实证宜用散寒、理气、活血、清利湿热之法；虚证宜补中寓通，采用滋阴、养血、柔肝之法。外治治疗以散寒、理气、活血、通络为主，治疗实证胁痛效果较好，主要方法有针刺、艾灸、刺络、推拿等。

一、针刺法

　　1. 适应证　各型胁痛。

　　2. 操作方法

　　（1）胆腑郁热型（胆囊炎、胆石症）：胆囊穴、董氏火枝穴、火全穴。胆囊穴为经外奇穴，在小腿外侧上部，当腓骨小头前下方凹陷处，胆经阳陵泉穴直下1～2寸，压痛取穴。火枝穴、火全穴为董氏奇穴，在大腿内侧，正中为明黄穴，其下1.5寸为火枝穴，火枝穴下3寸为火全穴。其中胆囊穴直刺1～1.5寸，行平补平泻法或泻法，火枝穴、火全穴直刺 1 ~ 1.5 寸，不行手法。每日 1 ~ 2 次，一般 7 ~ 10 日为 1 个疗程。

（2）肝络失养型：董氏上三黄穴（天黄穴、明黄穴、其黄穴）、三皇穴。本组穴位均为董氏奇穴，上三黄穴在大腿内侧，明黄穴在大腿内侧的正中央处，明黄穴上三寸为天黄穴，明黄穴下三寸为其黄穴。三黄穴在小腿内侧，相当于十二经络中脾经的阴陵泉、地机、三阴交。其中上三黄穴直刺 1.5 ~ 2 寸，三皇穴贴胫骨内侧进针，直刺 1.5 ~ 2 寸，均不行手法。每日 1 ~ 2 次，一般 7 ~ 10 日为 1 个疗程。

3. 疗法特点 董氏奇穴选穴少而精，起效迅速，可补常规十二经络取穴之不足，特别是在虚证类胁痛上，比常规经络取穴有较大的优势。

4. 注意事项 过度劳累、饥饿、精神紧张的患者，不宜立即针刺，需待其恢复后再治疗。避开血管针刺，以防出血。有自发性出血倾向或因损伤后出血不止的患者，不宜针刺。

5. 临床应用

笔者应用董氏奇穴治疗肝络失养型胁痛，疗效要较传统十二经取穴明显许多，且董氏奇穴不需要行手法，更适合年轻针灸师运用。

王笃金运用夹脊穴治疗神经根型胁痛 32 例，以针刺胸椎旁具有明显压痛的夹脊穴为主，32 例中，痊愈 25 例，显效 7 例，总有效率 100%。

王建等通过针刺患侧阳陵泉，行强刺激手法，配合局部压痛点梅花针扣刺拔罐治疗各型胁痛 60 例，总有效率 100%。

王国成运用针刺治疗肝胆病胁痛 58 例，以期门、支沟、阳陵泉、足三里为主穴，以毫针行泻法治疗，总有效率 96.6%。

二、灸法

1. 适应证 寒犯肝经引起的胁痛。

2. 操作方法

（1）温和灸 取期门、日月、天宗、膏肓。治疗时将艾条燃着端与施灸部位的皮肤，保持一定距离，固定不动（一般距皮肤约 3cm），在灸治过程中使患者只觉有温热而无灼痛。每次灸 10 ~ 15 分钟，以施灸部位出现红晕为度。每日 1 ~ 2 次，一般 7 ~ 10 次为 1 个疗程。

（2）隔姜灸 取期门、中脘为主穴。治疗时取生姜一块，沿生姜纤维纵向切取，切成厚 0.2 ~ 0.3cm 厚的姜片，中间用三棱针穿刺数孔，将其放在穴区，置大或中等艾炷放在其上，点燃。待患者有局部灼痛感时，更换艾炷再灸。一般每次灸 6 ~ 9 壮，以皮肤局部潮红不起水疱为度。隔日一次，一般 7 ~ 10 次为 1 个疗程。

3. 疗法特点 对于客寒引起的胁痛，艾灸效果要强于针灸。

4. 注意事项 注意烫伤及局部皮肤感染。疤痕体质患者慎用，治疗前应和患者进行充分沟通，告知可能会有疤痕产生。

三、刺络拔罐

1. 适应证 用于肝络瘀血引起的胁痛。

2. 操作方法 以期门、日月为主穴。局部常规消毒，用糖尿病采血针或三棱针点刺患侧期门穴、日月穴，挤压出血，并取适合大小的玻璃罐或塑料罐在两穴上拔罐 8 ~ 10 分钟，直至血不流出为止，以上方法隔日 3 ~ 5 日 1 次，3 次为 1 个疗程。

3. 疗法特点 本法仅对肝络瘀血轻症引起的胁痛有效，通过排出瘀血，促进局部血液循环，缓解疼痛。对于非肝络瘀血，尤其是肝血虚引起的肝络失养型胁痛，用之会加重病情。对于瘀血严重者，也没有很好的疗效。

4. 注意事项 过度劳累、饥饿、精神紧张、体质虚弱、有自发性出血倾向或因损伤后出血不止的患者，不宜使用该法。刺络前严格消毒，拔罐谨防烫伤，拔罐时间不能太久，防止起疱或感染。

四、推拿

1. 适应证 适用于肝郁气滞型胁痛及脊源性胁痛。

2. 操作方法

（1）擦胁：以两手小鱼际紧贴两侧胁部，作沿肋弓前后快速往返擦动，擦热为止。每日1次，7日为1个疗程。

（2）点按天宗穴：在胁痛同侧的天宗穴附近寻找压痛点，行点按法，重刺激2～3分钟，若可触及冈下肌肌肉硬结、条索，可对此硬结或条索进行拨动松解。每日1次，7日为1个疗程。

（3）整脊疗法：在背部第7～9胸椎的患侧寻找压痛点（大部分在第9胸椎旁），对此点用点法或按法重刺激2～3分钟，之后在压痛点平面作旋转复位法或对抗复位法。每日1次，7日为1个疗程。

（4）推拿膀胱经：沿背部两侧膀胱经用擦法治疗6分钟，在点按胆俞、肝俞、膈俞各1分钟，最后用擦法擦背部膀胱经，以透热为度。每日1次，7日为1个疗程。

3. 疗法特点 简便易行，普通推拿手法适合肝郁气滞型胁痛。脊源性胁痛是由于胸椎小关节不稳或错位，脊椎旁肌肉痉挛，压迫或刺激局部肋间神经或躯体感觉神经，从而引起的胁痛。这种胁痛临床并不少见，口服汤药是无效的，针刺相应夹脊穴可起到一定缓解作用，但无法根治，因此必须依靠整脊疗法才能完全治愈。

4. 注意事项 注意用力恰当，不可过用猛力，亦不可用力虚浮敷衍。推拿总时间不宜过长，以15～30分钟为宜。

5. 临床应用

李小红等研究穴位按摩对肝炎患者胁痛缓解的疗效，其在背俞穴上寻找压痛敏感点，找到后即以此为输行法、指揉法，得气为度。如遇有结节或条索状阳性反应物，可在此施以弹拨法、抒顺法、散法，如无压痛敏感点及阳性反应物，则在胆俞穴上施术，每天1次。2组都治疗1周。治疗60例，疗效良好。

五、穴位贴敷

1. 适应证 寒凝气滞、气滞血瘀、肝气郁滞等引起的胁痛。

2. 操作方法

（1）普通贴敷：取胁痛1号方（苏州市中医医院脾胃病外治中心自制方：柴胡、元胡、细辛、肉桂），以1∶1∶1∶1的比例打粉调匀，寒重者倍肉桂、细辛，瘀血者加桃仁、鳖甲各1份，气滞者倍柴胡、元胡，临用用生姜汁调成半固态，根据腹痛部位选取期门、日月、章门、肝俞、胆俞、天宗、筋缩、阳陵泉等穴位中3～6个，用敷料固定，留置4～6小时后取下，每日或隔日一次，5次为1个疗程。

（2）三伏贴：取胁痛2号方（苏州市中医医院脾胃病外治中心自制方：柴胡、肉桂、当归、香附、红花、延胡索），以3∶2∶1∶1∶1∶1的比例打粉调匀，再加入炒白芥子粉末，使其占总比例的12%左右。贴敷时用生姜汁调成半固态，根据腹痛部位选取选取期门、日月、章门、膈俞、肝俞、胆俞、天宗、筋缩、阳陵泉中的4～8个穴位，用敷料固定，留置1～2小时或自觉皮肤烧灼难耐时取下。初、中、末伏各贴一次，每次间隔7到10天。（苏州市中医医院脾胃病外治中心自制方）

（3）清胆贴：取胁痛3号方（苏州市中医医院脾胃病外治中心自制方）：白芍、柴胡、元胡、黄芩、枳实、甘遂，以4∶3∶2∶2∶2∶1的比例打粉调匀，临用掺少许冰片，用香醋调成半固态，涂抹在10cm见方的敷料上，以胆囊点为中心贴敷，留置6小时后取下，每日一次，5次为1个疗程。

3. 疗法特点 贴敷疗法为药物和穴位双重作用的一种治疗方法，可以使药物作用于局部，有利于吸收。其中普通贴敷法适用于慢性腹痛，属于客寒、气滞、瘀血者。三伏贴适用于慢性腹痛寒邪凝滞难解者。清胆贴则适用于急性胆囊炎引起的胁痛，疗效较快。

4. 注意事项　局部皮肤过敏、感染、破溃者禁用。三伏贴孕妇忌用，敷贴期间，忌烟、酒、生冷、油腻、辛辣之品。贴敷时间不宜过长，对于皮肤敏感者，更应减少贴敷时间，以免皮肤过敏、起水疱。

5. 临床应用

笔者在病房使用清胆贴治疗急性胆囊炎引起的胁痛，可以在短期内达到止痛效果，疗效满意。

陈庆研究舒肝贴穴位贴敷对慢性乙型肝炎胁痛的治疗效果，治疗组予舒肝贴（南京中医药大学附属医院自制方）穴位贴敷，穴位选择期门、日月、章门、肝俞、胆俞、脾俞，对照组单纯用舒肝贴贴敷于肝区局部，疗程均为2周，对比两者的胁痛改善情况和生活质量变化。结果治疗组总有效率（80.0%）高于对照组（55.0%），且治疗后治疗组生活质量高于对照组。说明舒肝贴通过穴位贴敷的方式可以明显改善患者胁痛程度，提高患者生活质量。

张军运用自制胁痛膏贴敷治疗慢性胆囊炎56例，贴敷于胆囊底和胆俞穴，2～3天更换1次，10天为1个疗程。治疗2～3个疗程判断疗效，近期治愈52例，占92.86%，好转2例，占3.57%，无效2例，占3.57%，总有效率96.43%。

六、穴位注射

1. 适应证　各型胁痛。

2. 操作方法　取穴为阳陵泉、胆俞、肝俞。痉挛性疼痛选取消旋山莨菪碱注射液，其他疼痛选取维生素 B_{12} 注射液，2mL 无菌注射器。操作时患者坐位，局部皮肤常规消毒后，用无痛快速进针法将针刺入皮下组织，然后慢慢推进或上下提插，探得酸胀等"得气"感应后，回抽一下，如无回血，即可将药物注入，每穴注入药物 1mL。每日一次，10 日为 1 个疗程。

3. 疗法特点　穴位注射适用于各种类型的呕吐，对穴位的刺激较持久，可作为针刺、艾灸等疗法的辅助治疗，增强疗效。

4. 注意事项　治疗时应对患者说明治疗特点和注射后的正常反应。如注射后局部可能有酸胀感、48 小时内局部有轻度不适，有时持续时间较长，但一般不超过 1 日。严格消毒，防止感染，如注射后局部红肿、发热等，应及时处理。

七、耳穴埋豆

1. 适应证　各型胁痛。

2. 操作方法　取双侧肝、胆、胰、交感、皮质下、神门。用探针等物用轻、慢、均匀的压力寻找压痛点，挑选压痛最明显一点或二三点为治疗点。取贴有王不留行籽的耳贴，固定于选准的穴位处，用手按压进行刺激，以患者可以接受为度，每穴持续按压 3～5 分钟或交替按压 1～2 分钟，每穴 2～3 次。每天按压 3～4 次，病情较重者可酌情延长按压时间，增加刺激频率。连续治疗 5 天为 1 个疗程，一般治疗 2 个疗程。

3. 疗法特点　简便易行。

4. 注意事项　防止胶布潮湿，按压不能过度用力，以不损伤皮肤为宜，以免引起皮肤炎症。局部皮肤损伤者禁用此疗法。

参考文献

［1］工笃金.夹脊穴刺治疗神经根型胁痛 32 例［J］.中医外治杂志，2005，14（3）：23.

［2］王建，王艳.一针一罐治胁痛60例［J］.中国针灸，2008，S1：124.

［3］王国成.针刺治疗肝胆病胁痛58例［J］.中西医结合肝病杂志，1998，增刊（下）：219-220.

［4］李小红，苏洁.穴位按摩对缓解胁痛患者胁痛的疗效观察［J］.中国伤残医学，2013，21（6）：215-216.

［5］陈庆.舒肝贴穴位贴敷治疗慢性乙型肝炎胁痛的疗效观察［J］.护理研究，2013，27（9）：2890-2891.

［6］张军.胁痛膏贴敷治疗慢性胆囊炎56例［J］.中医外治杂志，2006，15（5）：39.

（夏豪天）

第三节 鼓 胀

鼓胀是指肝病日久，肝脾肾功能失调，导致气滞、血瘀、水停于腹中，表现为腹部胀大如鼓的一类病证。临床以腹大胀满，腹皮绷急如鼓，皮色苍黄，脉络显露为特征，故名鼓胀。多见于西医所指的腹水。多为病毒性肝炎、血吸虫病、自身免疫性肝病、脂肪肝引起的肝硬化腹水以及腹腔内晚期恶性肿瘤、肾病综合征等符合鼓胀特征者。门脉高压性腹水是主要类型，约占75%。

鼓胀常伴有乏力、纳差、尿少、齿衄、鼻衄等出血现象。有的可表现为消瘦、四肢细小、脘腹膨隆，称"蛙腹"。有面色紫黑、黄疸、两胁下触及积聚、伴砂掌、面颈部红丝赤缕、血痣、蟹纹，腹部青筋显露，下肢水肿等体征。

中医认为本病多因酒食不节、情志失调、虫毒感染、肝病后复发等因素损伤肝脾肾而致。诸因导致肝脏疏泄不利，气滞血瘀，肝病及脾，脾运失健，水湿积聚。久病及肾，肾气化不利，水湿不化内停。诸脏府功能失调导致气滞、血瘀、水停，滞于腹中，致腹胀如鼓，病情常错综复杂。

鼓胀历来被中医认为四大难治症之一。本病初期，经合理治疗，可带病延年。病至晚期或重者容易产生变证，如大出血、昏迷、虚脱等危急证候而危及生命。治疗当辨虚实标本的主次。标实者当辨气滞、血瘀、水湿的偏盛，本虚当辨阴虚与阳虚的不同。脏腑辨证以辨肝、脾、肾为主。标实为主者，相应给予行气、活血、利水或逐水的治法。阴虚多以肝肾阴虚为主，予滋养肝肾法；阳虚多以脾肾阳虚多见，治以温补脾肾。以上诸法常常合并使用，某法孰轻孰重，视患者个体情况而定。鼓胀外治法常用的主要有穴位敷贴、灸法、穴位注射、中药灌肠等。尤其鼓胀患者顽固性的腹胀、便意频繁，常令患者痛苦不堪，此时中医外治应用较多。

一、敷贴疗法

1. 适应证 各型肝硬化腹水。

2. 操作方法 常选用的药物有甘遂、大戟、芫花、葶苈子、牵牛子、细辛、肉桂、车前子、冰片、附子、黄芪、白术、当归、丹参、郁金、三七、大腹皮等。所选药物可以单方，也可以复方，也可辨证加减制定个体化处方。将所选药物研末过筛，每次取药末 3g 左右，用醋调匀，一般敷于脐部，也可敷于其他穴位，常选择腹部的穴位，如期门、气海、关元、中脘等穴位。每次贴敷时间一般不超过 6 小时，不宜过长，以免引起局部皮肤反应。一般每日 1 次，14 天为 1 个疗程。

3. 注意事项 使用时要注意脐部的清洁卫生，每次换药要清洁消毒脐部，如发生局部皮肤破损等需暂停敷脐，可选其他经穴位敷贴。如局部反应明显可几个部位交替敷贴。一旦局部感染，极易造成腹腔感染，甚至加重病情。

4. 疗法特点 脐，又名神阙，与十二经脉、五脏六腑、四肢等有密切联系，药物敷脐可以推动气血运行，通经活络，达到驱邪扶正的作用。而且脐部血管丰富，与门静脉、肠系膜静脉相通，更有利于药物在局部发挥效果。

5. 临床应用

（1）刘皓月用敷脐方治疗 51 例肝硬化腹水患者，药物组成：甘遂 6g，牵牛子 6g，肉桂 15g，车前子 30g，冰片 6g 组成，根据辨证随证加减：气滞湿阻证加用木香 10g，乌药 10g；寒湿困脾证加用干姜 6g；湿热蕴结证加大黄 6g；肝脾血瘀证加用川牛膝 10g；脾肾阳虚证加用附子 6g，肉桂加至 20g；肝肾阴虚证加用猪苓 20g。用粉碎机研末，180 目过滤网过筛后置入密封袋，常温下保存。每次取药末 3g 左右，用醋调匀，敷于脐部。每日 1 次，14 天为 1 个疗程。治疗组总有效率优于对照组（$P<0.05$），治疗前后腹围、体重、24 小时尿量及肝功能 Child～pugh 分级改善等疗效优于对照组（$P<0.01$）。

（2）刘斌等使用自拟的健脾活血利水方联合腹水回输治疗顽固性肝硬化腹水 35 例，方药组成：黄芪 50g，白术 30g，党参 15g，茯苓 20g，当归 30g，丹参 20g，郁金 15g，三七 30g，甘遂 20g，大腹皮 10g，甘草 10g，附子 6g。上药研末过筛，每次取适量，使用生姜汁及蜂蜜共同调成膏状。将药膏涂于脾俞穴、肝俞穴、足三里、中脘穴、期门穴等穴位，每穴药膏涂直径 2cm，然后纱布覆盖，8 小时后揭去纱布，每日 1 次。28 天为 1 个疗程。治疗组总有效率达到 80%，对照组总有效率仅 60%（P<0.05）。而且治疗组患者的 ALT、AST、TBi、及 ALB 的改善比对照组显著（P<0.05）。

（3）付绍云使用自制软肝散加电热磁中药导入治疗脾虚血瘀型肝硬化腹水 25 例。对照组：内服中药汤剂。治疗组：在内服中药汤剂（同对照组）的基础上采用自制的软肝散：阿魏 15g，血竭 15g，丹参 30g，桃仁 15g，苦杏仁 15g，栀子 30g，大黄 30g，红花 15g，三棱 30g，莪术 30g。外敷肝区结合电磁治疗。设备用山东盛宏医药科技有限公司生产的电磁治疗仪（专利号 ZL00247572.3）。先把组成软肝散的中药依上述比例打成细末，取细末 200g 装入自制的中药布袋，药袋大小：21cm×15cm。用 20mL 米醋，把药袋两面浸湿，然后把药袋放入电磁热垫，再把电磁热垫捆在患者肝区部位，依患者感受调好时间、温度、透化强度。每次治疗 1 小时，每天 2 次，温度 38 ~ 41℃。两组均 90 天为 1 个疗程。治疗组总有效率 96% 优于对照组。治疗组在肝功能改善、腹水消退时间均优于对照组。治疗组显示门静脉内径缩小较对照组明显，有降低门静脉压力的作用，表明软肝散外敷加电热磁中药导入较单纯中药口服能更有效地改善肝脏的血循环，促进腹水消退。

（4）刘菊容等使用甘遂敷脐联合 TDP 照射治疗肝硬化腹水。治疗组及对照组基础治疗相同，治疗组加用甘遂末敷脐，以醋和适量甘油作赋形剂调成膏，用碘伏脐部消毒，医用纱布裹适量（5 ~ 10g）膏剂敷脐上，胶布或绷带固定，每日更换 1 次。并配 TDP 照射治疗，每次 30 分钟，早晚各 1 次，10 天为 1 个疗程，共 2 个疗程。结果中药甘遂敷脐能促进腹水消退，改善症状体征，且毒副作用小，优于对照组。作者认为肝硬化脐周静脉曲张，更有利于药物通过侧支循环进入血液。

二、灸法

1. 适应证　肝硬化腹水、癌性腹水属脾肾阳虚、寒湿困脾者为主。腹胀明显患者。

2. 操作方法　通常选用神阙、中脘等部位或相关经络穴位，运用手持艾条灸、药盒熏灸、温热电灸等方式施灸。隔日 1 次，14 天为 1 个疗程。

3. 疗法特点　通过艾灸有调理肝脾肾等脏腑功能、祛寒胜湿功效。达到行气、活血、利水的功效。并能促进肠蠕动，减轻腹胀等症状。

4. 注意事项　重视消毒隔离。使用灸法应注意室内温度的调节，保持室内空气流通。做好患者的心理护理，取得患者及其家属的积极配合，根据灼痛感调整距离，防止烫伤。同时防止灸盒翻倒引起火灾。不要在饭前空腹或饭后立即施灸。

5. 临床应用

朱虹等使用中药熏灸药盒熏灸神阙、中脘治疗 35 例肝硬化腹水患者，总效率 88.57%，明显优于对照组 64.7%。差异有显著性（$P<0.05$）。显示治疗组联合穴位灸法治疗肝硬化腹水，优于单独常规用药组，且操作简便，容易掌握。

三、穴位注射

1. 适应证　肝硬化腹水，属鼓胀有脾虚水困，瘀结水停证者。

2. 操作方法　选穴：足三里、阳陵泉、肝俞、脾俞等。药物选择：脾虚明显者选用黄芪注射液。瘀结明显者选用丹参注射液。尿少也可使用呋塞米注射液。一次性注射器抽取药液，局部皮肤消毒后，每穴注射 1mL，拔针后局部按压数分钟，以防药液渗出。双侧穴位隔日交替注射，一日 1 次，14 天为 1 个疗程。

3. 疗法特点　利用药物、经络、穴位治疗原理，可以使药物的疗效倍增，一定程度上可以减少药物的使用量，减少药物的毒副反应，中西药物均可用于穴位注射。

4. 注意事项 与患者做好沟通，取得患者的同意才可实施。肝硬化患者体质较虚弱、免疫功能低下，因此要注意穴位注射过程中观察患者的反应，注意消毒隔离，预防感染。

5. 临床应用

黄秀芳使用中西医结合三联疗法治疗肝硬化腹水。对照组西药基础治疗及中药口服，治疗组另加用穴位注射。选穴：双侧肝俞、脾俞、足三里，双侧胃俞、胆俞、足三里。腧穴交替，每次注射一组穴位，用黄芪和复方丹参注射液等量混合，按穴位注射要求每穴注射 1mL，每周 3 次，2 个月为 1 个疗程。结果：治疗组总有效率 96.87%，对照组总有效率 82.76%，治疗组总有效率明显高于对照组（$P<0.01$）。肝硬化腹水病情复杂，中西医结合治疗可取得更好疗效。

四、灌肠

1. 适应证 失代偿性肝硬化及合并有腹腔感染、肠道感染、便秘、肝性脑病等情况者。

2. 操作方法 常用处方：生大黄 15g，银花 10g，蒲公英 20g，厚朴 10g，大腹皮 30g，制香附 10g，枳实 10g，当归 10g，白芍 15g，生甘草 6g。上药煎煮 200mL 左右药液，过滤冷却至 37℃ 左右，患者取左侧卧位，将肛管轻柔插入直肠 30cm 以上，缓慢注入药液。在操作完毕后，患者转为右侧卧位，使药物在肠内尽量保持 120 分钟以上。灌肠前尽量排便，也可先行生理盐水清洁灌肠，以便中药液能在直肠内保留更长时间。每日灌肠 1 次，7 天为 1 个疗程。

3. 疗法特点 灌肠药物经肠黏膜吸收发挥治疗作用，局部又有改善微循环、消炎、改善肠道菌群紊乱、预防继发感染的作用。可起到清理肠道内毒素改善病情作用。也可用单味生大黄煎水灌肠，对消化道出血的患者可清理肠道积血，预防肝性脑病的发生。对不能接受中药口服的患者尤为适宜。能够减轻患者顽固性腹胀、频繁便意等症状。

4. 注意事项 注意灌肠液的温度，以患者感觉舒适为宜。插肛管时要注意患者局部有无静脉曲张，做好润滑，防止损伤局部血管破裂导致出血。并做好局部护理，防止感染。

5. 临床应用

姚春等共选取 80 例乙肝肝硬化并发轻微肝性脑病患者，随机分为空白对照组、中药组、乳果糖组、安慰剂组，每组各 20 例，4 组基础治疗相同，其余各组分别加用大黄煎剂（大黄、乌梅）、乳果糖、安慰剂保留灌肠。结果：中药组在降低内毒素血症、血氨，改善肝功能方面均优于其他 3 组（$P<0.01$）。表明大黄煎剂保留灌肠治疗轻微肝性脑病安全、有效。

参考文献

［1］吴勉华，王新月．中医内科学［M］．第九版．北京：中国中医药出版社，2012.

［2］罗传灿，李敏，张国呆．鼓胀敷脐疗法源流探析及临床应用［J］．环球中医药，2011，4（2）：15-16.

［3］刘皓月，刘敏．中药敷脐辅助治疗肝硬化腹水临床观察［J］．中国中医药信息杂志，2011，18（11）：69-70.

［4］刘斌，王晶，赵汉清，等．健脾活血利水方加减穴位敷贴联合腹水回输治疗顽固性肝硬化腹水的临床研究［J］．中医药信息，2015，32（3）：82-85.

［5］付绍云．软肝散加电热磁中药导入治疗脾虚血瘀型肝硬化腹水 25 例［J］．中国中医药现代远程教育，2011，9（2）：188-189.

［6］刘菊容，米绍平，向未，等．甘遂敷脐联合 TDP 照射治疗肝硬化腹水

临床观察［J］.实用中医药杂志，2012，28（9）：756-757.

［7］朱 虹，普莉华，蔡文娟，等.穴位灸法对肝硬化腹水患者相关指标的临床观察［J］.内蒙古中医药，2014，17（132）：74-75.

［8］黄秀芳.中西医结合三联疗法治疗肝硬化腹水疗效观察［J］.辽宁中医杂志，2003，30（10）：841.

［9］姚 春，姚 凡，谢 武，等.大黄煎剂保留灌肠治疗轻微肝性脑病临床研究［J］.辽宁中医杂志，2013，40（3）：474-476.

（达坤林）

第五章　肾系病证

5

第一节 水 肿

水肿是因感受外邪，饮食失调，或劳倦过度等原因，导致肺失宣降，脾失健运，肾失开合，膀胱气化失司，进而体内水液潴留，泛滥肌肤，表现为以头面、眼睑、四肢、腹背，甚至全身浮肿为临床特征的一类病证。现代医学可见于肝脏、肾脏、心脏、内分泌系统及结缔组织等多组织、多器官、多系统疾病。本节主要论述由肾脏疾病所致的水肿，包括急、慢性肾小球肾炎，肾病综合征，糖尿病肾病等疾病出现的水肿。其病因病机为外感风寒湿热之邪，或水湿浸渍，或疮毒浸淫，或饮食劳倦，久病体虚，则导致肺、脾、肾功能失调，三焦决渎失司，膀胱气化不利，体内水液潴留，泛滥肌肤，发为水肿。其治疗原则可分阴阳而治，阳水主要以发汗、利小便、益肺健脾为主要治法，水势壅盛者可酌情暂行攻逐之法，总以祛邪为主；阴水则主要以温阳益气、健脾、益肾、补心，兼利小便为其治法，酌情活血化瘀，总以扶正助气化为主。虚实并见者，则应攻补兼施。常用外治法有中药熏蒸、中药泡浴、中药外敷、针刺、艾灸、热熨、穴位注射等。

一、中药熏蒸汽浴法

1. 适应证 各种肾脏疾病导致的水肿。

2. 操作方法 取"消肿 1 号方"（南京市中医院肾科协定方：麻黄、细辛、桂枝、荆芥、防风、威灵仙、当归、红花适量）煎药取汁 400mL，采用气疗仪熏蒸治疗。具体操作方法：患者平卧于气疗仪，脱去衣裤，将全身或半身罩住患者，如果为半身则只需脱去下半身衣物即可。将前述中药汁 400mL，加入气疗仪药物雾化器内，关闭器盖。按电源启动钮，1 分钟后喷气口喷气，使治疗罩内温度达到 40℃左右，可根据患者情况调节温度。每次治疗 30 分钟，15 次 1 个疗程。

3. 疗法特点 中医理论认为肺主皮毛，主宣发肃降通调水道。中药熏蒸汽浴法采用具有疏风解表作用的中药，借助气疗仪熏蒸皮肤，使腠理开泄，水分毒素随汗液排出，达到"开鬼门，洁净府"(《素问·汤液醪醴论》)的作用。

4. 注意事项 局部皮肤过敏、感染、破溃者禁用。同时熏蒸时间要根据患者耐受程度调节，以免过出汗出现虚脱不适或烫伤。

二、中药泡浴法

1. 适应证 各种肾脏疾病导致的水肿。

2. 操作方法 取"消肿2号方"(南京市中医院肾科协定方：细辛、浮萍、鸡血藤、艾叶、红花适量)煎药取汁400mL，倒入木桶中，加入热水，水温适宜不烫为度，要求桶高可没及小腿至膝关节左右。可以直接浸泡半小时，或在桶外沿连一圈幔布，浸泡时围在小腿外侧，有利于保持水温。每次治疗30分钟，15次1个疗程。

3. 疗法特点 细辛、浮萍均为辛性发散的药物，鸡血藤、红花活血化瘀，几味药合用能够起到温通局部血液循环，促进水肿吸收的作用。

4. 注意事项 局部皮肤过敏、感染、破溃者禁用。根据患者耐受情况，避免烫伤。

三、中药外敷

1. 适应证 脾肾气虚型水肿。

2. 操作方法

(1)穴位贴敷：取蓖麻仁10粒，大蒜1个，捣为泥状，取双足涌泉穴进行贴敷，每日1次，每次8小时，7天为1个疗程。

(2)敷脐治疗：将生甘遂研末，用酒调成糊待用。用温开水将脐部清洗干净，再用清洁纱布擦干，将甘遂糊填平脐部，覆塑料薄纸，用纱布、胶布固定。每日1次，每次2小时，10日为1个疗程。

3. 疗法特点 操作简单，患者接受度高，疗效佳。

4. 注意事项 局部皮肤过敏、感染、破溃者禁用。

四、针刺法

1. 适应证 阳水、阴水。

2. 操作方法

（1）阳水患者：取穴水分、气海、三焦俞、足三里、三阴交、肺俞、大椎、合谷，均以泻法行针，每日1次，15日为1个疗程。

（2）阴水患者：取穴水分、气海、三焦俞、足三里、三阴交、脾俞、肾俞。均以补法行针，每日1次，15日为1个疗程。

3. 疗法特点 辨证取穴，操作得法，效果佳。

4. 注意事项

（1）过度劳累、饥饿、精神紧张的患者，不宜立即针刺，需待其恢复后再治疗。

（2）体质虚弱的患者，刺激不宜过强，并尽量采用卧位。

（3）避开血管针刺，以防出血。有自发性出血倾向或因损伤后出血不止的患者，不宜针刺。

（4）皮肤之感染、溃疡、瘢痕部位，不宜针刺。

（5）进针时有触电感，疼痛明显或针尖触及坚硬组织时，应退针而不宜继续进针。

（6）针刺肺俞、肝俞等背俞穴时，应掌握好针刺的角度、方向和深度。

五、艾灸法

1. 适应证　阴水之脾阳虚衰证、肾气衰微证。

2. 操作方法　取肾俞、脾俞、水分、三阴交、足三里等穴，用艾条在相应穴位上施治，每个穴位灸 10 ~ 15 分钟，日 1 次，10 天为 1 个疗程。

3. 疗法特点　以温通经脉、调和气血、协调阴阳、扶正祛邪，达到治疗疾病的目的。

4. 注意事项　避免烫伤及局部皮肤感染。疤痕体质患者慎用，治疗前应和患者进行充分沟通，告知可能会有疤痕产生。

六、中药热熨法

1. 适应证　下肢水肿、腹水肿胀。

2. 操作方法

（1）用酒糟 1500g 蒸热，裹住双脚，汗出即可，每日 1 ~ 3 次，10 天 1 个疗程。

（2）红花 6g，大黄 3g，厚朴 3g，芒硝 3g，山栀 3g，酒曲 1 块，捣为糊状，贴脐部，覆盖纱布数层，上用热水袋热敷，每日 2 次，每次 10 分钟，10 天为 1 个疗程。

3. 疗法特点　通过持续加热增加药物治疗效果，较药浴更加方便易行。

4. 注意事项　热熨时注意避免烫伤，如皮肤局部出现过敏、红肿等现象，需立即停止治疗。

七、穴位注射法

1. 适应证　病久瘀血内阻证。

2. 操作方法　皮肤常规消毒，取 5mL 注射器抽取当归注射液 2mL 左右，在足三里、曲池、肾俞上斜刺约 10 ~ 15mm，缓慢提插至有针感，抽吸针筒无回血后，注入药液（每穴注入药液 0.2 ~ 0.4mL），隔日一次，10 次为 1 个疗程。

3. 疗法特点 可以放大药物作用，疗效明显。

4. 注意事项

（1）严格遵守无菌操作规则，防止感染。

（2）使用穴位注射时，应该向患者说明本疗法的特点和注射后的正常反应，如注射局部出现酸胀感，或 4 ~ 8 小时内局部有轻度不适，以及不适感持续较长时间，但是一般不超过 1 天。

（3）要注意药物的有效期，并检查药液有无沉淀变质等情况，防止过敏反应的发生。

（4）年老体弱及初次接受治疗者，最好取卧位，注射部位不宜过多，以免晕针。

八、临床应用

肾性水肿是各种肾脏疾病的常见临床表现，上述各种外治法为临床治疗的辅助疗法，在治疗各种原发病的内科用药基础上，配合使用外治法具有改善临床症状，缓解病员痛苦的作用。在临床工作中常用中药熏蒸和泡浴的方法，其中中药熏蒸治疗南京市中医院也有过临床报道，对于缓解水肿有一定疗效。如果患者不愿脱去衣物熏蒸，常常采用中药泡浴，以浸泡足部、小腿为主，对于缓解下肢浮肿也有一定作用。文献报道中，傅文录等应用药浴法治疗肾功能衰竭，药用麻黄、桂枝、细辛、羌活、独活、苍术、白术、红花各 30g，加适量水煮沸 20 分钟后，倒入盆中，患者浴洗 30 分钟。为保持温度可不断加入热水，使得周身汗出，每天 1 次。该法不仅能使体内多余水分及毒物从汗腺排泄，还能迅速减轻因水肿带来的危险因素（特别是高钾血症），从而达到缓解病情之目的。

此外，针灸、热敷、穴位注射均有治疗水肿的文献报道。如黄璟等应用甘遂末敷脐治疗重度肾性水肿，总有效率明显高于单用西药治疗组。王樟连等用当归注射液穴注足三里、曲池、肾俞，配合温肾行水汤治疗慢性肾炎，能明显缓解水肿。

参考文献

[1] 张江海，赵恒侠. 水肿病外治方法介绍 [J]. 中原医刊，1990，6：247–248.

[2] 黄璟，王立新. 甘遂末敷脐治疗重度肾性水肿的临床疗效观察 [J]. 陕西中医，2016，37（5）：574–575.

[3] 王樟连，单建贞，张光霁，等. 当归针穴位注射治疗慢性肾炎高血压的临床疗效观察 [J]. 浙江中医学院学报，2003，27（3）：61.

[4] 王明青，中药熏蒸汽浴法治疗糖尿病肾病水肿疗效观察 [J]. 吉林中医药，2010，30（8）：695.

[5] 傅文录. 药浴法治疗肾功能衰竭的临床观察 [J]. 实用中医内科杂志，1991，5（1）：35.

（白牧鑫）

第二节　淋　证

　　淋证是指以小便频数短涩，淋沥涩痛，小腹拘急引痛为主症的病证。最常见的致病菌为肠道革兰阴性杆菌。其中大肠杆菌占尿感的 70% 以上，其他依次是变形杆菌、克雷白杆菌、产气杆菌、沙雷杆菌、产碱杆菌、粪链球菌、绿脓杆菌和葡萄球菌。其中绿脓杆菌常发生于尿路器械检查后。变形杆菌、克雷白杆菌常见于尿路结石患者；至于凝固酶阴性的葡萄球菌（柠檬色和白色葡萄球菌）则多见于性生活活跃妇女。致病菌常为一种，极少数为两种以上细菌混合感染。厌氧菌感染罕见，偶可发生于复杂性尿路感染。西医学所指的急、慢性尿路感染，泌尿道结核，尿路结石，急慢性前列腺炎，化学性膀胱炎，乳糜尿以及尿道综合征等病，凡具备淋证特征者，均可参考淋证辨证论治。

　　西医治疗以抗感染、解痉止痛及碎石等对症治疗为主。

　　中医认为淋证的病因可归结为外感湿热、饮食不节、情志失调、禀赋不足或劳伤久病四个方面。由于湿热所致病理变化不同，及累及脏腑器官之差异，临床上有六淋之分，即热淋、血淋、石淋、膏淋、气淋、劳淋。实则清利，虚则补益，为淋证的基本治则。外治法药物可直接作用于病所，调整脏腑功能，疏通经络，缓解输尿管平滑肌痉挛达到解痉止痛之效，解除结石嵌顿和促进排石作用。常见外治法有：坐浴疗法、温针灸法、穴位药熨法、电针穴位法、穴位点压。

一、坐浴疗法

　　1. 适应证　热淋、劳淋。

　　2. 操作方法　取蛇黄洗剂坐浴（南京市中医院自制制剂：蛇床子 20g，苦参 15g，龙胆草 15g 等组成）。使用时将蛇黄洗剂 125mL 倒入干净的盆中，然后倒入热水，先用蒸汽熏外阴部，待水温适中后坐浴，每次坐浴 20 分钟左右。每晚熏洗一次，3～5天为1个疗程。

3. 疗法特点 蛇黄洗剂是南京市中医院妇科著名国家级名老中医高淑华主任医师始创，为用于治疗外阴瘙痒、带下量多的常用外洗制剂，临床效果显著。近年来南京市中医院肾科将本方用于淋证的辅助治疗，取得一定疗效。方中苦参、龙胆草均具有清热燥湿、泻火解毒之功；蛇床子清热解毒、祛风燥湿。蛇床子与苦参两药配伍，相须为用，又互相制约，使清热解毒作用加强。全方配伍，能清热解毒、消肿止痛。诸药合用，药物直接接触患部，通过局部皮肤及黏膜吸收，促进病变部位血液循环，抑制病原体，促使病灶消散吸收而获得满意的疗效。

4. 注意事项

（1）月经期、孕妇禁用坐浴；

（2）严重心血管疾病者禁用坐浴；

（3）冬季需注意保暖，避免着凉，夏季注意要避风；

（4）熏洗药物温度不宜过热，避免烫伤；药汤温度也不可太冷，以免产生不良刺激，坐浴温度以37℃为宜；

（5）熏洗时间久，药汤稍凉需再次加水加热，持续温热熏洗才能收到良好的效果；

（6）所用物品需清洁消毒，用具一人一份一消毒，避免交叉感染。

5. 临床应用

中药坐浴是临床常用治疗尿路感染的有效方法。目前中成药有洁尔阴洗剂，也可以采用中药方剂煎汤外洗。常用药物有黄柏、苦参、蒲公英、蛇床子等。南京市中医院采用蛇黄洗剂坐浴治疗尿路感染，蛇黄洗剂为南京市中医院自制制剂，主要用于治疗妇科炎症疾病。南京市中医院肾脏科将本方应用于淋证的辅助治疗，临床观察能迅速缓解临床症状，尤其是对于反复发作尿路感染，经多次抗感染治疗效果不显，采用蛇黄洗剂外用，配合中药口服，明显提高临床治疗效果。近年来文献中也有报道使用药浴治疗尿路感染，如蔡雪映等运用苍柏洗液

（主要药物有：苍术20g，黄柏20g，蛇床子30g，苦参30g，白鲜皮20g，生百部15g，土茯苓30g）坐浴治疗难治性尿路感染，疗效显著。姚丽娟等报道口服清心莲子饮配合外用参柏洗液（黄柏、苦参、蒲公英各30g，车前子20g，生百部、土茯苓各15g）治疗反复发作尿路感染，疗效显著。

二、温针灸法

1. 适应证 劳淋

2. 操作方法 针刺中极、关元、大赫、水道、三阴交、阴陵泉、太溪穴位。令患者采取仰卧位，暴露腹部，腹部用75%酒精常规消毒后，用一次性不锈钢针，施灸前，在中极、关元穴位上用硬纸板遮盖局部，以防烫伤局部表皮，将一段长约2cm的艾条点燃后置于针柄上，使热力通过针身传入体内，直到艾条燃尽后除去，治疗前后时间30分钟，然后起针。2天治疗一次，每周治疗3次，每次30分钟左右，4周为1个疗程。（见图6温针灸疗法）

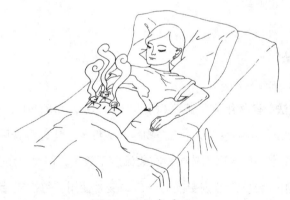

图6 温针灸疗法

3. 疗法特点 温针灸可通过穴位激活机体调节能力，改善脏腑机能，增强免疫力。

4. 注意事项

（1）过度劳累、饥饿、精神紧张的患者，不宜立即针刺，需待其恢复后再治疗；

（2）体质虚弱者，刺激不宜过强；

（3）避开血管针刺，以防出血，有自发性出血倾向或因损伤后出血不止的患者，不宜针刺；

（4）皮肤有感染、溃疡、瘢痕部位，不宜针刺；

（5）进针时有触电感，疼痛明显或针尖触及坚硬组织时，应推针而不宜继续进针。

5. 临床应用

温针灸法治疗反复发作性尿路感染（劳淋）疗效较好。柯亮奴等运用温针灸治疗女性尿道综合征，选穴：中极、关元、大赫（双）、水道（双）、三阴交（双）、太溪（双）。经过2个疗程的治疗，患者治疗后对于尿道综合征及生活质量都有改善，疗效满意。

三、穴位药熨法

1. 适应证　劳淋。

2. 操作方法　药物组方：黄芪20g，杜仲20g，知母20g，黄柏15g，桂枝10g，益母草20g，川牛膝15g。将药物粉碎成细末，均匀混合后平均分为两组，分别装入薄布袋中。放入锅内热蒸，布袋温度至烫手，但可以耐受即可，置于神阙穴上进行熨治。温度降低则更换另一包，交替使用。每次熨治40分钟，每日两次，7 ~ 10天为1个疗程。

3. 疗法特点　药熨法具有调整脏腑功能，疏通经络，防病保健等作用。现代医学角度来看，熨法有促进血液循环和改善脏器功能的作用。

4. 注意事项

（1）熨法一般需要裸露体表，故操作时应注意室温适宜，空气清新，注意避风，以免感受风寒；

（2）药熨前需排空小便；

（3）药熨袋温度不宜超过 70℃，老年患者不宜超过 50℃。药熨过程中若冷却后应立即更换或加热，若患者感到局部疼痛或出现水疱应立即停止操作，并进行相应处理；

（4）药熨过程中要注意观察患者的情况，如有头昏、心慌等不适应立即停止治疗；

（5）药熨治疗后的患者要注意避风保暖；

（6）孕妇及月经期避免用此疗法。

5. 临床应用

穴位药熨法也是临床治疗劳淋的常用外治法。曲键等运用口服益气清淋化瘀汤加神阙穴药熨治疗慢性尿路感染脾肾两虚型，两周为 1 个疗程，连续观察两个疗程。益气清淋化瘀汤组成（黄芪、焦白术、党参、怀牛膝、炒杜仲、旱莲草、女贞子、土茯苓、萹蓄、瞿麦、大蓟、小蓟、白花蛇舌草、半枝莲、砂仁、炙甘草），神阙药熨组方（黄芪、红花、桃仁、细辛、桂枝、当归、川芎、大黄）。经治疗后能够降低慢性尿路感染脾肾两虚型患者的尿白细胞，使尿细菌培养转阴，疗效显著。

四、电针穴位法

1. 适应证　石淋。

2. 操作方法　取穴为三阴交、阳陵泉、足三里、太冲、肾俞。患者取俯卧位，穴位常规消毒，以 2～3 寸针刺疼痛一侧所选择的穴位，行捻转提插泻法，得气后接 G9805-C 低频电子脉冲治疗仪，采用连续波、疏密波不同频率间断刺激，选择感觉阈和痛阈之间的电流强度（以患者能耐受为度），留针 10 ~ 40 分钟，留针期间，患者自觉针感减弱时，应适当增加电流强度，以保持较强刺激。每日 1 次，7 ~ 10 天为 1 个疗程。

3. 疗法特点　操作得法，有效便捷，针刺可缓解输尿管平滑肌痉挛，达到解痉止痛之效，解除结石嵌顿和促进排石作用。

4. 注意事项

（1）过度劳累、饥饿、精神紧张的患者，不宜立即针刺，需待其恢复后再治疗。

（2）体质虚弱者，刺激不宜过强。

（3）避开血管针刺，以防出血，有自发性出血倾向或因损伤后出血不止的患者，不宜针刺。

（4）皮肤有感染、溃疡、瘢痕部位，不宜针刺。

（5）进针时有触电感，疼痛明显或针尖触及坚硬组织时，应推针而不宜继续进针。

5. 临床应用

急性肾绞痛是临床常见急症，患者疼痛剧烈，缓解患者疼痛为临床医生首要任务，电针穴位法能有效缓解患者疼痛。临床报道如徐丽君，段艳萍运用电针穴位治疗急性肾绞痛疗效满意，取穴关元、三阴交、阳陵泉、太冲、肾俞、志室。线性回归分析结果表明，患者的治疗时间和起效时间不是简单的线性关系，且电针刺激时间比留针时间更为重要。

五、穴位点压

1. 适应证　石淋。

2. 操作方法　按压患者的涌泉穴与劳宫穴并使其产生明显的酸胀感，从而使痛区转移，肾及输尿管痉挛和绞痛也就随之缓解与消失。每日 1 次，7 ~ 10 天为

1个疗程。

3. 疗法特点 简单易行，不需要特殊设备，不受条件限制；穴位点压可使痛区转移，以达到缓解肾绞痛的目的。

4. 注意事项

（1）操作前应修剪指甲以防损伤患者皮肤；

（2）操作时用力要均匀、柔和、持久，以穴位酸胀为度，禁用暴力；

（3）各种出血性疾病、妇女月经期、孕妇、皮肤破损及瘢痕等部位禁止穴位点压法。

5. 临床应用 穴位按压法是治疗肾绞痛极为便捷的方法。

临床报道较多，如程晓莉、王红等通过穴位点压法解除患者肾绞痛，方法为点压劳宫穴、涌泉穴缓解疼痛，认为穴位点压法可使患者痛区转移，安神镇静，使肾脏气血贯通，从而达到缓解疼痛的目的，其优点在于简单易行，不受任何条件限制，为一种较为理想的治疗肾绞痛的方法。罗荣、郑超等运用穴位点压法治疗肾绞痛，亦收到良好止痛效果。

淋证外治法临床应用及报道虽然较多，仍需根据临床需要合理选用，以免贻误病情。

参考文献

[1] 黄海梅.蛇黄洗剂坐浴治疗前庭大腺肿脓肿初期28例临床观察[J].中医药学报，2016，38（6）：86-87.

[2] 王莉，陈霞.滋肾清利法治疗老年性阴道炎37例[J].陕西中医，2009，30（11）：1460-1461.

[3] 蔡雪映，刘瑛.苍柏洗液坐浴治疗难治性尿路感染43例临床观察[J].

北京中医，2007，26（5）：299-300.

[4]姚丽娟，杨浩，王勇伟等．清心莲子饮加减联合参柏洗液坐浴治疗复发性尿路感染20例．浙江中医杂志，2014（49）9：648-649.

[5]柯亮妏，张宏．温针灸治疗女性尿道综合征的临床研究［D］.广州：广州中医药大学，2016.

[6]曲键，宋立群．益气清淋化瘀汤加神阙穴药熨治疗慢性尿路感染脾肾两虚型临床观察［D］.哈尔滨：黑龙江中医药大学，2012.

[7]徐丽君，段艳萍．电针穴位治疗急性肾绞痛的效果观察［J］.中外医学研究，2016，14（12）：18-19.

[8]程晓莉，王红等．穴位点压法解除肾绞痛的临床观察［J］.中华护理杂志，1999，10：602-603.

[9]罗荣，郑超，安尉．穴位点压法治疗肾绞痛的临床观察［J］.黑龙江医学，1998，3：36-37.

（邓　旭）

第三节 癃 闭

癃闭的病因主要有外邪侵袭、饮食不节、情志内伤、瘀浊内停、体虚久病五种。其病位主要在膀胱与肾，与肺、脾、肝密切相关。其病理因素有湿热、热毒、气滞及痰瘀。基本病机为膀胱气化功能失调。

西医尿潴留常见原因是各种器质性病变造成尿道或膀胱出口的机械性梗阻，以及由于排尿动力障碍所致的动力性梗阻，还有药物引起的尿潴留。无尿往往是由于肾功能衰竭、肾脏不能产生足够的尿液。

本病以排尿困难，全日总尿量明显减少，甚至小便闭塞不通，点滴全无为主要临床表现。本病应辨证施治，首当区别病之虚实，以"腑以通为用"为原则。实证者宜清邪热，利气机，散瘀结；虚证者宜补脾肾，助气化。本病的预后转归取决于病情的轻重和是否及时有效的治疗。若病情轻浅，病邪不盛，且救治及时者，可能获得痊愈。若病情深重，正气衰惫，邪气壅盛者，则变证迭生，常易发生水肿、喘促、心悸甚至关格等危重病证。本病常用外治法有针刺、中药敷脐、耳穴贴压、艾灸、取嚏通利、中药灌肠等方法。

一、针刺法

1. 适应证 各型癃闭。

2. 操作方法

（1）肾阳虚弱型：取命门、肾俞、气海、太溪。中等刺激量，得气后留针30分钟，隔日1次，10次为1个疗程。

（2）中气不足型：取关元、水道、足三里。关元穴向下斜刺2寸，针感放射全会阴部。每穴轻捻半分钟，留针30分钟，隔日1次，10次为1个疗程。

（3）下焦湿热型：取次髎、中极、阴陵泉，强刺激量，得气后留针30分钟，每日 1 次，10 次为 1 个疗程。

（4）脉络瘀阻型：取水道、三阴交。水道穴向耻骨联合方向透刺，三阴交予强刺激使针感向上扩散。得气后留针 30 分钟，每日 1 次，10 次为 1 个疗程。

3. 疗法特点　辨证取穴，操作得法，效果佳。

4. 注意事项

（1）过度劳累、饥饿、精神紧张的患者，不宜立即针刺，需待其恢复后再治疗。

（2）体质虚弱的患者，刺激不宜过强，并尽量采用卧位。

（3）避开血管针刺，以防出血。有自发性出血倾向或因损伤后出血不止的患者，不宜针刺。

（4）皮肤之感染、溃疡、瘢痕部位，不宜针刺。

（5）进针时有触电感，疼痛明显或针尖触及坚硬组织时，应退针而不宜继续进针。

（6）若膀胱充盈针刺不可过深，以免伤及膀胱。若膀胱过度充盈过度，经针灸治疗 1 小时后仍不能排尿者，应及时导尿。

5. 临床应用

覃红曼治疗产后尿潴留，采用针刺加电针治疗，以气海、中极为主穴，足三里（双）、三阴交（双）为配穴。针刺气海、中极两穴，待有欲解小便的感觉后接通低频脉冲电针治疗仪，采用疏密波，频率为 3～4 挡，时间 15 分钟。电针出针后再针刺足三里、三阴交，得气后，使针感向上传导，留针 15 分钟，每日 1 次，3 天为 1 个疗程。取得满意疗效。

陈艳平等用针灸治疗骨科手术后无法自主排尿之尿闭（急性尿潴留）患者，采用提插捻转泻法针刺足三里（双）、三阴交（双）、阴陵泉（双）及关元穴，呼吸泻法针刺左右膀胱俞，每次治疗时间约 30 分钟，治疗 3 次为 1 个疗程，1 个疗程治疗后显效 44 例，有效 9 例，无效 3 例。

郭淑颖治疗 50 例急性尿潴留患者，其中针灸组 30 例，先针刺双侧三阴交、阴陵泉，采用提插捻转泻法，留针 30 分钟，其间每 5 分钟 行针一次。同时以艾条施灸，将艾条一端点燃后，对准关元、中极两穴进行雀啄灸，使患者自觉关元、中极两穴有温热感而无灼痛为宜，约 10～15 分钟，至皮肤稍呈红晕为度。对照组 20 例取两侧三阴交、阴陵泉穴，用 2mL（1mg）新斯的明注射液进行穴位注射，提插得气后，每穴各注射 0.25mg 新斯的明即可。观察表明针刺加艾灸组疗效明显优于穴位注射新斯的明组。

二、中药敷脐法

1. 适应证 各型癃闭。

2. 操作方法 处方：甘遂、甘草、葱白、冰片各 5g。方法：上药共研细末，用药前先将脐部用 75% 酒精棉球消毒，再取药散适量置脐内，按紧，外用纱布固定，加热敷，每日换药 1 次，5 次为 1 个疗程。

3. 疗法特点 脐是神阙穴的所在部位，为任脉的要穴。医学研究显示，脐部皮肤薄嫩，血管丰富，局部用药易透皮吸收，易充分发挥疗效。另外此法取材方便，制作简单，廉价实用。

4. 注意事项 局部皮肤过敏、感染、破溃者禁用。重度尿潴留患者应及时导尿。

5. 临床应用

王丽钧等治疗腹部手术后引起的尿潴留患者，采用中药莱菔子 5g 放入神阙穴后，用麝香止痛膏固定，同时用热水袋热敷，8 小时后酌情再用。较诱导排尿（如下腹部热敷，听流水声，温水冲洗会阴部）疗效好。

张凯外用白矾治疗急性尿潴留 3 例，取白矾 3g，研成细粉末，置于患者脐中，上敷两层纱布，用温水从纱布上面向脐中逐渐滴入，待白矾徐徐溶化。3 例患者中经 1 次治疗痊愈 1 例，2 例经 1 次治疗均好转，其中 1 例 3 天治愈，另 1

例 5 天治愈。

三、耳穴贴压

1. 适应证 各型癃闭。

2. 操作方法 常规取双侧肾、膀胱、肺、脾、三焦、交感、尿道穴。如以上穴位疗效欠佳，可加敏感点。用探针等物用轻、慢、均匀的压力寻找压痛点，当压到敏感点时，患者会出现皱眉、呼痛、躲闪等反应，挑选压痛最明显一点或二三点为治疗点。取贴有王不留行籽的耳贴，固定于选准的穴位处，用手按压进行刺激，以患者可以接受为度，每穴持续按压 3 ~ 5 分钟 或交替按压 1 ~ 2 分钟，每穴 2 ~ 3 次。每天按压 3 ~ 4 次，病情较重者可酌情延长按压时间，增加刺激频率。刚开始局部疼痛明显，随着病情好转，疼痛逐渐减轻。连续治疗 5 天 1 个疗程，一般治疗 2 个疗程。

3. 注意事项

（1）防止胶布潮湿，按压不能过度用力，以不损伤皮肤为度，以免引起皮肤炎症。

（2）夏季汗多，宜勤换；冬季冻疮及耳郭炎症者不宜贴敷。对胶布过敏者忌用。

（3）定时按压比不定时按压效果好，耳压后有酸、麻、胀、痛、灼热感者效果好。

（4）对过度饥饿、疲劳、精神高度紧张、年老体弱者按压宜轻，急性疼痛宜重手法，强刺激，一般患者宜中度刺激，孕妇可用轻刺激。习惯性流产者慎用。

（5）治疗期间不要服镇静药物。

（6）复诊治疗前取掉粘有压丸的胶布，清洗耳郭，局部肿胀或表皮溃烂者涂擦紫药水，已感染者及时对症处理。

（7）重度尿潴留患者应及时导尿。

4. 临床应用

马翠平治疗肛肠疾病术后尿潴留患者，对照组常规诱导排尿，如热敷、坐浴、听流水声等。耳穴组在对照组常规治疗基础上，取肺、肾、膀胱、交感等穴，用王不留行籽的胶布，对准穴位标记处粘贴，并及时以拇、食指指腹对压至患者有酸麻胀痛感为得气。此外嘱患者每天按压 3 ～ 5 次，每次按压 1 ～ 2 分钟。夏季保留 1 ～ 3 天，冬季保留 3 ～ 5 天。耳穴组明显优于对照组。

王迎霞治疗痔、瘘术后尿潴留患者，术后常规给予抗炎止血治疗，同时采用耳穴压豆的方法以促进排尿。取穴：神门、皮质下、膀胱、肾、三焦、尿道，将王不留行籽胶布贴于所选穴位上，每穴轮流按压 10 ～ 15 次，每穴每次 1 ～ 3 分钟，术后 1 ～ 2 小时分别再按压 1 次，无效者，半小时左右再重复按压一次。具有明显的促排尿作用。

四、艾灸疗法

1. 适应证　各型癃闭。

2. 操作方法　以气海、关元、中极为主穴，三阴交、次髎为配穴。患者平卧或侧卧，双腿屈膝，暴露施灸穴位。点燃清艾条 2 ～ 3 根，将燃着的一端靠近穴位距离 2 ～ 3 厘米处施灸，以温热舒适、略有灼痛为度，轮流悬灸，每穴灸 10 ～ 20 分钟左右，每日灸 1 次，1 ～ 2 日为 1 个疗程。

3. 疗法特点　操作简单，效果较好。

4. 注意事项

（1）极度疲劳，过饥、过饱、酒醉、大汗淋漓者，或妇女经期忌灸。

（2）传染病、高热、昏迷、抽风期间，或身体极度衰竭，形瘦骨立等忌灸。

（3）无自制能力的人如精神病患者等忌灸。

（4）重度尿潴留患者应及时导尿。

5. 临床应用

高强强采用温和艾灸治疗肛肠病术后尿潴留患者。取穴：关元、气海、中极、三阴交、阴陵泉、膀胱俞。每处灸 5 ~ 7 分钟，病情重者，可间隔 1 小时后再次施治。疗效优于膀胱区局部热敷及诱导排尿。徐书英采用艾灸盒温灸气海、关元和中极穴治疗骨科术后尿潴留患者，单次艾灸 20 分钟，治疗结束后 30 分钟内无效或效果不理想，则重复艾灸 1 次。疗效优于常规诱导排尿方法。

五、取嚏通利法

1. 适应证 可用于癃闭中的尿潴留。

2. 操作方法 用皂角、细辛、半夏、胆矾各等分共研细末，用空心小管挑药末朝鼻腔吹入，使患者喷嚏连作，则小便自出。

3. 疗法特点 简便易行。

4. 注意事项 重度尿潴留患者应及时导尿。

5. 临床应用

董国良用蟾酥研细再用空心管挑少许朝鼻腔取嚏治疗结石阻塞性癃闭；用皂荚、细辛、半夏、胆矾各等分共研细末，再用空心小管挑药末少许朝口腔吹入即喷嚏带呕治疗前列腺增生性癃闭。

六、中药灌肠法

1. 适应证 各型癃闭。

2. 操作方法 处方：生大黄、生牡蛎、六月雪、丹参各 30g，方法：上药浓煎约 120mL，高位保留灌肠，约 2 小时后，用 300 ~ 500mL 清水，清洁灌肠，每日 1 次，10 日为 1 个疗程。

3. 疗法特点 疗效确切，方法简单，费用低廉，不需要大型医疗设备。

4. 注意事项

（1）掌握灌肠的温度、浓度、流速、压力和液量。

（2）灌肠过程中注意观察患者反应，若出现面色苍白、出冷汗、剧烈腹痛、脉速、心慌、气急等，立即停止灌肠并通知医生进行处理。

（3）禁忌证：急腹症、消化道出血、妊娠、严重心血管疾病等不宜灌肠。肛门、直肠、结肠手术后患者及排便失禁的患者禁用保留灌肠。

（4）操作时尽量少暴露患者肢体，保护患者自尊心，并防止受凉。

5. 临床应用

白剑峰慢性肾衰竭病例60例，随机分成对照组12例，灌肠组48例，对照组予西医常规治疗，灌肠组在西医常规治疗基础上辨证使用中药灌肠，结果对照组肌酐较入院时总体上有所升高，而灌肠组治疗较入院时有所下降。

魏恒法将早中期慢性肾衰竭患者65例随机分为治疗组33例和对照组32例，两组均给予常规对症治疗，治疗组在此基础上加用中药灌肠治疗，4周后观察并对比两组的临床疗效和患者相关肾功能指标的变化。结果治疗后治疗组以上指标水平明显低于对照组。

中医外治法治疗尿潴留方法众多，主要机制是调理相关脏腑及经络的功能，达到利水渗湿、化气行水、调理气机、通利水道的目的。然而，各方法的优劣尚难以比较，还应进一步深入探讨。

参考文献

［1］覃红曼.针刺加电针治疗产后尿潴留临床观察［J］.内蒙古中医药，2013，19（40）：88-89.

［2］陈艳平，毕大卫，王辉，等.针灸治疗骨科术后尿闭56例临床观察

[J].甘肃中医学院学报，2014，31（6）：63-65.

[3]郭淑颖.针灸治疗急性尿潴留疗效观察[J].中医临床研究，2011,3(15)：58-59.

[4]王丽钧，朱其卉.莱菔子敷贴神阙穴治疗术后尿潴留[J].湖北中医杂志，2007，29（5）：31.

[5]张凯.白矾外用治疗急性尿潴留[J].中医外治杂志，2011，20（5）：35.

[6]马翠平.耳穴贴压治疗肛肠疾病术后尿潴留的疗效研究[J].河北中医药学报，2014，29（1）：36-37.

[7]王迎霞.耳穴压豆治疗痔、瘘术后尿潴留474例效果比较[J].内蒙古中医药，2013，29（42）：37.

[8]高强强.艾灸治疗肛肠病术后尿潴留56例[J].河南中医，2014,34(10)：2034-2035.

[9]徐书英.艾灸治疗骨科术后尿潴留23例临床观察[J].江苏中医药，2014，46（3）：63-64.

[10]董国良，董小青，董胜青，等.取嚏通利法外治癃闭证[J].中医外治杂志，1996，2：32.

[11]白剑峰，林培贤.中药灌肠治疗慢性肾衰竭[J].中医临床研究，2011，3（3）：86-87.

[12]魏恒法.中药灌肠治疗早中期慢性肾衰竭的疗效分析[J].中国医学创新，2013，10（24）：49-51.

（杨　蕾）

第四节 遗 精

遗精是指成年男性非性活动时精液自行泄出，且次数频繁，每周 2 次以上，甚则在清醒状态下"见色流精"的一种病证，患者往往伴有头昏、神疲、不寐等症状。西医学中神经衰弱、生殖系统炎症出现以遗精为主要症状者，可与本病互参。遗精初起，以实证多见，日久不愈，可由实转虚，或现虚实夹杂之证。病程日久，可兼见早泄，或致阳痿。本病预后较佳，但若调摄不当，或失治，也可致使久延不愈，甚至发展成虚劳。

中医认为，遗精与心、肝、肾三脏密切相关。欲念不遂，君相火旺，水不济火，或恣情纵欲，房事过度，致肾阴虚损，阴虚火旺，相火偏亢，虚火妄动，下扰精室，迫精外泄；或思虑过度，损伤心脾，脾气虚陷，气不摄精，精关失守，亦致遗精；再者，恣食肥甘厚腻，损伤脾胃，湿热内蕴，或性事不洁，湿热外侵，循经上沿，皆可扰动精室，引起精液自遗。

辨证施治，当首先辨清虚实：以疾病之新久为依据，大抵初病多实证或虚实夹杂证，其以心火、肝郁、湿热、心肾不交者居其大半；久遗多虚证，肾虚、心脾两虚者居多；其次要区分脏腑：用心过度，有梦而遗者，多责之于心，精关不固，无梦滑泄者多责之于肾，但也不宜一概而论。本病常用外治法有穴位埋针、贴敷、穴位注射、推拿、导引等。

一、穴位埋针疗法

1. 适应证 心肾不交、肾气不固、湿热下注等各型遗精。

2. 操作方法 取列缺穴，常规消毒皮肤后，用 28 号 1 寸不锈钢针，逆经脉循行方向平刺入穴位，以局部产生酸麻胀感为度，令患者取不同姿势活动无影响时，以胶布固定。每周埋针 3 次，左右交替进行，留针 12 ~ 18 小时，一般多于晚 6 ~ 7 时埋针，至次日 8 ~ 12 时取下。每天睡前在胶布上按压数次，以加强针感，2 周为 1 个疗程。

3. 疗法特点 该法通过针刺入皮肤后，固定留置一定的时间，给皮肤以弱而长的刺激，以达到调整脏腑功能、防治疾病之目的。

4. 注意事项

（1）注意埋针局部皮肤的消毒。热天汗出较多，尤须注意防止发生感染。

（2）埋针前应对针体做仔细检查，以免发生折针事故。

（3）过度劳累、饥饿、精神紧张的患者，不宜立即埋针，需待其恢复后再埋针。

（4）穴位埋针后，若患者感觉刺痛或妨碍活动时，应将针取出重埋。

5. 临床应用

刘喆、徐永文等均报道采用列缺穴埋针治疗遗精，取得了满意疗效。

二、贴敷疗法

1. 适应证 可用于心肾不交、肾气不固、湿热下注等各型遗精。

2. 操作方法 ①取五倍子、白芷各 10g，共炕脆研为极细粉末，用醋和水各等分调成面团状，临睡前敷肚脐（神阙穴），外用消毒纱布盖上橡皮膏固定，每日 1 换，连敷 3 ~ 5 日。②将五倍子磨细成粉，用生理盐水调稀成糊状，再将糊状五倍子浆调与 3 ~ 4cm 的普通胶布上贴敷于四满穴（脐下 2 寸，旁开 0.5 寸）。每 3 天换 1 次，每 3 次为 1 个疗程，连续治疗 2 ~ 3 个疗程。③取黄柏、知母、茯苓、枣仁各 20g，五倍子 30g，上药研细末混匀，置瓶备用。每晚睡前用酒精等清洁脐部，取制备好的药物约 10g 加蜂蜜调成糊状捏成圆形药饼，贴于脐窝，上覆清洁塑料薄膜一块，外盖纱布，胶布固定。第二晚洗去前药，再如前法局敷。连续敷贴 10 次为 1 疗程。

3. 疗法特点 该法属于灸法的延伸，通过将某些药物贴敷于特定的穴位表面，起到腧穴刺激作用，并可使药物在特定部位的吸收，发挥明显的药理作用，其简便易行，使用安全，副作用小。

4. 注意事项

（1）药物贴敷后需观察局部皮肤，如有丘疹、奇痒或局部肿胀等过敏现象时，停止用药，并将药物擦拭干净或清洗，防止继发感染。一旦有感染发生，须对症处理。

（2）如贴敷处出现烧灼或针刺样剧痛，患者无法忍受，应提前揭去药物。

（3）夏季贴敷时间应相对缩短。

5. 临床应用

侯宪良等自制止遗丹治疗遗精，取刺猬皮、五倍子、龙胆草、知母、黄柏、丹皮各 20g，共为细末，临睡时取药末 10g 以唾液调成稠糊状敷脐，取得了较好疗效。

三、穴位注射疗法

1. 适应证　心肾不交、肾气不固、湿热下注等各型遗精。

2. 操作方法　选取关元、中极，采用维生素 B_1 注射液 50mg 或当归注射液 2mL，轮流注入上述穴位，每穴 0.5 ~ 1mL，进针后针感传向前阴部或阴茎，无回血，再注药。隔日 1 次，10 次为 1 个疗程。

3. 疗法特点　可将针刺刺激、药物性能及对穴位的渗透作用相结合，发挥其综合效应。

4. 注意事项

（1）严格遵守无菌操作规则，防止感染。

（2）应该向患者说明穴位注射疗法的特点和注射后的正常反应：如注射局部出现酸胀感、4 ~ 8 小时内局部有轻度不适，或不适感持续较长时间，但是一般不超过 1 天。

（3）使用前应该注意药物的有效期，并注意检查药液有无沉淀变质等情况，如已变质即应停止使用。

（4）躯干部穴位注射不宜过深，防止刺伤内脏。

（5）年老体弱及初次接受治疗者，最好取卧位，注射部位不宜过多，用药剂量可酌情减少，以免晕针。

5. 临床应用

郭海龙采用会阴穴封闭疗法治疗遗精，方法：会阴穴常规消毒后，取适量0.25%盐酸普鲁卡因注射液、654-2注射液，注射器针刺入会阴穴，深度不超过1.5cm，待患者有酸、麻、胀感，回抽无血后缓慢注入药液，疗效确切。

四、推拿疗法

1. 适应证　心肾不交、肾气不固、湿热下注等各型遗精。

2. 操作方法　①患者仰卧，医者立于其侧，先用手掌轻援地抚按小腹，以使热气深透内部；再用食指或中指揉、按、掐中极、中脘、气海、关元、曲骨等穴；用中指端点按会阴；两拇指合并，由轻而重地从曲骨向中极、关元、气海推擦，最后拿三阴交及下肢肾经。②患者俯卧，医者用左手泻心俞、肝俞等穴；另用右手补肾俞、脾俞、胃俞；最后按揉命门，摩擦肾俞，提捏肾俞。每次30分钟，每日1次，7天为1个疗程。

3. 疗法特点　医者运用自己的双手作用于患者特定的部位和穴位，通过推、拿、按、揉、点等形式多样的手法，达到疏通经络、推行气血、调和阴阳的目的，属于自然疗法，具有简便易行、安全有效的特点。

4. 注意事项

（1）过饥、过饱、酗酒或过度疲劳时不宜进行推拿。

（2）推拿时要心平气和，身心放松。

（3）为了加强疗效，防止皮肤破损，推拿时可选用滑石粉、香油、按摩乳等作为润滑剂。

（4）掌握常用穴位的取穴方法和操作手法，以求取穴准确，手法正确。

（5）用力要恰当。年老体弱、久病体质较差者，推拿手法要轻柔，可适当增加按摩次数，延长按摩时间；身材高大、肥胖者，手法要稍重，用适当加重手法的办法，以防力度过小起不到应有的刺激作用。

（6）应遵循循序渐进的原则，推拿手法的次数要由少到多，推拿力量由轻逐渐加重，推拿穴位可逐渐增加。

（7）要把握推拿治疗的时间，每次以 20 分钟为宜。开始时可每日推拿 1 次，见效后，可隔天推拿 1 次。

（8）推拿后有出汗现象时，应注意避风保暖，勿受风寒侵袭。

五、导引疗法

1. 适应证　心肾不交、肾气不固、湿热下注等各型遗精。

2. 操作方法　①以卧位为主，病者仰卧床上，头枕高，两腿自然伸直，两脚跟靠拢，两手置于两胯旁。姿势自然、舒适，两眼轻闭，舌抵上颚、排除杂念，体态松静。呼气时将肛门用意念轻轻上提，同时小腹贴向命门，吸气时用意念引气上行，由尾闾沿脊柱直达脑后玉枕到百会，稍停，随后呼气用意念引气下行至丹田，使用意念要淡，不能太浓。如此往返 36 次。②意念守于丹田片刻，以右手指搭在左手背上，左手手心按在肚脐上，双手同时用劲，先顺时针转擦 36 次，再逆时针转擦 36 次。转擦之后，双手尖并在一起，上从剑突起下至小腹底耻骨处，以丹田为中心，在肚腹上下推摩抒擦 36 次（一上一下为 1 次）。推抒向上时，小指较用力，其他指不用力。练功口诀"一擦一抽，左右换手，九九之功，真阳不走"。早晨起床和晚间睡前各练一次，每次以半小时至 1 小时。

3. 疗法特点　属于自然疗法，通过呼吸运动（导）与肢体运动（引）相结合，促进血气流通、脏腑功能调和，该法简便易行，无副作用。

4. 注意事项　以不疲劳为度，练功期间嘱患者调摄情志，起居有常、清淡饮食、忌辛辣厚味，戒烟酒，婚者节制房事。

参考文献

［1］刘喆．列缺穴埋针治疗遗精65例［J］．实用中医内科杂志，1992，6（3）：3.

［2］徐永文，徐淑云，付新运．列缺穴埋针治疗遗精46例［J］．中医药信息，2001，18（4）：44.

［3］黄宇康．五白散敷脐治疗遗精［J］．四川中医，1987，（4）：38.

［4］杨晓．五倍子外贴四满穴治疗遗精［J］．新疆中医药，1986，（4）：68.

［5］庄柏青．神阙穴敷贴治疗遗精症［J］．中医外治杂志，1995，（1）：21.

［6］侯宪良，庞保珍，刘祥英，等．遗止丹贴脐治疗遗精的临床观察［J］．黑龙江中医药，2004，（6）：33-34.

［7］徐恒泽．针灸学［M］．北京：人民卫生出版社，2002.

［8］郭海龙．会阴穴封闭疗法治疗遗精28例［J］．上海针灸，2004，23（11）：30.

［9］杨希贤．推拿治疗50例遗精初步观察［J］．上海中医药杂志，1962，（11）：30-31.

［10］吕立江．导引固精法治疗遗精［J］．按摩与导引，1991，（6）：17-18.

（吉　庆）

第五节 阳 痿

阳痿是指成年男子临房时，阴茎痿软不举，或举而不坚，或坚而不久，以致不能正常性交或完成性交全过程的一种病证，其病因有功能性和器质性之分。功能性阳痿在矫正不良因素后，尚属易治，但也容易反复；器质性阳痿治疗相对棘手，需加强原发病治疗。

中医认为，该病与肝、肾、心、脾功能失调关系最为密切。情志不遂，忧思郁怒，肝气郁结，疏泄不利，宗筋弛缓，遂病阳痿；湿热外侵，或恣食肥甘厚腻，脾胃湿热内生，熏蒸肝胆，循经下注宗筋，则阴器不用；青壮年相火偏旺，恣情纵欲，或老年房事不节，不知持满，致肾之精气虚损，精不化阳，宗筋失养，均可致玉茎不举；惊恐不释，伤及肾精，肾精破散，难充其力，或思虑过节，劳伤心脾，脾虚不运，君火内动，暗耗肾阴，亦常致阴茎痿软不举。

辨证施治，当首先辨清虚实：虚者，有阴虚、阳虚、心脾、心肾两虚之分；亦可因实而痿者，如肝气郁结证、湿热下注证、气滞血瘀证；虚实夹杂者，当扶正祛邪，标本兼顾。其次要区分脏腑：年青体壮者，病多在心、肝，治以调和心肝为主；年老体弱者，病多在脾、肾，治以调补脾肾为先，但也不宜一概而论。本病常用外治法有针灸、贴敷、穴位注射、足部反射区按摩、熏洗等。

一、针灸疗法

1. 适应证 命门火衰、心脾两虚、湿热下注型阳痿。

2. 操作方法 取穴：肾俞、命门、关元、三阴交。命门火衰加腰阳关；心脾两虚加脾俞、心俞、足三里；湿热下注加蠡沟、阴陵泉，去命门。取肾俞直刺1～1.5寸；取命门直刺，针尖稍微向上，进针1～1.5寸，局部发涨，或可向下传导；取关元向中极透刺1～1.5寸，令针感下达前阴和会阴部；取三阴交直刺

1~1.5寸，大幅度捻转数下，令针感上传，或下传至足，诸穴用毫针补法，加灸，艾炷灸每穴7~10壮。针刺每次30分钟，艾条灸每穴5~10分钟，每日1次，1~2周为1个疗程。

3. 疗法特点 辨证取穴，操作得法，效果佳。

4. 注意事项

（1）过度劳累、饥饿、精神紧张的患者，不宜立即针刺和艾灸，需待其恢复后再治疗。

（2）体质虚弱的患者，刺激不宜过强，艾炷不宜过大，并尽量采用卧位。

（3）避开血管针刺，以防出血。有自发性出血倾向或因损伤后出血不止的患者，不宜针刺。

（4）皮肤之感染、溃疡、瘢痕部位，不宜针刺和施灸；施灸过程中谨防烧、烫伤。

（5）进针时有触电感，疼痛明显或针尖触及坚硬组织时，应退针而不宜继续进针。

（6）针刺背、腹部等俞穴时，应掌握好针刺的角度、方向和深度，以免误伤。

5. 临床应用

韩宇健采用温针灸治疗阳痿，针刺穴位分2组：一组为关元、气海、中极、足三里，另一组为肾俞、肝俞、三阴交，两组腧穴交替使用，针刺过程中并在各穴位上加2壮艾灸，治疗后患者的主观症状明显改善，获效良好。

二、贴敷疗法

1. 适应证 命门火衰、肾阳亏虚型阳痿。

2. 操作方法 ①取小茴香、炮姜各5g，共研细末，加食盐少许，用蜂蜜调和，敷于肚脐，外用胶布贴紧固定，5~7天后弃去。②取蛇床子、菟丝子各15g，烘干，共研细末，过筛，蜂蜜调成膏，纱布包裹，敷曲骨穴，外用胶布贴紧固定，1～2天换药1次。③取细辛10g，吴茱萸30g，共为细末，适量加温水调成糊状，每晚睡前敷于脐部，用胶布固定，晨起取下。

3. 疗法特点 贴敷疗法是传统针灸和药物疗法的有机结合，其实质是一种融经络、穴位、药物为一体的复合性疗法，既有药物对穴位的刺激作用，又有药物本身的作用。通过辛温药物对特定穴位的刺激，有助于激发经气，调动经脉功能，调整气血运行。

4. 注意事项

（1）药物贴敷后需观察局部皮肤，如有丘疹、奇痒或局部肿胀等过敏现象时，停止用药，并将药物擦拭干净或清洗，防止继发感染。一旦有感染发生，须对症处理。

（2）如贴敷处出现烧灼或针刺样剧痛，患者无法忍受，应提前揭去药物。

（3）夏季贴敷时间应相对缩短。

5. 临床应用

李兴立采用神阙阴阳膏外敷治疗阳痿，药用蜈蚣0.5g，硫黄0.8g，马钱子0.5g，共研成细末，将少许的蛋黄油调成糊状，敷到肚脐之上，在外面用橡皮膏固定，敷3天后取出，间隔2天后行下1个疗程，每个疗程是10天，连续使用3个疗程，疗效良好，临床观察无不良反应出现。

三、穴位注射疗法

1. 适应证 命门火衰、肾阳亏虚型阳痿。

2. 操作方法 ①选关元、中极、肾俞（双），取维生素 B_1 注射液50mg，或丙酸睾丸素5mg，轮流注入上述穴位。每隔2～3天1次，4次为1个疗程。②选关元、石门、气海，取丹参、当归注射液各2mL混合后轮流注入上述穴位，偏肾虚者加肾俞、命门，偏湿热下注者加八髎、阴陵泉，每穴0.5mL。隔日1次，4次为1个疗程。

3. 疗法特点　穴位注射后，药物在穴位处存留的时间较长，故可增强与延长穴位的治疗效能，并使之沿经络循行以疏通经气，直达病所，充分发挥药物与穴位产生的协同作用，较快而有效地调整紊乱的性中枢。

4. 注意事项

（1）严格遵守无菌操作规则，防止感染。

（2）应该向患者说明穴位注射疗法的特点和注射后的正常反应：如注射局部出现酸胀感、4~8小时内局部有轻度不适，或不适感持续较长时间，但是一般不超过1天。

（3）使用前应该注意药物的有效期，并注意检查药液有无沉淀变质等情况，如已变质即应停止使用。

（4）躯干部穴位注射不宜过深，防止刺伤内脏。

（5）年老体弱及初次接受治疗者，最好取卧位，注射部位不宜过多，用药剂量可酌情减少，以免晕针。

5. 临床应用

唐喜等治疗心因性阳痿患者，药用人绒毛膜促性腺激素（HCG）、维生素 B_1、维生素 B_{12} 于肾俞、关元、中极进行穴位注射，每3天1次，10次为1个疗程，疗效显著，尤其对轻中度患者疗效更佳。

四、足部反射区按摩疗法

1. 适应证　命门火衰、中气不足、惊恐伤肾型阳痿。

2. 操作方法　在按摩治疗前，先用温水浸泡双足20分钟后擦干，并备300~500mL温开水，边按摩边饮用。根据患者不同症状辨证按摩足部反射区：①命门火衰型：依次按摩基本反射区（肾、输尿管、膀胱）和主要反射区（肾上腺、性腺、睾丸）。配穴：灸命门，掌摩关元，灸足大趾端龟头穴。②中气不足型：依次按摩基本反射区、主要反射区同前。配穴：摩揉中脘，点按足三里，灸足大趾端龟头穴。③惊恐伤肾型：依次按摩基本反射区、主要反射区同前。配穴：掐揉内关、神门，灸足大趾端龟头穴。每日1次，每次30分钟，7天为1个疗程。

3. 疗法特点　足部反射区可以反映对应脏腑器官的生理病理信息，运用按摩手法刺激这些反射区域，可以调节人体各部分的机能，达到防病治病之目的。该法简便易行，疗效可靠。

4. 注意事项

（1）按摩时室内温度以24～25℃为宜，室内相对封闭，没有流动风。

（2）避免过饱、过饥，不宜在饭前半小时和饭后1小时内按摩。

（3）按摩过程中患者可饮用温开水300～500mL，有利于气血的运行，增强按摩效果。

（4）在进行足部按摩时，手法要灵活，按压区位时，要进行适度持续性的刺激，有正常的压痛感最好，应以反射区内压痛最敏感部位为重点。

（5）有出血倾向的患者可能导致局部组织内出血，应慎用。

（6）进行足部按摩的时应避开骨骼突起处及皮下组织较少的反射区，以免挤伤骨膜，造成不必要的损伤。

五、熏洗疗法

1. 适应证　命门火衰、肾阳亏虚型阳痿。

2. 操作方法　取蛇床子30g，藿香30g，露蜂房15g，丁香10g，肉桂15g，共研成粗末，装入纱布袋内。用瓷盆加水3500mL浸泡1小时，先用急火煮沸，然后改用文火煎至2500mL备用。患者趁热骑在盆上，用药熏蒸阴囊及小腹，待药温下降至可以将手浸入时，用手撩药液淋洗阴囊及前阴。待药温适宜时行坐浴，并用药液淋熨小腹。每日1次，睡前用。15天为1个疗程，间隔为3天。

3. 疗法特点　借助药力和热力，通过皮肤、黏膜作用于肌体，促使腠理疏通、脉络调和、气血流畅，从而达到治疗疾病的目的。

4. 注意事项

（1）此法对未生育及有生育要求的患者禁用。

（2）熏洗时要趁热熏洗，但要注意掌握药液温度，防止烫伤皮肤。

（3）患处熏洗后要及时用干毛巾擦干，注意保暖，勿受风寒侵袭。

参考文献

［1］张绍舜.阳痿的综合防治［M］.太原：山西科学技术出版社，1994.

［2］韩宇健.温针灸治疗阳痿30例临床观察［J］.长春中医药大学学报，2011，（6）：1017-1018.

［3］熊鹏飞.小茴炮姜敷脐治阳痿［J］.新中医，1985，（12）：23.

［4］冷长春，王琼.吴茱萸细辛敷脐治阳痿［J］.中国民间疗法，1997，（3）：13-14.

［5］李兴立.神阙穴阴阳膏外敷治疗阳痿的疗效观察［J］.中国卫生产业，2014，10（5）：88-89.

［6］徐恒泽.针灸学［M］.北京：人民卫生出版社，2002.

［7］崔云.中药穴位注射治疗阳痿的临床观察［J］.上海中医药杂志，1990，（11）：16.

［8］唐喜，梁季鸿，万良.穴位注射治疗心因性勃起功能障碍39例［J］.广西中医药，2016，39（1）：23-24.

［9］徐学生.按摩足部反射区巧治阳痿［J］.双足与保健，1999，（1）：33.

［10］李新民，高彩芝.觉春汤熏洗治疗阳痿［J］.河北中医，1995，17（2）：33.

（吉　庆）

第六章 气血津液病证

6

第一节 郁 证

郁证是由于情志不舒、气机郁滞所致，常见有心情抑郁、情绪不宁、胸部满闷、胸胁胀痛，或易怒易哭，或咽中如有异物梗塞等症状。根据郁证的临床表现及其以情志内伤为致病原因的特点，主要见于西医学的神经衰弱、癔症及焦虑症、抑郁症等精神心理疾病。郁证的病因总属情志所伤。七情过极，刺激过久，超过机体调节能力，导致情志失调，尤以悲忧恼怒最易致病。发病病位在肝，涉及心、脾、肾；病理性质初期多实，以气、血、湿、痰、食、火六郁邪实为主，又以气机郁滞为病理基础，日久由实转虚，或心肾阴虚火旺，或心脾气血两虚。郁证病机为肝失疏泄、脾失健运、心失所养、脏腑气血阴阳失调。

中医外治法治疗郁证，是在辨证论治的基础上运用药物或非药物治疗方法作用于皮肤、经穴上，以达理气解郁、调畅气机之效。常用的方法有针灸、火罐、耳穴、头皮针、穴位贴敷、穴位注射等。

一、针灸疗法

1. 适应证 各型郁证。

2. 操作方法 主穴：水沟、内关、太冲、神门、通里，配穴当辨证选穴。肝气郁结证：配期门、阳陵泉；心脾两虚证：配三阴交、心俞、脾俞；心肾阴虚证：配太溪、心俞、肾俞；痰气郁结证：配丰隆。患者取合适体位，充分暴露治疗部位，进行常规消毒后施以针刺。取水沟穴向鼻中隔方向斜刺 0.3 ~ 0.5 寸，得气后，用雀啄泻法以患者能耐受为度；取背俞穴（心俞、脾俞）时，毫针斜向脊柱刺入 1 ~ 1.5 寸，得气后，施捻转补法；其余穴位毫针直刺 1 ~ 1.5 寸，得气后，施提插泻法或平补平泻，留针 30 分钟，亦可针灸并施。每日 1 次，2 周为 1 个疗程。

3. 注意事项

（1）过度疲劳、饥饿、精神紧张、对针灸有恐惧者的患者，不宜立即施治。

（2）体质虚弱的患者，刺激不宜过强，尽量采用卧位。

（3）有自发性出血倾向或因损伤后出血不止的患者，不宜针刺。

（4）皮肤之感染、溃疡、瘢痕部位，不宜针刺。

（5）妇人怀孕3个月内，不宜针刺小腹部穴位；怀孕3个月以上，腹部、腰骶部腧穴均不宜针刺；怀孕期间禁刺三阴交；孕妇的腹部和腰骶部禁灸。

（6）重要内脏和大血管附近腧穴应采取合适的针刺角度、深度和方向，且大血管处不宜使用直接灸。

（7）针刺背俞穴应注意角度、方向和深度，不宜大幅度提插、捻转或长时间留针。

（8）进针时有触电感，疼痛明显或针尖触及坚硬组织时，应退针而不宜继续进针。

（9）施灸时要注意安全，防止烧烫伤。

4. 临床应用

杜元灏等提出郁证病机为"脑神失调，肝失疏泄"，确立"调神疏肝"治疗原则，提出调神疏肝刺法（选穴：百会、风府、水沟、印堂、四神聪、太冲、肝俞）治疗郁证，并与传统针刺法和西药治疗进行对照研究，发现调神疏肝刺法的疗效与西药相近，且无明显副作用，创立针刺治疗郁证新的治疗体系。

李博超认为郁证是由情志不舒引起的五脏功能失调，其将心俞、肺俞、脾俞、肝俞、肾俞合称五脏俞，将魂门、神堂、意舍、魄户、志室五穴合称"五志穴"，提出针刺五脏俞配合"五志穴"可以调节五脏气血，畅达情志，以理气解郁。

二、耳针疗法

1. 适应证 各型郁证。

2. 操作方法 选穴：心、肝、肾、神门、交感、皮质下、内分泌，如上述穴位疗效欠佳，可选择敏感点。用探针等物用轻、慢、均匀的压力寻找压痛点，当压到敏感点时，患者会出现皱眉、呼痛、躲闪等反应，挑选压痛最明显一点或二三点为治疗点。

每次选 3 ~ 4 穴，令患者轻揉一侧耳郭 2 分钟，常规消毒后以毫针刺，轻刺激，每日 1 次，留针 30 分钟，10 次为 1 个疗程。或将王不留行籽 1 粒置于 0.5cm×0.5cm 胶布上，分别贴在所选穴位，每次只贴一侧耳，左右耳交替，嘱患者每日自行按压穴位 3 ~ 4 次，每次 5 分钟，按压程度以患者耐受为度，每 3 ~ 5 日更换 1 次，2 周为 1 个疗程。

3. 疗法特点 简便易行，可持续刺激穴位。

4. 注意事项

（1）防止胶布潮湿，按压不能过度用力，以不损伤皮肤为度，以免引起皮肤炎症。

（2）夏季汗多，宜勤换；冬季冻疮及耳郭炎症者不宜贴敷。对胶布过敏者忌用。

（3）定时按压比不定时按压效果好，耳压后有酸、麻、胀、痛、灼热感者效果好。

（4）对过度饥饿、疲劳、高度紧张、年老体弱者按压宜轻，一般患者宜中度刺激。

（5）复诊治疗前取掉粘有压丸的胶布，清洗耳郭，局部肿胀或表皮溃烂者涂擦紫药水，已感染者及时对症处理。

5. 临床应用

刘瑞等将抑郁症归属于"郁证"范畴，采用西药治疗基础上，配合耳穴贴压

（神门、心、脾、肝、皮质下、交感）疗法治疗本病心脾两虚型，并与单纯西药组对比，结果发现，耳穴贴压疗法配合西药疗效远优于单纯西药治疗，且治疗初期能明显改善抑郁症伴失眠患者的睡眠状态，从而提高患者的依从性。

三、电针疗法

1. 适应证 各型郁证。

2. 操作方法 选穴：百会、水沟、内关、太冲、神门、通里、足三里、阳陵泉、三阴交、太溪。

患者取合适体位，充分暴露施治部位，每次选穴 2 ~ 4 对，常规消毒后施以针刺（针刺方法同针灸疗法）。针刺得气后，接通电针仪，采用疏密波型，每次20 分钟。每日 1 次，10 次为 1 个疗程。

3. 注意事项

（1）电针仪使用前需检查性能是否完好。

（2）使用前，电流需归零。调节电流时，应从零开始，逐渐由小到大，调至患者可耐受的程度，不可突然增强，防止肌肉强烈收缩，造成弯针、折针或晕针，尤以年老体弱者更需注意。

（3）电针仪最大输出电压在 40V 以上者，最大输出电流需控制在 1mA 以内，防止触电。

（4）电针仪应接于同侧肢体的穴位（头部除外）上，避免电流回路通过心脏。

4. 临床应用

何林丽等用电针（百会、印堂、神庭、神门等穴）配合重复经颅磁刺激治疗本病，结果为该疗法对改善患者焦虑和抑郁状态均有显著疗效，并可缩短治疗周期。

四、拔罐疗法

1. 适应证 心神失养和心脾两虚型郁证。

2. 操作方法 施术部位为背部督脉及足太阳膀胱经循行部位。患者俯卧位，暴露背部用镊子夹住 95% 酒精棉球，点燃后在火罐内壁中段绕 1 ~ 2 圈，迅速退出后及时将火罐叩在施术部位上，并停留 10 ~ 15 分钟。每日 1 次，10 日为 1 个疗程。

3. 疗法特点 通过负压刺激，促进局部血液循环，加强新陈代谢，加速排除体内废物、毒素，改善局部组织的营养状态。

4. 注意事项

（1）拔罐应选择肌肉丰满部位。

（2）操作迅速，方能吸附有力。

（3）注意防止灼烫伤患者皮肤。

（4）皮肤局部破溃、水肿或大血管分布部位，不可拔罐。

5. 临床应用

孙蓉新运用针刺（主穴：百会、神庭、膻中、风池、内关、神门、三阴交）配合拔火罐（从督脉经大椎穴起至腰阳关穴和足太阳膀胱经从大杼穴至大肠俞连拔火罐）方法治疗郁证，疗效甚佳，提出针刺火罐并用，功可补肝肾、健脾胃，宁心解郁，安神定志。

五、穴位贴敷法

1. 适应证 各型郁证。

2. 操作方法 通过辨证论治选取相应经络的腧穴，或在病灶局部选择适当的阿是穴组方取穴贴敷，组方取穴宜少而精，一般不超过 2 ~ 4 个穴。根据不同证型选择药物，肝气郁结证：柴胡、香附、枳壳等，痰气郁结证：厚朴、半夏、茯苓等，心脾两虚证：党参、白术、当归等，心肾不足证：熟地黄、山茱萸、五味子等。将药物研成粉末，以姜汁、香油等调成膏状，用油膏刀或小木棍将药物均匀摊在穴位贴敷贴中间，薄厚适中，贴在穴位上。每天1次，10天为1个疗程。

3. 疗法特点　发挥腧穴和药物的双重作用，调节机体免疫系统、神经系统、循环系统等各方面功能，提高免疫力，恢复人体生理功能，达到防病治病的目的。

4. 注意事项

（1）孕妇禁用。

（2）过敏体质者或对药物、敷料成分过敏者慎用。

（3）贴敷部位皮肤有创伤、溃疡者禁用。

（4）治疗期间禁食生冷、海鲜、辛辣刺激性食物。

（5）敷药后尽量减少出汗、注意局部防水。

5. 临床应用

邵永东用中药穴位贴敷配合针灸疗法治疗郁证50例，药物选择根据患者辨证分型选用，贴敷穴位选用心俞、肝俞、脾俞、肾俞，针灸穴位为风池、神庭、百会等，每日1次，10日为1个疗程，治疗4～6疗程，取得明显疗效，总有效率达90.0%，并能提高郁证患者生存质量。

六、穴位注射法

1. 适应证　各型郁证。

2. 操作方法　注射穴位：背俞穴。常用药物：维生素B_1注射液，维生素B_{12}注射液、当归注射液、黄芪注射液等。患者俯卧位，充分暴露背部，穴位局部消毒后，持注射器抽取一种药液0.5～1mL，对准穴位快速刺入皮下，将针缓慢推进，达到一定深度（患者产生得气感），若回抽无血，便可将药液注入。每日1次，6～10次为1个疗程。

3. 疗法特点　发挥药物和经穴的双向作用，使药效得到加强，并更迅速、持久。

4. 注意事项

（1）严格无菌操作，防止感染。

（2）凡能引起过敏反应的药物，须先做皮试。

（3）一般药液不宜注入关节腔、脊髓腔和血管内，并注意避开神经。

（4）注射器如有漏气，针头有钩毛者，均不能使用。

5. 临床应用

赵秀敏等采用背俞穴穴位注射法配合体针辨证治疗郁证，注射选穴：心俞、肝俞、脾俞、胃俞、肾俞、三焦俞，均取双侧；注射药液：维生素 B_1 注射液，维生素 B_{12} 注射液，当归注射液，黄芪注射液混合药液 5mL；体针选穴：四神聪、安眠、内关、神门、足三里、三阴交、太冲、照海、申脉，均取双侧，结果显示，穴位注射配合体针治疗郁证，总有效率达 100%，远优于单纯体针治疗。

七、头皮针疗法

1. 适应证 郁证的各种证型。

2. 操作方法 选穴：头部穴位，如百会穴、四神聪穴等。患者坐位，局部常规消毒。用 1.5 寸毫针，针与头皮成 30°夹角快速刺入头皮下，达帽状腱膜下层后使针与头皮平行捻转进针，留针 30 分钟。每日 1 次，10 日为 1 个疗程。

3. 疗法特点 运行气血、平衡阴阳、舒经通络、扶正祛邪。

4. 注意事项

（1）严格消毒，防止感染。

（2）头针刺激强，刺激时间较长，需防晕针。

5. 临床应用

李书剑等总结多年临床经验，提出郁证是以精神状态异常伴气血阴阳失衡为主的疾病，治疗当从神论治，采用头皮针与体针相结合的方法。选穴当以神为基，操作当以神为本。选穴多首选头部穴位，如四神聪穴、额中线、额旁 1 线（右）、额旁 2 线（左）（国际头皮针穴位标准方案）为主穴，配合神庭、神门、神户、神道等经验用穴，体针随证型选用，取得了良好的疗效，为针灸治疗郁证提供了新的思路。

参考文献

［1］杜元灏，李桂平，颜红，等.调神疏肝法治疗郁证的临床研究［J］.中国针灸，2005，3（25）：151-154.

［2］李博超.浅谈针刺五脏俞配合"五志穴"治疗郁证［J］.河南中医，2014，5（34）：943-944.

［3］刘瑞，刘群霞.耳穴贴压治疗心脾两虚型抑郁症伴失眠的临床疗效观察［D］.郑州：河南中医学院，2014.

［4］何林丽，郑重，蔡定均，等.电针结合重复经颅磁刺激治疗焦虑抑郁共病随机对照研究［J］.中国针灸，2011，31（4）：294-298.

［5］洪寿海，吴菲，卢轩，等.拔罐疗法作用机制探讨［J］.中国针灸，2011，31（10）：932-934.

［6］孙蓉新.针刺火罐并用治疗郁证［J］.四川中医，2006，7（24）：105.

［7］邵永东.中药穴位敷贴配合针灸治疗郁证 50 例疗效观察及护理［J］.齐鲁护理杂志，2013，19（21）：86-87.

［8］李书剑，孔尧其.孔尧其主任针灸从神论治郁证经验总结［J］.陕西中医药大学学报，2016，4（39）：40-42.

［9］孔尧其.头皮针治疗郁证的经验［J］.中医杂志，1996，8（19）：472.

（汪　洋）

第二节 厥（脱）证

厥脱是厥和脱的统称，常合并出现，厥为脱之轻证，脱为厥之变证，均为临床上危急证候。临床多表现为面色苍白或发绀，四肢厥逆，出冷汗，神情淡漠或烦躁，甚至猝然昏倒，不省人事，神昏少尿，脉微欲绝等。厥脱之证类同于西医学的休克，包括感染性休克、低血容量性休克、心源性休克、过敏性休克、神经源性休克等。单纯厥证涉及病因众多，如厥证包括临床上各种原因如休克、中暑、低血糖昏迷、癔症、高血压脑病等出现晕厥患者，不属本篇讨论范畴。

厥脱之证病机演变较快，发生于各种疾病的危重阶段，厥证进一步发展可致阴阳离决致脱的危候。经治疗后，若呼吸比较平稳，脉象有根，表示正气尚强，预后良好。反之，若救治不力，阳气亡脱，阴精耗竭，气息微弱，或见昏聩不语，手足厥冷，脉象沉伏如一线游丝，或散乱无根，或人迎、寸口、跌阳之脉全无，多属危候，预后不良。

西医治疗以抗休克、升压、治疗原发病、补液、抗感染、纠正水电解质酸碱紊乱、防止并发症等治疗为主，如治疗不及时可致多脏器衰竭，预后欠佳。

中医认为该病主要由六淫、瘟疫邪毒、大汗、大吐、大泻、亡血失精、情志内伤、劳累过度、心悸、怔忡以及其他如创伤、药物过敏、毒物所伤等所致气机逆乱，升降失常，阴阳之气不相顺接，甚至阴阳离决引起。《类证治裁》即认为"吐衄暴崩，及产后血大脱，则气随之，故猝仆"，"纵欲竭精，精脱于下，气脱于上"。治疗以及时救治、回阳固脱、醒厥救逆为首要原则。《景岳全书》"厥逆之证，危证也"。徐灵胎评《临证指南医案·脱》云"脱之名，惟阳气骤越，阴阳相离，汗出如珠，六脉垂绝，一时急迫之证，方名脱"，若救治不力则阴精耗竭，阳气亡脱，致阴阳离决成为危候。中医外治法抢救厥脱证患者通过紧急循经以手法或穴位操作、局部给药等，简单快速，疗效明确，配合常规药物，协同现代西医治疗效果将更佳。本病常用外治法有针刺、灸法、指压、耳针等方法。

一、针刺疗法

1. 适应证 各型厥脱证。

2. 操作方法 主穴取素髎、水沟、内关、足三里，素髎、水沟强刺激泻法，捻转约 15 分钟，内关、足三里毫针刺用补法。配穴：阴脱者加太溪、涌泉，阳脱者加百会、气海、神阙、关元，汗出多者加合谷、复溜，汗出肢冷加大椎、命门、三阴交，二便失禁者加会阴、肾俞，关元、气海、大椎、百会可配灸法，重灸 10 ~ 20 壮，余穴可用补法或温针灸，留针 30 分钟。

3. 疗法特点 针刺任脉穴素髎有升血压和降血压双重调节作用且作用较强，针刺水沟则有醒脑开窍强调节血压作用。

4. 临床应用

关新民等用家兔制作厥脱证动物模型探讨针刺治疗厥脱证与肾上腺素的调制作用和血氧水平及肺摄氧率的关系，实验研究发现电刺"人中""承浆"能使休克动物的血压逐渐回升，且能使输液的升压作用更明显和稳定，待休克 30 分钟输液后针刺组平均血压升高到 83.09mmHg，对照组为 74.00mmHg；且针刺"人中""承浆"疗法均能够有效调节厥脱证动物模型血液中儿茶酚胺含量、降低组织耗氧量及提高家兔动脉血含氧量。

李良元对于厥脱患者采用针刺人中、涌泉，并结合十宣放血，联合灸百会、神阙、关元、足三里，可迅速使血压升高约 20mmHg，取得了良好的临床疗效。

二、灸法

1. 适应证 阳气暴脱，寒厥阳亡型厥脱。

2. 操作方法 取神阙、气海、足三里、关元、百会、涌泉，用艾条悬灸以上诸穴，百会、足三里、涌泉灸 15 ~ 30 分钟，气海、神阙、关元可不拘时限，直至汗止、肢温、脉回；或重灸"五心"穴（百会、双劳宫、双涌泉），至神醒脉复为止。

3. 疗法特点 灸法具有回阳固脱的作用，《扁鹊心书》记载："真气虚则人病，真气脱则人死。保命之法，灼艾第一。"

4. 临床应用

刘鹏等探讨了"灸药结合方案"防治血液透析中低血压的有效性及发生率，评价其在控制透析中低血压（厥脱）中发生的作用。试验组在对照组西医常规治疗的基础上加用灸药结合防治方法，研究结果发现灸药结合方案能有效降低血液透析中低血压（厥脱证）的发生率。

三、指压法

1. 适应证 适应各种类型之厥脱证。

2. 操作方法 发病时紧急用拇指重力掐按人中、素髎、内关、神门等穴，按压约 1～3 分钟。

3. 疗法特点 手法简单迅速。

4. 临床应用

廖晓华对 45 例厥脱患者采用穴位按压人中、合谷、内关等穴，同时配合其他急救措施，结果治愈 31 例（68.9%），好转 11 例（24.4%），无效 3 例（6.7%），总有效率 93.3%。由此得出结论穴位按压治疗厥脱患者方法简单安全，疗效可靠，能起到急救作用，提高了抢救的成功率。

何燕妮等通过紧急手指重掐人中、双侧太渊、内关、间使、神门急救穴，双侧交替强刺激，并配合按摩极泉、膻中、心俞等急救穴位，成功救治了一位心源性厥脱患者。

陶功钦等运用手法治疗厥脱患者 263 例，方法为掐按人中穴，同时用拇中指重掐委中、承山，反复多次，直至患者神志清楚，血压回升后改用西药治疗。研究结果显示263例患者中，治愈172例（65.40%），有效52例（19.77%），无效39例（14.83%），总有效率为85.17%。

四、耳针

1. 适应证 各型厥脱证。

2. 操作方法 取心、枕、神门、肾上腺、皮质下、内分泌等穴。局部皮肤消毒后，两耳交叉取穴，取0.5寸长毫针迅速刺入穴位，用弱刺激，间歇捻转，留针1~2小时，每隔5分钟捻转1次。

3. 疗法特点 操作简单，对其他治疗有协同作用。

4. 临床应用

陈玉华等抢救过敏性厥脱患者通过针刺耳穴脑、枕、皮质下、肾上腺、心穴，并掐人中，针入20分钟，患者面色转红，呼吸平稳，血压回升，10分钟后生命体征渐稳。

五、热熨法

1. 适应证 阳气暴脱，寒厥阳亡型厥脱证。

2. 操作方法 取神阙、气海等穴。用盐、麦麸加醋炒热，布包热敷神阙、气海，放穴位之上熨之约每次60分钟，可间断多次操作。

3. 疗法特点 能够借助温热之力，将药物由表入里，通过皮毛腠理，循经运行，内达脏腑，调节阴阳，醒神开窍。

4. 注意事项 手法宜轻柔，注意患者皮肤是否有烫伤、擦伤等，局部皮肤溃烂、急性出血性疾病时禁用。

六、蒸醋熏法

1. 适应证 各型厥脱证。

2. 操作方法 食醋半斤置烧红的铁器内或炭块上，淬起醋烟，熏蒸患者口鼻。

3. 疗法特点 借药液轻清之气，口鼻吸入，通过黏膜迅速吸收而起全身作用，以达治疗目的。

4. 注意事项 注意观察患者神志。

参考文献

[1] 关新民，刘晓春.针刺治疗"厥脱证"机理初探[J].中国针灸，1989（1）：30–33.

[2] 李良元.浅谈急诊厥脱的诊治[J].现代中西医结合杂志，2003，12（15）：1636–1637.

[3] 刘鹏，邱模炎，王红，等.灸药结合防治血液透析中低血压（厥脱证）的临床研究[J].中华中医药杂志，2014（2）：553–558.

[4] 廖晓华.穴位按压治疗厥脱45例[J].现代医药卫生，2012，28（10）：1507–1508.

[5] 何燕妮，高祥福.突发胸痹伴脱证中医急救1例[J].浙江中医杂志，2014，49（9）：682.

[6] 陶功钦，郭惠英.手法在休克治疗中的应用[J].中医外治杂志，2008，17（6）：60.

[7] 陈玉华，隋秋珍，陈玉堂.耳针抢救过敏性休克2例[J].中华危重病急救医学，1992（4）.

（陈　娇）

第三节 痰 饮

痰饮是指体内水液输布、运化失常，停积于某些部位的一类病证。痰饮有广义与狭义之分。广义的痰饮包括痰饮、悬饮、溢饮、支饮。

痰饮的成因是外感寒湿、饮食不当和劳欲所伤，以致肺、脾、肾三脏功能失调，水谷不得化为精微输布全身，津液停积为患。

痰饮病的临床表现多端，与西医学中的慢性支气管炎、支气管哮喘、渗出性胸膜炎、慢性胃炎、心力衰竭、肾炎水肿等疾病有较密切的联系。

四饮所涉及的疾病较多，临床应注意结合相关实验室检查以明确诊断。如胸部 X 线以及 B 超探查、胸水常规，有助于渗出性胸膜炎的诊断；胸片或者胸部 CT、结核抗体检测、痰液相关检查，有助于肺结核（肺痨）的诊断。胃镜检查，有助于慢性胃炎、萎缩性胃炎等胃部疾病的诊断。颈静脉压增高，或者肺毛细血管楔嵌压升高，伴有心功能不全的临床表现，有助于左心衰或右心衰的诊断。尿常规检查，有助于急性肾小球肾炎的诊断。

痰饮的治疗以温化为原则。饮为阴邪，得寒则聚，得温则行，故通过温阳化气，可杜绝水饮之生成。《金匮要略·痰饮咳嗽病脉证并治》提出："病痰饮者，当以温药和之。"

本病的转归，主要表现在脾病及肺、脾病及肾、肺病及肾。如肾虚开阖不利，痰饮也可凌心、射肺、犯脾。另饮多为慢性病，病程日久，常有寒热虚实之间的转化。而且饮积可以生痰，痰瘀互结，证情更加缠绵。故应该注意对本病的早期治疗。本病常用外治法有穴位贴敷、脐疗、灌肠、沐浴、热熨、搐鼻等方法。

痰饮外治法

一、穴位贴敷疗法

1. 适应证 寒性呕吐。

2. 操作方法 藿香 20g，薄荷 12g，大腹皮 6g，枳实 6g 共研细末，生姜 12g 捣烂与前药调和，加菜油适量调成膏状，外敷贴关元、中脘、膻中，以纱布覆盖，胶布固定，每日 1 次，2 周为 1 个疗程。

3. 疗法特点 该方法通过药物刺激穴位，通过透皮吸收，作用直接。穴位贴敷疗法不经肠胃给药，无损伤脾胃之嫌，用药相对安全，并且简单易学，便于掌握推广，无创伤痛苦，疗效确切。

4. 注意事项

（1）应避免局部受压、潮湿。

（2）活动时注意动作不宜过大，防止膏药脱落。

（3）贴药时间视病情而定，夏天保留时间不宜过长。

（4）局部出现皮肤发红，起水疱、丘疹、瘙痒、糜烂时，停止使用。

二、脐疗法

1. 适应证 脾阳虚弱型痰饮。

2. 操作方法 姜半夏、白术、桂枝、砂仁各 150g，陈皮、茯苓各 100g，木香 60g，甘草 30g。将上药研细末，装瓶密封备用。用时每次取 0.5g 置脐孔内，再用麝香膏封闭脐孔，以药末不外露为度，2 日更换 1 次药物，10 次为 1 个疗程。

3. 疗法特点 脐是神阙穴的所在部位，为任脉的要穴。医学研究显示，脐部皮肤薄嫩，血管丰富，局部用药易透皮吸收，易充分发挥疗效。

4. 注意事项 局部皮肤过敏、感染、破溃者禁用。

悬饮外治法

一、外敷法

（一）温经涤痰法

1. 适应证 渗出性胸膜炎。

2. 操作方法 官桂、公丁香、生南星、樟脑、山奈各60g，猪牙皂、甘遂各30g，白芥子15g，将上药研细末，医用凡士林调成药膏，平摊于敷料之上，用胶布将敷料固定于胸膜炎一侧胸壁上。隔日换药一次，至胸水完全吸收。

3. 疗法特点 该方法通过药物刺激穴位，通过透皮吸收，作用直接。穴位贴敷疗法不经肠胃给药，无损伤脾胃之嫌，用药相对安全，并且简单易学，便于掌握推广。

4. 注意事项 局部皮肤过敏、感染、破溃者禁用。

5. 临床应用

刁哲欣等用悬饮贴膏外敷佐治恶性胸腔积液36例。将70例恶性胸腔积液患者随机分成两组，治疗组在西医治疗的基础上加用悬饮贴膏外敷。观察结果：治疗组有效率88.89%，对照组73.53%，两组比较差异有显著性。结论：药悬饮贴膏参与治疗恶性胸腔积液能有效促进积液吸收，抑制积液增长，并避免了内服的毒副作用。

（二）攻逐水饮法

1. 适应证 各型胸水。

2. 操作方法 生大黄、白芷、枳实、山豆根、石打穿各12g，甘遂、大戟、芫花、大枣各8g。将前5味研细末，后4味共煎中药，取60g药粉溶入50mL煎汁中，调和成药膏，外敷于肺俞及患处2~4小时，无皮肤反应者可适当延长。每日1次，用2日停1日。

3. 疗法特点 该方法通过药物刺激穴位，通过透皮吸收，作用直接。穴位贴敷疗法不经肠胃给药，无损伤脾胃之嫌，用药相对安全。

4. 注意事项 局部皮肤过敏、感染、破溃者禁用。

5. 临床应用

张柏盛观察十枣汤外用贴敷治疗胸腔积液2例，发现十枣汤去枣法外敷，起效较快，胸水消退快，但贴敷处皮肤容易出现发红、起疱等反应，不利于反复多次使用，对于皮肤耐受性较好的患者可选用此法。十枣汤不去枣法外敷，起效相对较慢，胸水消退也较慢，一般不会引发皮肤反应，可反复多次使用，对于皮肤耐受性差，胸水量较少者可选用此法。临床上两种方法可交替使用，开始可用十枣汤去枣法，"得快下后"，再用十枣汤不去枣法，既可很快消退胸水，又可减少药物对皮肤的不良反应，减轻患者的痛苦。十枣汤内服法一般可出现"二便利"，即小便量增加，大便泻下稀水，而十枣汤外敷法也可出现小便量微增，大便稍稀的现象。

二、脐疗法

1. 适应证 饮停胸胁。

2. 操作方法 甘遂、大戟各3g，巴豆霜1g，大枣5个。前3药研细末备用。用时取大枣煎水适量，取汤汁调和药粉成糊状敷脐，外用纱布固定，每日换药1次，10次为1个疗程。

3. 疗法特点 肚脐是神阙穴的所在部位，为任脉的要穴。医学研究显示，脐部皮肤薄嫩，血管丰富，局部用药易透皮吸收，便于充分发挥疗效。

4. 注意事项 局部皮肤过敏、感染、破溃者禁用。

三、灌肠法

1. 适应证 各种饮停胸胁证。

2. 操作方法 桑白皮、葶苈子（包）各 20g，紫苏子、姜半夏、瓜蒌皮、陈皮、椒目、茯苓各 15g，白芥子、大戟、甘遂各 5g。上药加水 500mL，煎取药汁 300mL，将中药药液缓慢滴入患者肠道，保留灌肠 30 ～ 60 分钟。每日 2 次，7 日为 1 个疗程。

3. 疗法特点

（1）药液与直肠黏膜接触面积较大，吸收迅速，达峰时间短，起效快，可获得与静脉注射相似的效果，有较高的生物利用度。

（2）避免了对胃部刺激，不经胃肠吸收，避免首过效应。

4. 注意事项

（1）注入速度不得过快过猛，以免刺激肠黏膜，引起排便反射。

（2）如用小容量灌肠筒，液面距肛门低于 30cm，换注洗器时，防止空气进入引起腹胀。

（3）避免直肠内液体反流；肛门、直肠、结肠等手术后患者、排便失禁者均不宜做保留灌肠；

（4）肠道病患者在晚间睡眠前灌入为宜。

溢饮外治法

一、沐浴法

（一）疏风发汗法

1. 适应证 慢性肾源性水肿。

2. 操作方法 生麻黄、桂枝、细辛、红花各 30 ～ 60g，羌活、独活各 30g，荆芥、防风各 30 ～ 50g，苍术、白术各 15 ～ 30g。热象显著加薄荷 30g，柴胡 30 ～ 60g，柳枝 100g，血压偏高加葛根、菊花各 30 ～ 60g。用大锅水煮上药，沸腾 20 分钟，然后全身洗浴，每次洗浴 15 ～ 30 分钟，使周身汗出佳，浴后避免外感。重度水肿者每日 1 剂，洗浴 2 次；轻中度水肿者 2 日 1 剂，每日洗浴 1 次。疗程依据水肿消退为准，临床一般多者 10 次，少者 2 次，均可达到消肿之目的。

3. 疗法特点 药物可直接通过皮肤吸收，避免消化道的首过效应。通过发汗，排除患者体内毒素。

4. 注意事项

（1）药浴的水温因人而异，以 38 ~ 45℃左右为宜；对伴有渗出性皮肤病患者，水温以偏凉为宜；小儿皮肤娇嫩，水温不宜过高，避免烫伤；老年人皮肤感觉迟钝，注意温度控制，以免烫伤。

（2）使用发汗解表药物时，避免发汗太过而发生危险。

（3）有高血压、冠心病、心功能不全、严重心脑血管疾病，以及失血或者出血倾向者，不宜用药浴。

（4）身体虚弱者，药浴时间控制在 30 分钟以内。

（二）疏风发表法

1. 适应证 风水，证见眼睑及颜面浮肿，重则延及全身，伴恶风发热，咳嗽或咽喉肿痛，舌苔薄白，脉浮。

2. 操作方法 荆芥 10g，防风 10g，苍术 10g，麻黄 10g，柴胡 15g，苏梗 10g，牛蒡子 10g，柳枝 30g，忍冬藤 30g，葱白 15g，上药煮水，待水温降至 40℃时沐浴，汗出即可，每日 1 次，10 日为 1 个疗程。

3. 疗法特点 药物通过皮肤吸收，避免消化道的首过效应。

4. 注意事项

（1）水温因人而异，以 38 ~ 45℃左右为宜；对有渗出性皮肤病患者，水温以偏凉为宜；小儿皮肤娇嫩，水温不宜过高，避免烫伤；老年人皮肤感觉迟钝，注意温度控制，以免烫伤。

（2）使用发汗解表药物时，避免发汗太过。

（3）有高血压、冠心病、心功能不全、严重心脑血管疾病，以及失血或者出血倾向者，不宜用药浴。身体虚弱者，药浴时间控制在30分钟以内。

（三）利尿消肿法

1. 适应证 肾炎性水肿。

2. 操作方法 鲜水葫芦全草、泡桐木根皮各半斤，硫黄适量。将前两味洗净、切碎后，与硫黄一起置锅内煎煮，滤渣取汁，适温沐浴，每日2次，连用5～7日为1个疗程。

3. 疗法特点 药物通过皮肤吸收，避免消化道的首过效应。

4. 注意事项

（1）水温因人而异，以38～45℃左右为宜；对有渗出性皮肤病患者，水温以偏凉为宜；小儿皮肤娇嫩，水温不宜过高，避免烫伤；老年人皮肤感觉迟钝，注意温度控制，以免烫伤。

（2）使用发汗解表药物时，避免发汗太过。

（3）有高血压、冠心病、心功能不全、严重心脑血管疾病，以及失血或者出血倾向者，不宜用药浴。身体虚弱者，药浴时间控制在30分钟以内。

二、脐疗法

（一）攻逐水饮法

1. 适应证 阳水、阴水均可应用，尤以急性期、急性发作期为宜。取药后再辨证施治，治疗根本。

2. 操作方法 将甘遂、京大戟、商陆各等分合研细末，每次取药末5～10g置于神阙穴内，以纱布覆盖，胶布固定，每日换药1次，10次为1个疗程。

3. 疗法特点 肚脐是神阙穴的所在部位，为任脉的要穴。脐部皮肤薄嫩，血管丰富，局部用药易透皮吸收，便于充分发挥疗效。

4. 注意事项 皮肤过敏、感染、破溃者禁用。

（二）利尿通经法

1. 适应证 各型水肿。

2. 操作方法 取田螺 4 个、大蒜 5 个、车前草 10g。将田螺去壳，车前草研细末，大蒜去皮。药共捣成饼状，后置于神阙穴上，纱布覆盖，胶布固定，每日 1 次，每次敷 8 小时，10 次为 1 个疗程。

3. 疗法特点 肚脐乃神阙穴的所在部位，为任脉的要穴。其皮肤薄嫩，血管丰富，局部用药易透皮吸收，便于充分发挥疗效。

4. 注意事项 皮肤过敏、感染、破溃者禁用。

（三）化瘀消肿法

1. 适应证 各型水肿。

2. 操作方法 取千里草（丁香蓼）适量，生鸡蛋 1 只，麻油适量。将生鸡蛋用麻油煎成饼，将千里草研细末撒于饼上，趁热敷于神阙穴上，24 小时后去药，隔日一次，5～7 日为 1 个疗程。

3. 疗法特点 肚脐是神阙穴的所在部位，为任脉的要穴。脐部皮肤薄嫩，血管丰富，局部用药易透皮吸收，便于充分发挥疗效。

4. 注意事项 皮肤过敏、感染、破溃者禁用。

三、穴位贴敷法

1. 适应证 急慢性肾炎水肿。

2. 操作方法 取蓖麻籽 20 粒，石蒜 1 个。将上药捣烂如泥，敷于涌泉，8 小时后取下。每日 1 次，7 日为 1 个疗程。

3. **疗法特点** 涌泉为足少阴肾经井穴，肾主水，药物通过肾经穴位作用起到行水消肿的作用，对肾炎水肿限制水液摄入的患者提供治疗思路。

4. **注意事项** 局部皮肤损伤、过敏、感染、破溃者禁用此法。治疗过程中应积极寻找病因，对因治疗。

四、热熨法

1. **适应证** 各型水肿。

2. **操作方法** 取酒糟1500g，将酒糟蒸热后，趁热包在脚上，用纱布外裹，汗出为度，每日1~3次，10日为1个疗程。

3. **疗法特点** 用药简单，操作方便。

4. **注意事项** 注意温度控制，避免烫伤皮肤。局部皮肤损伤、过敏、感染者禁用。

五、搐鼻法

（一）祛湿消肿法

1. **适应证** 各型水肿。

2. **操作方法** 将适量赤小豆研细末，取少许，吹入两侧鼻孔，每日2~3次，7日为1个疗程。

3. **疗法特点** 本方取法经典，用药简单易得，可用于不能口服药物或药入即吐者。

4. **注意事项** 搐鼻时可含水，以防药物误入气道。鼻黏膜损伤、过敏者慎用。

（二）利水消肿法

1. **适应证** 各型水肿。

2. 操作方法 取蝼蛄 1 个，轻粉 0.7g。将蝼蛄焙干研细末，与轻粉调匀，用时取少许吹入两侧鼻孔，以黄水出尽为佳，7 日为 1 个疗程。

3. 疗法特点 本法为过去民间方法，近年来因轻粉毒性而少用该法，现录于此，供医者参考。

4. 注意事项 搐鼻时可含水，以防药物误入气道。鼻黏膜损伤、过敏者慎用。轻粉剧毒，用时需注意。

支饮外治法

一、穴位贴敷法

1. 适应证 肺心病之心悸、咳逆喘急难以平卧。

2. 操作方法 取细辛、白芥子各等份。上药研细末，以姜汁、蜂蜜调成黏稠糊状，取适量置于无纺纱布上，第一日贴定喘穴，2 日后换贴风门穴，依次再贴肺俞、膏肓俞、心俞，均取双侧。10 日为 1 个疗程。

3. 疗法特点 本法药物与穴位结合，以药物刺激穴位取效。

4. 注意事项 细辛、白芥子辛温，对皮肤有刺激作用，穴位贴敷时注意皮肤反应。皮肤过敏，局部破溃忌用。

5. 临床应用

倪涵晨等在常规治疗轻、中度 COPD 患者的基础上，加用穴位贴敷，治疗 70 例患者，临床观察 3 个月，结果显效 20 例，有效 47 例，无效 3 例，结果有效率 95.7%，且无不良反应。

郭洁等采用拔罐、穴位注射、穴位贴敷综合外治法治疗 COPD 缓解期患者临床症状及对肺功能的影响。对照组给予常规治疗，治疗组给予常规治疗联合综合外治法治疗。治疗后 2 组血清 IL-6 水平和痰液 LTB_4 较治疗前均有所降低，且治疗组降低幅度明显大于对照组，治疗后组间比较差异有统计学意义。治疗后

2组 FEV_1、FEV_1 / FVC 均有好转，而治疗组肺功能检测明显优于同期对照组，差异有统计学意义。治疗后 2 组患者活动受限、呼吸症状、疾病影响及总分等均低于同期对照组；临床总有效率治疗组好于对照组。治疗后 2 组生活质量均较前提高，治疗组生活质量明显优于同期对照组。

二、灌肠法

1. 适应证 肺心病所致的心悸、咳嗽喘急、肢体浮肿。

2. 操作方法 生麻黄15g，生黄芪30g，生大黄10g，黄芩、大腹皮各20g，葶苈子（包）70g，紫丹参40g，五味子12g。取上药煎煮150mL药汁，于每晚睡前将中药药液缓慢滴入患者肠道，保留灌肠30～60分钟。每日1次，7～10日为1个疗程，一般用1～2个疗程。

3. 疗法特点

（1）药液与直肠黏膜接触面积较大，吸收迅速，达峰时间短，起效快，可获得与静脉注射相似的效果，有较高的生物利用度。

（2）避免了对胃部刺激，不经胃肠吸收，避免首过效应。

4. 注意事项

（1）注入速度不得过快过猛，以免刺激肠黏膜，引起排便反射；

（2）如用小容量灌肠筒，液面距肛门低于30cm；

（3）更换注洗器时，防止空气进入引起腹胀；避免直肠内液体反流；

（4）肛门、直肠、结肠等手术后患者、排便失禁者均不宜做保留灌肠；

（5）肠道病患者在晚间睡眠前灌入为宜。

参考文献

［1］刁哲欣，胡永进.悬饮贴膏外敷佐治恶性胸腔积液36例观察［J］.河北中医药学报，2012，27（2）：24.

［2］张柏盛.十枣汤外用贴敷治疗胸腔积液2例［J］.中医药导报，2015，21（20）：96-97.

［3］倪涵晨，陆雪琴.穴位贴敷治疗轻、中度COPD患者疗效观察及护理［J］.全科护理，2016，14（9）：893.

［4］郭洁，张勇，赵妍.综合外治疗法治疗COPD缓解期的临床疗效及对肺功能的影响［J］.现代中西医结合杂志，2016，25（1）：21-24.

（卢岱魏）

第四节 汗 证

汗证是指不受外界因素影响，阴阳失调，腠理不固，而导致汗液外泄失常的病证。其中可分为自汗，盗汗两种。自汗指白昼时时出汗，动辄尤甚；盗汗指寐中出汗，醒来自止。西医认为汗证常见于甲状腺功能亢进、贫血、自主神经功能紊乱、风湿热、结核病、更年期综合征、糖尿病周围神经病变、疟疾等，可配合实验室检查以明确诊断。

一般而言，自汗、盗汗预后良好，经过治疗短期可以好转或治愈。但如伴有其他疾病过程中的自汗，尤其是盗汗，则预后不佳，往往要针对原发病治疗，等原发病好转痊愈后，汗证才能随之好转、消失。

中医认为该病因病后体虚、表虚受风、思虑过度、情志不畅等因素导致，阴阳失调，腠理不固，汗液外泄失调，辨证论治首辨阴阳虚实。自汗多为气虚不固，盗汗多为阴虚内热，少数因肝胆火热，湿热郁蒸所致，则为实证。病久会出现阴阳虚实错杂的情况。自汗日久伤阴，盗汗日久伤阳，出现气阴虚，阴阳两虚。外治法通过药物或者非药物作用于皮肤穴位，泻实补虚，以达到治疗目的。

本病常用外治方法有脐疗、扑粉、耳穴贴压法、穴位贴敷、沐浴、熏洗、离子导入、针灸推拿等。

一、脐疗法

1. 适应证 盗汗、自汗。

2. 操作方法 辨证选方：

（1）盗汗选用煅龙骨 3g，煅牡蛎 3g，五倍子 3g；

（2）自汗选用生黄芪 3g，防风 3g，白术 3g。将三味药物等量磨碎研粉，以蜂蜜或白醋调为糊状，将肚脐洗净，填肚脐中心，外部以干净纱布外敷，胶带固定，24 小时为 1 次，每天换药，10 日为 1 个疗程。

3. 疗法特点　药外敷神阙，局部吸收，以达到固表止汗的疗效。

4. 注意事项

（1）敷脐后如出现皮疹、瘙痒，应暂停 5 天，如果局部气红肿、起疱、局部溃疡流脓，应停用此法。

（2）可配合中西药内服、针灸等方法同时使用，以提高疗效。

5. 临床应用

脐疗治疗盗汗、自汗效果好。罗利娟将 100 例汗证患者随机分为观察组和对照组，对照组加用 3g 五倍子粉与 1mL 白醋搅拌成团，外敷神阙穴日 1 次，5 次为 1 个疗程，有效率在 94%，优于常规治疗组，疗效肯定。用五倍子外敷神阙穴联合五红汤治疗晚期肿瘤汗证 60 例患者，治疗组、对照组各 30 例，治疗组在常规治疗基础上，加用五倍子粉 5g 以生姜汁调成糊外敷神阙穴，同时服用五红汤（枸杞子、红枣、红豆、红皮花生、红糖），5 天 1 疗程，显示有效。

宾博平选取 396 例汗证患儿，以五味子、五倍子、牡蛎等中药，按照 1∶1∶1 研末制成止汗散敷脐，每晚贴敷治疗 1 次，5 天为 1 个疗程，1～3 个疗程后，观察疗效，治愈 277 例，占 70%，好转 57 例、占 17%，无效 51 例，占 12.9%，有效率 87.1%。

二、扑粉法

1. 适应证　盗汗、自汗。

2. 操作方法　用枯矾，滑石粉适量。糖尿病自汗患者采用红粉方：麻黄根 30g，煅牡蛎 30g，煅赤石脂 30g，煅龙骨 15g，上药研粉过筛为末，扑于出汗多的体表敛汗。每日 1 次，7 日为 1 个疗程。

3. 疗法特点　用皮肤直接接触吸收起到干燥，清热解毒，燥湿化痰的功效。

4. 注意事项　除对此类药物过敏，或皮肤有破溃者，此方法无特殊禁忌证。

5. 临床应用

采用中药外扑治疗小儿汗症疗效显著。350 例小多汗证患者采用煅龙骨、煅牡蛎各等份研为细末，装瓶备用。用时以绢袋盛贮，扑粉用之，每日 2 ~ 3 次，4 天为 1 个疗程，经过 2 个疗程治疗，痊愈 257 例占 73.4%，有效 74 例占 21.2%，总有效率达 94.6%。

三、穴位贴敷

1. 适应证 各型汗证。

2. 操作方法 将五倍子 3g，煅牡蛎 3g，煅龙骨 3g。这 3 味药物以 1 : 1 : 1 混合研粉，加入蜂蜜调成糊分别外敷于涌泉、膻中、神阙穴后，予纱布盖之胶布固定，每日 1 次，7 ~ 10 天为 1 个疗程。

3. 疗法特点 此三穴，均是治疗要穴，中药外敷神阙，局部吸收，以达到补益脾肾，收敛固涩，益气固表的效果。

4. 注意事项

（1）局部皮肤破溃、过敏者禁用。孕妇慎用。

（2）调敷中药随配随用。胶布过敏者，必要时绷带固定贴敷药物。

（3）用药后观察局部皮肤，如有丘疹、奇痒或局部肿胀，应停止用药。

（4）可配合中西药内服、针灸等方法同时使用，以提高疗效。

5. 临床应用

章进治疗 128 例汗证患者，治疗组 96 例无需辨证，予止汗帖（五倍子：郁金 =1 : 5 配伍）制成软膏，贴于乳中穴，每日 1 次，24 小时更换，3 天为 1 个疗程，总有效率达 94.79%，对照组 32 例，阿托品成人 0.3 ~ 0.6mg，小儿每公斤体重 0.01mg 每天 3 次，对照组总有效率 59.38%。用麻黄桂芍二子散（桂枝、白芍、黄芪、白术、麦冬、生地黄、熟地黄、当归、麻黄根、煅牡蛎、煅五倍子、五味子、黄芩）敷脐，可调和营卫、益气解表、滋阴养血止汗、调节阴阳平衡之效，可适用于肺脾气虚、营卫不和、阴虚火旺等所致的汗证。

四、耳穴贴压法

1. 适应证 各型自汗、盗汗。

2. 操作方法 取穴：主穴：肺穴、交感、脾穴、肾穴等；配穴：脾穴、心穴、肝穴、内分泌、肾上腺、三焦等。局部常规消毒后，用王不留行籽粘于0.5cm×0.5cm胶布中心，贴于耳部，每天用手按压3分钟，每天5～6次，3天后，换对侧耳穴，轮流使用。6天为1个疗程。

3. 疗法特点 根据经络学说，十二经络在耳部都有反射区，当刺激这些穴位，可达"盛则泻之，虚则补之，热则疾之，寒则留之"，起到补虚泻实，治疗疾病的目的。

4. 注意事项

（1）防止胶布潮湿，夏天汗多者，及时更换。

（2）冬天有冻疮，耳郭破溃流脓者及对胶布过敏者禁用。

（3）对年老体弱、疲劳、精神紧张过度者宜轻按。孕妇慎用。

五、沐浴法

1. 适应证 自汗、盗汗。

2. 操作方法 辨证选方如下：

（1）自汗：艾叶20g，生黄芪20g，白术20g，防风20g，麻黄根15g，五味子10g；

（2）盗汗：煅牡蛎20g（先煎）、煅龙骨20g（先煎）、浮小麦20g，糯稻根20g，麦冬15g，五味子10g。

将上药煎煮30分钟，取药汁，倒于沐浴桶中，沐浴全身，每次15分钟，每天1次，10天为1个疗程。

3. 疗法特点 皮肤是人最大的器官之一，以水的温热之性加速不同药物的吸收，使得皮肤腠理疏通，并起到固表止汗，收敛固涩，益气温阳的效果。

4. 注意事项

（1）沐浴液温度适中，不能过烫，以免烫伤。

（2）沐浴时注意保暖，避免受风寒，出浴时用干毛巾裹身，迅速擦干，穿衣，避免受到风邪。

（3）高龄体虚，高热大汗，高血压，主动脉瘤，心功能不全，或者有出血倾向者禁用。

5. 临床应用

韦杏等运用麦曲散洗浴治疗小儿汗病68例，将浮小麦、酒曲等份研末混合，给小儿洗澡后擦全身，多汗处多擦浴，每天1次，3次为1个疗程，1~2疗程后痊愈49例（72%）；好转率25%；总有效率达97%，提示沐浴法治疗小儿汗病效果好。

六、熏洗法

1. 适应证 自汗、盗汗。

2. 操作方法 辨证选方：

（1）自汗：生黄芪20g，白术20g，防风20g，麻黄根15g，浮小麦30g，糯稻根30g，五味子10g；

（2）盗汗：煅牡蛎20g（先煎）、煅龙骨20g，生地黄20g，麦冬15g，浮小麦30g，糯稻根30g，五味子10g。

将上药煎煮30分钟，取药汁，倒于盆中，熏洗涌泉穴、太溪、复溜、三阴交，一般20分钟，每天1次，10天为1个疗程。

3. 疗法特点 涌泉穴、太溪、复溜是足少阴肾经要穴，足部三条阴经中气血物质在三阴交穴交会，可调肝补肾，健脾益血。药物熏洗这些穴位，达到局部吸收，肾精充足，温阳收涩的效果。

4. 注意事项

（1）熏洗液温度适中（<42℃），不能过烫，以免烫伤皮肤。

（2）每次时间不能太长，最长 20 分钟，以免耗气伤阴证。

（3）老年高龄体虚，高热大汗，高血压，主动脉瘤，心功能不全，或者有出血倾向者禁用。

（4）饭后半小时不宜泡脚，最好饭后 1 小时进行，避免影响消化吸收。

七、中药离子导入法

1. 适应证 自汗、盗汗。

2. 操作方法 辨证选方同熏洗法。将上药煎煮 30 分钟，取药汁 300mL。上药每日 1 剂，煎药备用。辨证取肺俞、肾俞、太溪、复溜和三阴交等穴，将相应中药煎剂加入中频药物导入治疗仪专用贴片中，每片约 3mL 药液，每次 2～4片，撕去贴片背纸，清洁皮肤，将电极分别放置于穴位上，连接电极后接通电源，接通中频治疗仪，一般有微弱或中等强度的针刺感即可。每次 30 分钟，每日 1 次，10 次为 1 个疗程。

3. 疗法特点

（1）该方法能最大限度地提高患处的药物浓度，将药物离子更加深入的导入局部，益气固表，收湿敛汗，操作简单，无痛苦。

（2）避免肝脏的首过效应以及胃肠因素的干扰与吸收作用。

（3）直流电能够直接刺激局部穴位以及病变部位，从而达到强大的治疗作用。

4. 注意事项

（1）使用时应注意使电极板紧贴治疗部位；药垫的加热温度不宜过高；注意根据受试者的耐受程度调节电流的刺激强度；避免电流击伤肌肤。

（2）以下人群禁用或慎用：妊娠或哺乳期妇女；对直流电或药物过敏的患者；重要脏器病变患者；皮肤过敏、感染、溃疡患者及肢体感觉缺失患者。

5. 临床应用

中药电离子导入疗法是根据直流电场内同性电荷相斥，异性电荷相吸的原理把中药煎液应用直流电离解，将中药离子经皮肤或黏膜引入病变部位从而发挥作用的治疗方法，治疗糖尿病神经病变有显著疗效，大大提升神经的传导速度，但中药离子导入法治疗自汗、盗汗少有报道，采取上述辅助治疗汗证能明显提高疗效。

八、针灸疗法

1. 适应证　自汗、盗汗。

2. 操作方法　辨证选穴：

（1）自汗：取太溪、气海、肺俞、复溜穴位，其中太溪直刺 0.5 寸、气海直刺 1.5 寸、肺俞斜刺 0.5 寸、复溜直刺 1.5 寸，所有穴位同施捻转补法 1 分钟，补气固表。

（2）盗汗：取太冲、三阴交、神门、心俞穴位，其中太冲直刺 1.5 寸、三阴交直刺 1.5 寸、神门斜刺 0.5 寸，心俞斜刺 1 寸，所有穴位同施捻转补法 1 分钟，清热养阴。每日 1 次，4 周为 1 个疗程。

3. 疗法特点　采用针灸刺激不同穴位，通过经络、腧穴的传导，补虚泻实，调和气血，补益肝肾，最后达到阴阳平衡。

4. 注意事项

（1）高龄体弱者针刺应尽量采取卧位，取穴宜少，手法宜轻。过度疲劳、精神高度紧张、饥饿者不宜针刺。

（2）有出血疾病的患者或者损伤后不易止血，或者月经量过多的患者，不宜针刺。

（3）背部针刺时候应该掌握角度和深度，防止误伤重要脏器。

（4）皮肤感染、溃疡等部位不宜针刺。

5. 临床应用

李俊经验总结针灸辨证治疗汗证，以列缺、照海、合谷、三阴交、膈俞、肺俞、足三里益气固表止汗，以合谷、复溜、后溪、太冲、大椎、内庭、外关、足临泣清实热、养阴液止汗，通过辨证论治，调理机体，平衡阴阳，临床上得到满意疗效提示针灸治疗汗证效果显著。

九、小儿推拿法

1. 适应证 自汗、盗汗。

2. 操作方法 辨证选穴。

自汗：推肺经、补脾经、分推膻中、开天门、捏脊，每天1次，1周为1个疗程。

盗汗：揉龟尾、推七节骨、揉足三里、清天河水。每天1次，1周为1个疗程。

3. 疗法特点 此法适用于小儿，通过推拿刺激穴位和人体一定部位，起到舒经活络，补益气血，调整脏腑，补虚泻实的疗效。

4. 注意事项

（1）小儿过饥或过饱不适合按摩，在小儿哭闹时，先安抚好小儿情绪再施治。手法宜轻柔，刺激适度。

（2）小儿皮肤娇嫩，按摩时候可以适当涂抹按摩霜或爽身粉，以此为介质按摩。

（3）如患儿有开放性损伤、骨折、脱臼、皮肤溃破、创伤性出血时不宜推拿。

5. 临床应用

张晓斌观察推拿手法治疗患儿表虚不固型汗证82例，其中治疗组41例：揉太阳、风池、肩井、足三里，脐、揉脊柱；摩腹3～5分钟；对照组41例：揉太阳、迎香、风池、足三里，拿合谷，捏脊3～5遍。10日1疗程，连续2个疗程。结果治疗组疗效明显优于对照组，有效率分别为95.1%和51.2%，提示推拿治疗小儿汗证有效。

总之，中医外治法讲求整体观念，辨证施治，又从局部入手，调和营卫、益气固表、平衡阴阳，对汗证治疗有显著疗效，其操作简单、使用安全，患者易于接受。中医外治法配合中西医内治法，内外兼治，值得推广。

参考文献

［1］罗利娟.五倍子粉外敷神阙穴治疗术后汗证50例［J］.山东中医杂志，2012，31（3）：166-167.

［2］蔡姣芝，肖舒静，黄增银.五倍子外敷神阙穴联合五红汤治疗晚期肿瘤汗证患者疗效观察及护理［J］.现代临床护理，2015，14（8）：12-14.

［3］宾博平，陈贤丽，李明忠，石丹梅花.止汗散敷脐治疗小儿汗证疗效观察［J］.新中医，2012，44（3）：67-68.

［4］严芳.中药外扑治疗小儿汗症［J］.现代中西医结合杂志.2010,19（32）：4177.

［5］国家标准化管理委员会公益兴业科研专项课题课题组.糖尿病中医防治标准（草案），［M］：北京：科学出版社，2014.

［6］章进，许金宏.止汗贴治疗汗证96例［J］.中医外治杂志，2000,9（4）：8-9.

［7］梅天一.脐部中药外敷临床应用心得［J］.中医外治杂志,2001:10（3）:28-29.

［8］韦杏,梁文旺.麦曲散洗浴治疗小儿汗证68例［J］.广西中医药,2003,26（1）:29.

［9］杜金英,王冠军,周丽琴.调制中频电中药离子导入治疗糖尿病周围神经病变的临床研究.中国社区医师［J］.2013,15（22）:67-68.

［10］李俊,刘喆.刘喆教授针刺治疗汗证经验总结［J］.陕西中医学院学报,2015,38（4）:37-38.

［11］张晓斌.推拿治疗小儿表虚不固型汗证的临床疗效观察［J］.按摩与康复医学,2012,3（6）:61-62.

（朱 莹）

第五节 消 渴

消渴病相当于现代医学的糖尿病，临床以多饮、多食、多尿及身体消瘦为特征的病证，或症状不典型，病久可伴多种并发症。中医认为消渴病是因先天禀赋异常、饮食失节、情志失调等病因所致。病机主要在于阴津亏损，燥热偏盛，而以阴虚为本，燥热为标。治当辨病位，分三消而治；辨标本，注意补虚固本，全程通络；辨本症与并发症，延长寿命，提高患者生活质量。

外治法从局部入手，通过药物或非药物疗法作用于皮肤、经穴温通经脉、调和气血、缓解症状，本病常用外治方法有针刺法、贴敷疗法、艾灸疗法等。

一、针刺法

1. 适应证 各型消渴病。

2. 操作方法 有的放矢，疗效确切，其操作简单、使用安全。

上消（肺热津伤证）：取穴肺俞、脾俞、胰俞，施捻转泻法；取足三里、三阴交时，施捻转补法。中消（胃热炽盛证）：取穴脾俞、胃俞、胰俞，施捻转泻法；取足三里、三阴交、中脘、阴陵泉时，施捻转补法。下消（肾阴亏虚证）：取肾俞、关元、三阴交、太溪。取肾俞时，施捻转补法；取关元、三阴交、太溪时，施捻转补法。每日1次，1次5分钟，15次为1个疗程。

3. 疗法特点 用益气养阴、温通经脉、调和气血、平衡阴阳以达到治疗疾病的目的。

4. 注意事项

（1）注意无菌操作，严格消毒，局部皮肤有感染、溃疡、瘢痕部位，不宜针刺。

（2）有自发性出血倾向者不宜针刺。体质虚弱者宜采用卧位，刺激不宜过强。

（3）进针如有触电感，疼痛明显或针尖触及坚硬组织时，应退针。

5. 临床应用

刘美君等针刺治疗 2 型糖尿病可通过改善胰岛素抵抗、糖脂代谢紊乱及血液循环，降低糖化血红蛋白、胰岛素水平、炎症因子等指标。

二、按摩推拿

1. 适应证 各型消渴病。

2. 操作方法 采用摩法、揉法或按法腹部按摩中脘、水分、气海、关元、天枢、水道等穴；减肥取合谷、内关、足三里、三阴交。胃肠功能紊乱者，可平卧，按摩腹部。每天 1 次，每次 20 分钟，15 天为 1 个疗程。

3. 疗法特点 安全有效、简便易行，有利于减肥、控制糖脂水平，患者易于接受。

4. 注意事项

（1）建议按摩力度柔和，避免深度按摩。

（2）腹部按摩前 1 小时内不宜进餐及剧烈活动，并排空大小便。

（3）空腹、低血糖、过度虚弱者不宜按摩。

（4）术者推拿前一定要修剪指甲，以免划破患者皮肤。

5. 临床应用

杨鸿雁等按摩推拿可使通经活络，改善微循环，营养神经，有利于减肥，控制血糖水平，其治疗糖尿病神经病变总有效率达 86.96%，显著优于对照组的 50.00%。

三、艾灸疗法

1. 适应证 消渴病证属阳虚寒凝、气虚血瘀、痰湿阻络证等。

2. 操作方法 取穴肺俞、脾俞、胰俞、肾俞、气海、关元、三阴交，采用艾条雀啄灸法，以热为度，每次 10 ~ 15 分钟，每日 1 次，一般 10 次为 1 个疗程。

3. 疗法特点 能温通经脉，方便使用。

4. 注意事项

（1）局部皮肤感染、破溃者禁用，疤痕体质患者慎用。

（2）灸前告知患者可能会有疤痕产生、烫伤及皮肤感染。

（3）注意烫伤及预防皮肤感染，如出现水疱、感染，用碘伏消毒，保持干燥。

5. 临床应用

艾灸可调节血脂异常及调节血管内皮功能、预防动脉硬化，可防治心脑血管疾病。艾灸肾俞、足三里、三阴交等能明显改善胃轻瘫、便秘、尿失禁等症状。

四、中药熏洗法

1. 适应证 消渴病证属阳虚寒凝、气虚血瘀、肝肾亏虚、湿热毒盛证者。

2. 操作方法 首先辨证组方：肾阳寒凝证药用桂枝、艾叶、透骨草、鸡血藤、川芎、红花、姜黄等；气虚血瘀证方选黄芪、当归、鸡血藤、桃仁、红花、川芎、白芍、地龙、路路通等；湿热毒盛证患者药用大黄、毛冬青、枯矾、马勃、元明粉、赤芍、白芷等。将以上中药 1 剂加水 5000mL 浸泡 10 ~ 20 分钟，文火煮沸后，再煮 30 分钟，每付药加工成 3000mL，离火后先熏手足，待药液温度降至 38 ~ 42℃时，再将手足入药液中浸泡 30 分钟。每天 1 次，10 天为 1 个疗程。

3. 疗法特点 达活血化瘀、清热解毒、扶正祛邪之功，简便易行，患者易于接受。

4. 注意事项

（1）水温不宜太高（<42℃），避免烫伤。

（2）时间不宜过长，避免下肢血管过度扩张。

（3）饭后半小时不宜泡脚，避免影响消化吸收。

5. 临床应用

中药熏洗能改善微循环，增加组织的供血供氧。采用中药浴足方：桂枝 10g，红花 15g，透骨草 10g，鸡血藤 30g，乳香 15g，花椒 20g，吴茱萸 15g，木瓜 30g 煎煮后泡脚，每天 1 次，每次 20 分钟，30 天为 1 个疗程，2 月后总有效率达 76.0%，显著高于对照组（56.25%）。

五、贴敷疗法

（一）穴位贴敷法

1. 适应证 消渴病气虚、阴虚、阳虚、血瘀、寒邪阻络者。

2. 操作方法 方选当归 10g，甘草 3g，桂枝 10g，木通 3g，细辛 3g，芍药 3g，黄芪 10g。研为细粉过筛，加生姜汁调成膏状。取穴肺俞、脾俞、胰俞、胃俞、肾俞、气海、关元、三阴交等为主穴，常规清洁皮肤，取适量中药膏均匀放入敷贴内，将敷贴贴穴位上固定。脐疗是将药物填于脐中，外用纱布固定。每日换药 1 次，7 次为 1 个疗程。

3. 疗法特点 温经散寒，通络止痛，安全有效、简便易行，老弱皆宜。

4. 注意事项

（1）局部皮肤破溃、过敏者禁用。孕妇慎用。

（2）调敷中药随配随用。胶布过敏者，必要时绷带固定贴敷药物。

（3）用药后观察局部皮肤，如有丘疹、奇痒或局部肿胀，应停止用药。

5. 临床应用

李素娟用中药当归 10g，甘草 3g，桂枝 10g，木通 3g，细辛 3g，芍药 3g。

研磨成粉加生姜汁调膏，敷于天枢、脾俞、足三里等穴治疗糖尿病周围神经病变，总有效率 97.5%，明显高于对照组的 76.3%。

（二）局部贴敷疗法

1. 适应证 糖尿病足湿热毒盛证患者。

2. 操作方法 取生肌玉红膏、九一丹、京万红软膏适量均匀撒于患处；或用九一散、金黄散用蜂蜜调至稀糊状适量备用。取舒适体位，患处下垫中单，充分暴露病灶，注意保暖，清洁皮肤，观察皮肤红斑及水疱情况，摊药根据皮肤红斑及水疱大小确定敷药及面积；创口表面可用油膏或敷料盖贴固定松紧适宜。每日换药 1 次，7 次为 1 个疗程，或遵医嘱。

3. 疗法特点 应用生肌玉红膏、九一丹、京万红软膏贴敷患处，能够抗菌消炎、清洁创口、改善局部血液循环作用，促进肉芽组织和上皮组织生长，而使创口愈合。

4. 注意事项

（1）消渴病合并丹毒破溃、局部皮肤过敏者禁用。

（2）糖尿病足溃疡需根据不同时期选药，必要时需联合清创术。

（3）局部皮肤如有丘疹、奇痒或局部肿胀等过敏时，停止用药，清洁干净。

5. 临床应用

用九一散和生肌玉红膏箍围疗法提脓拔毒，去腐生肌，可提高糖尿病足的疗效。研究证实，京万红软膏组的创面愈合速率明显优于复方磺胺嘧啶锌凝胶组，提示京万红软膏促进糖尿病足创面愈合的作用优于复方磺胺嘧啶锌凝胶。金黄散外用联合局部清创换药治疗糖尿病足总有效率 92.0%，明显高于单纯局部清创换药的对照组 69.6%（$P<0.05$）。

六、放血疗法

1. 适应证 消渴病实热证、血瘀证患者，局部有红肿、灼热、疼痛或瘀斑等。

2. 操作方法 患者平卧，选择所刺部位，充分暴露患处，75%酒精常规消毒，使用三棱火针选取局部充盈、青紫或怒张之络脉采用刺络放血法施治，肘膝关节附近以瘀血自然出尽为标准。治疗后24小时内保持针孔清洁，避免局部感染。隔日或每3天1次，5次为1个疗程，一般不超过2个疗程。

3. 疗法特点 疏通经络、排出恶血、使热毒外泄，迅速消除瘀血，减轻肿痛。

4. 注意事项

（1）严格无菌操作，避免感染。注意避开大血管和神经针刺。

（2）有自发性出血倾向、局部感染、溃疡、瘢痕部位不宜使用。

（3）体弱者尽量避免，如做治疗，宜采用卧位。

5. 临床应用

放血疗法能"补虚泻实"、舒通经络。用三棱针点刺放血，取瘀血以自然出尽为标准，治疗糖尿病周围神经病变总有效率可达96.7%，能提高神经传导速度及增加下肢微循环血流量。

七、中药离子导入法

1. 适应证 消渴病证属气虚血瘀、阳虚寒凝、肝肾亏虚证等。

2. 操作方法 首先辨证选药，气虚血瘀证选药：黄芪、鸡血藤、丹参、桂枝、桃仁、红花、川芎、赤芍、路路通等；阳虚寒凝证选药：桂枝、艾叶、鸡血藤、川芎、红花、赤芍等；肝肾亏虚证选药：羌活、独活、川芎、当归、川椒、肉桂、桑寄生、杜仲、忍冬藤等。上药以每日1剂，煎药备用。辨证取穴贴片，每片约含3mL药液，每次2~4片，撕去贴片背纸，清洁皮肤，将肺俞、肾俞、脾俞或足三里等，将相应中药煎剂加入中频药物导入治疗仪专用极分别放置于穴位上，连接电极后接通电源，接通中频治疗仪，一般有微弱或中等强度的针刺感即可。每次 30 分钟，每日 1 次，10 次为 1 个疗程。

3. 疗法特点　该法操作简便，作用直接，有利于促进药物经皮吸收。

4. 注意事项

（1）以下人群禁用或慎用：妊娠或哺乳期妇女；对直流电或药物过敏者；重要脏器病变患者；有皮肤病或皮肤受损的患者。

（2）药垫的加热温度不宜过高，避免电流击伤肌肤。

（3）有灼伤者立即停用，予局部外科处理。

5. 临床应用

中药离子导入可提高糖尿病及并发症的疗效，中药离子导入治疗联合西医综合疗法治疗增殖型糖尿病视网膜病变的总有效率为 76.0%，优于单纯西医治疗组。因此，《糖尿病中医防治标准》推荐用于糖尿病神经病变、视网膜病变等并发症的治疗。

八、清创法

1. 适应证　糖尿病足坏疽患者。

2. 操作方法　常规消毒后，切开皮肤、皮下组织，暴露坏死肌腱、筋膜；清除病灶处肌腱、筋膜及坏死组织，排除深部积脓及分泌物；碘伏、双氧水消毒后生理盐水清洗，窦道用三七丹蘸于纱条拔毒引流。清创后敷料或纱布固定、包扎。感染严重者应立即行鲸吞法祛腐清创治疗；感染尚不十分严重者，采取蚕食清创法分次逐步清除坏死组织。

3. 疗法特点　"外科之法，最重外治"，合理、适当、及时清创是治疗糖尿病性足溃疡的关键，可降低高位截肢率和致残率。

4. 注意事项　需注意无菌操作，感染性坏疽需积极抗感染治疗；判断和改善下肢血供、全身营养状况及积极控制血糖对溃疡有重要影响。

5. 临床应用

祛腐清创法可用于糖尿病足干性坏疽或湿性坏疽。运用蚕食清创法逐步去除残留的坏死组织，同时综合治疗糖尿病足溃疡效果显著，可降低换药费用，缩短治愈时间。

总之，消渴病中医外治法讲求整体观念，辨证施治，又从局部入手，主张运用多种方法，配合中西医内治法，内外治结合，对糖尿病及其并发症有显著疗效，有的放矢，疗效确切，为全面控制糖尿病提供更多的行之有效的干预手段。

参考文献

［1］刘美君，刘志诚，徐斌，等．针灸治疗640例2型糖尿病的疗效分析［J］．中华中医药杂志，2015，30（7）：2639-2642.

［2］杨鸿雁，李通平，陈秋．中医外治法治疗糖尿病周围神经病变的研究进展［J］．中医外治杂志，2015，24（1）：44-46.

［3］杜雪，方朝晖．穴位疗法治疗糖尿病及其并发症的研究进展［J］．中国民族民间医药杂志，2015，24（22）：32-34.

［4］张馨允，郭启仓，杨雪茜．中药熏洗法治疗糖尿病足的临床观察［J］．河北医药，2016，38（13）：2048-2050.

［5］李素娟．中药穴位贴敷治疗糖尿病周围神经病变的疗效观察［J］．中西医结合心血管病杂志，2015，3（29）：116-117.

［6］姜玉峰，许樟荣，陆树良，等．多中心完全随机、标准治疗平行对照评价京万红软膏治疗糖尿病足慢性创面的临床研究［J］．感染.炎症.修复，2015，16（1）：33-36.

[7]宋薇，何柳，叶康杰，等．"方氏"刺络放血法治疗糖尿病周围神经病变的疗效观察[J]．中西医结合心脑血管病杂志，2013，11（4）：433-434.

[8]国家标准化管理委员会公益兴业科研专项课题课题组．糖尿病中医防治标准（草案），[M]：北京：科学出版社，2014.

[9]吴玉泉．中医祛腐清创法治疗糖尿病足坏疽初探[J]．中医药信息，2014，31（4）：70-72.

（张妮娅　刘　彦）

第六节　虚　劳

　　虚劳是由多种原因所致，以正气亏损、气血阴阳不足为主要病机的多种慢性虚弱证候的总称。本章节阐述的虚劳特指恶性肿瘤手术、放化疗后及恶性肿瘤恶病质等患者的虚弱状态。肿瘤组织的消耗、代谢产物的生成、放化疗及手术治疗、肿瘤相关并发症为主要原因。患者多有乏力、纳差、腰膝酸软等症状。临床体征包括贫血貌、神情淡漠、形体消瘦、舟状腹、皮肤干燥、乏力明显等。

　　虚劳患者若治疗不当，多预后不佳，甚至发展为气血阴阳俱损的状态，加速疾病的进展。

　　西医方法较少，主要予调节免疫、改善食欲等治疗。

　　中医认为虚劳多因癌毒及肿瘤治疗手段，如手术，放、化疗等，在一定程度上损伤人体阴阳气血，使患者正气更衰、气血津液诸不足更甚，使得虚劳日久难复。辨证分为气虚型、血虚型、阴虚型、阳虚型，再结合脏腑辨证，使治疗更有针对性。治疗上遵循"损则益之""虚则补之"理论，主要以补益为基本原则，再结合肿瘤患者气血阴阳虚损情况，分别采取养阴、温阳、补气、养血等方法针对性治疗。在虚劳治疗中，中医外治法有其特殊作用。通过局部给药、透皮给药、经络腧穴作用，起效快，疗效显著，安全无毒副作用，避免加重消化道的负担，既弥补内服药物的不足，又能够满足临床特殊肿瘤病症所需，是一种具有显著优势且有效的治疗手段。主要外治方法包括灸法、针刺疗法、穴位贴敷疗法、中药熏洗疗法、耳穴疗法、穴位注射疗法等。

一、灸法

　　1. **适应证**　虚劳证属气虚型、阳虚型、血虚型患者。

2. 操作方法

（1）麦粒灸疗法：选取大椎及双侧足三里穴位。在穴位上皮肤涂一层薄薄的黄芩油膏，将艾绒制成直径为 0.3cm，高为 0.5cm 的纺锤形艾炷，置于大椎及双侧足三里上点燃，等艾炷烧至约剩 1/5，患者感觉灼痛感时，撤去艾炷，连续 7 次。隔日 1 次，1 周为 1 个疗程，4 个疗程结束治疗。

（2）督药灸疗法：让患者俯卧于治疗床上，毛巾沾温水擦净 取督脉的大椎至腰俞穴处局部皮肤，沿督脉铺上纱布，将制备好的药饼加热至 37℃ 左右，置于纱布正中，并在药饼正中线轻轻压出 1 条凹槽，然后将团好的艾团（状如梭形）成叠瓦状放置在凹槽中，点燃艾炷头、身、尾，任其自然燃完。燃完 1 壮再换第 2 壮，两壮结束以后，移除药饼，并用无菌纱布轻轻擦掉局部药液。施灸后嘱患者频饮温水，避风寒。每周 1 次。4 周为 1 个疗程。

药饼制备：伸筋草、海桐皮、透骨草、鸡血藤、艾叶、白芷等混合研磨成粉，将药粉及赋形剂、引经药物制备成药泥，大小为底宽 5cm、高 1cm，药饼长为大椎至腰俞穴的长度，也可根据病情、施灸部位进行调整。

（3）隔姜灸疗法：取大椎及足三里。用鲜姜切成直径大约 2~3cm、厚约 0.4~0.6cm 的薄片，中间以针刺数孔，然后置于大椎及双侧足三里处，再将直径 1~1.5cm、高约 1.5cm 的圆锥形艾炷放在姜片上点燃施灸。每次灸 3 壮，隔日一次，一周为 1 个疗程，4 个疗程结束治疗。

（4）温和灸疗法：取大椎及足三里。术者手持艾条，将艾条的一端点燃，直接悬于施灸部位之上，与之保持一定距离，使热力较为温和地作用于施灸部位。其中将艾条燃着端悬于大椎及双侧足三里上距皮肤 2~3cm 处，灸至患者有温热舒适无灼痛的感觉、皮肤稍有红晕为度，一般治疗时间为 10~15 分钟。隔日 1 次，1 周为 1 个疗程，4 个疗程结束治疗。

3. 疗法特点 灸法具有活血、温阳补虚、升阳举陷等作用，亦可调节阴阳，疏通经络，改善肿瘤患者的各种症状，除阴虚内热明显患者外，均可使用，操作简便，疗效显著。

　　麦粒灸及督药灸疗法应用于恶性肿瘤患者的临床治疗经验来自于南京鼓楼医院中医科，临床应用显示在恶性肿瘤患者生存质量改善上疗效显著，可明显改善患者消化道症状和乏力症状，且未见有明显不良事件发生。其中，麦粒灸疗法2015年获得江苏省中医药科学技术奖三等奖。

　　4. 注意事项　艾灸过程严格按照直接灸的操作规程，对艾烟过敏者禁用；对于过饥、过饱、情绪激动者宜休息后再艾灸。施灸时防止艾绒滚落烧伤皮肤或衣物。局部出现烫伤、水疱的处理方法：若水疱较小可不作处理，待其自然吸收；若水疱较大，应用无菌注射器将水疱内渗出液抽出，然后涂上百多邦软膏，嘱患者勿搔破，防止感染。

　　5. 临床应用

　　张雪等将46例恶性肿瘤患者随机分为麦粒灸组和对照组，通过比较治疗前后两组的癌因性疲乏程度（KPS评分量表、EORTC QLQ-C30评分量表、Piper疲乏量表）、白细胞、血红蛋白、淋巴细胞、中性粒细胞的差异情况，得出麦粒灸通过改善恶性肿瘤患者贫血状况、缓解临床症状等方面有效缓解癌因性疲乏，并且能改善患者生活质量的疗效的结论。许林玲等发现麦粒灸能够改善气血亏虚患者化疗后细胞因子IL-12的表达，这可能是麦粒灸调节免疫的可能机制之一。付铃等将42例肿瘤患者随机分为治疗组和对照组，并进行相应的治疗，在治疗前后对入组患者进行QLQ-C30生活量表评分，并检测外周血中IL-10含量。在证明麦粒灸治疗能够改善患者生活质量的同时，亦能够下调细胞因子IL-10含量，为麦粒灸对荷瘤小鼠有调节Th1/Th2类细胞因子平衡作用的理论提供实验依据。

二、针刺疗法

　　1. 适应证　脾肾亏虚型虚劳。

2. 操作方法 选取足三里、太溪、血海、气海、悬钟、关元等穴位。患者取仰卧位，局部常规消毒后，采用 0.25 mm×40 mm 毫针进行针刺，行补法，得气后留针 30 分钟，每 15 分钟行针 1 次。每日 1 次，14 日为 1 个疗程。

3. 疗法特点 通过选用足少阴肾经、任脉、足阳明胃经、足太阴脾经上经穴，整体上调节机体气血阴阳平衡，达到补肾益精、益气健脾的功效。同时该疗法具有适应证广泛、疗效显著、操作方便的特点。

4. 注意事项 过度劳累、饥饿、精神紧张的患者，不宜立即针刺，需待其恢复后再治疗；体质过于虚弱的患者，刺激不宜过强，并尽量采用卧位；避开血管针刺，以防出血。有自发性出血倾向或因损伤后出血不止的患者，不宜针刺；皮肤之感染、溃疡、瘢痕部位，不宜针刺；进针时有触电感，疼痛明显或针尖触及坚硬组织时，应退针而不宜继续进针。

5. 临床应用

苏雅等将 60 例脾肾亏虚型癌因性疲乏患者随机分为治疗组和对照组，每组 30 例。对照组采用营养支持及对症处理，治疗组在对照组基础上采用针刺治疗。在治疗前后分别观察两组 KPS 评分、Piper 疲乏量表评分及外周血象等指标。结果发现治疗组在改善淋巴细胞及疲乏状态上效果优于对照组。

三、穴位贴敷疗法

1. 适应证 各种虚劳。

2. 操作方法 选取大椎、肾俞、血海、足三里、神阙、脾俞等穴位。将黄芪、当归、知母、丹参、甘松、五味子、桂枝、冰片等药物研磨成粉，加入赋形剂制成 1cm×1cm 方块，用医用胶布将制备好的穴位贴敷药物贴敷于以上穴位处，每次贴敷 4 小时，1 天 1 次，14 天为 1 个疗程。（穴位及贴敷药物组成可根据患者阴阳气血虚损情况及症状做调整。）

3. 疗法特点 操作简便，患者无明显不适，且用药安全，药物可通过皮肤直接吸收，安全有效。

4. 注意事项 对胶布过敏者慎用；如在贴敷过程中皮肤出现明显的热辣、烧灼感，可提前移除胶贴；贴敷时避免洗澡及劳累。

5. 临床应用

曹宏等将 61 例患者随机分为对照组和治疗组。对照组共 30 例，常规行化疗治疗。治疗组 31 例，在对照组治疗基础上，自化疗第 1 天开始，予参芪扶正注射液配合穴位（内关、足三里）敷贴，治疗 10 天。自化疗第一天开始观察患者的症状直至第 21 天结束。结果显示使用穴位敷贴及参芪扶正注射液后血白细胞、血小板数量的下降程度明显减轻（*P*<0.05），且神疲乏力、恶心、呕吐发生率较对照组低（*P*<0.05）。

四、中药熏洗疗法

1. 适应证 各型虚劳。

2. 操作方法 将络石藤、鸡血藤、泽兰、赤芍、红花、艾叶等煎煮成汤剂约 2000 ~ 3000mL，倒入熏洗桶内，密封，恒温 43℃，浸泡手足，蒸汽可熏蒸前臂及小腿部，每日浸泡 1 次，每次浸泡 15 ~ 20 分钟，10 天为 1 个疗程。

3. 疗法特点 通过使用具有温经散寒通络、活血化瘀等作用的中药浸足或泡手，使药物的有效成分经皮肤吸收至体内，刺激局部的经络及脏器反射区，达到温经通络、活血化瘀的作用。

4. 注意事项 皮肤过敏、感染、破溃等患者禁用。

5. 临床应用

姜靖雯选择需要接受含奥沙利铂方案化疗的结直肠癌患者 150 例，随机预防治疗组和对照组，每组 75 例。预防治疗组在接受化疗同时采用四藤一仙汤熏洗手足，每次 40 分钟，每日 2 次；对照组只接受化疗，2 组患者均至少接受 2 个疗程化疗。化疗结束后 1 个月比较两组的周围神经毒性发生及分级情况。发现预防治疗组周围神经毒性发生率为 18.7%，明显低于对照组的 56.0%，周围神经毒性分级方面，预防治疗组的平均秩次也明显低于对照组。运用 logistic 回归分析周围神经毒性的危险及保护因素，得出中药熏洗是周围神经毒性发生的保护因素。

五、耳穴疗法

1. 适应证　各型虚劳。

2. 操作方法　常规取胃、交感、神门、脾、肝等穴；酌加敏感点。用探针等物用轻、慢、均匀的压力寻找压痛点，当压到敏感点时，患者会出现皱眉、呼痛、躲闪等反应，挑选压痛最明显一点或二三点为治疗点。取贴有王不留行籽的耳贴，固定于选准的穴位处，用手按压进行刺激，使耳郭有发热、胀痛感，即为"得气"。每次贴压一侧耳穴，每 2 天轮换 1 次，也可两耳同时贴压。嘱患者每日自行按压数次，每次每穴 1～2 分钟。连续治疗 5 天 1 个疗程，一般治疗 2 个疗程。

3. 疗法特点　患者可自行刺激，疗效持久。

4. 注意事项　防止胶布潮湿，按压不能过度用力，以不损伤皮肤为度，以免引起皮肤炎症；夏季汗多，宜勤换；冬季冻疮及耳郭炎症者不宜贴敷。对胶布过敏者忌用；定时按压比不定时按压效果好，耳压后有酸、麻、胀、痛、灼热感者效果好；对过度饥饿、疲劳、精神高度紧张、年老体弱者按压宜轻，急性疼痛宜重手法，强刺激，一般患者宜中度刺激，孕妇可用轻刺激。习惯性流产者慎用；治疗期间不要服镇静药物；复诊治疗前取掉粘有压丸的胶布，清洗耳郭，局部肿胀或表皮溃烂者涂擦紫药水，已感染者及时对症处理。

5. 临床应用

李道明等在患者化疗过程中使用耳穴疗法，通过磁疗贴对胃、贲门、食道、交感、神门、脾、肝等耳穴的刺激，发挥其镇静安神，降逆止呕的作用，调节全身经络，调整机体功能，达到缓解胃肠反应，疗效明显优于单纯止吐药物。

六、穴位注射疗法

1. 适应证 虚劳伴纳差乏力明显者。

2. 操作方法 选取双侧足三里穴位。穴位局部常规消毒，使用一次性无菌注射器抽取黄芪注射液 2mL，取一侧足三里穴，常规消毒局部皮肤，用备好药物的注射器参考毫针进针方法直刺 0.6 ~ 1.0 寸，上下提插至得气后，回抽无回血，快速注入药液，同样方法注射另一侧足三里穴。如呃逆、恶心、呕吐等较严重，可选用内关穴。

3. 疗法特点 结合穴位及药物的效应，通过经络作用，达到降逆止呕、通调腑气、益气扶正等作用。

4. 注意事项 身体极度虚弱，晕针的患者慎用。

5. 临床应用

芦殿荣等采用随机对照临床试验研究原则，将 60 例含顺铂化疗方案在院患者随机分为试验组及对照组，试验组的患者治疗方案为中药艾迪穴位注射 + 盐酸格拉司琼，对照组患者的治疗方案为盐酸格拉司琼单药治疗，在顺铂化疗的第 1 天及第 21 天观察患者的止呕药疗效、骨髓毒性反应、生活质量以及中医证候等指标。结果显示试验组患者急性 CINV 的治疗有效率明显高于对照组。试验组中医证候评分改善分值大于对照组（$P<0.05$），提示中药艾迪穴位注射具有降低含顺铂化疗方案的骨髓毒性反应，同时具有改善生存质量及中医证候积分的疗效。

参考文献

［1］张雪，黄文娟，徐天舒.麦粒灸对恶性肿瘤患者癌因性疲乏及生活质量的影响［J］.上海针灸杂志，2016，35（6）：659-662.

［2］XU Lin-ling, XU Tian-shu. Effect of grain-shaped moxibustion on the expression of IL-12 in peripheral blood in malignant tumor patients with both qi and blood deficiency undergoing chemotherapy [J]. World Journal of Acupuncture-Moxibustion. 2015.25（4）: 15-19.

[3] 付铃，万茜，徐天舒. 麦粒灸对肿瘤患者生活质量及其外周血中 IL-10 表达的影响 [J]. 上海针灸杂志，2015，34（4）: 305-309.

[4] 苏雅，祝永福，夏黎明. 针刺治疗脾肾亏虚型癌因性疲乏的临床研究 [J]. 上海针灸杂志，2016，35（7）: 830-832.

[5] 曹宏，李张艳，王良花. 参芪扶正注射液配合穴位敷贴减轻化疗后毒性反应的疗效观察 [J]. 现代中医药，2015，35（1）: 13-15.

[6] 姜靖雯，陈学武，蔡红兵，等. 四藤一仙汤熏洗预防奥沙利铂所致周围神经毒性的临床观察 [J]. 南京中医药大学学报，2015，31（5）: 420-423.

[7] 李道明. 耳穴疗法对肿瘤患者化疗后恶心呕吐的疗效观察 [J]. 湖北中医药大学学报，2013，15（6）: 59-60.

[8] 芦殿荣，芦殿香，魏萌，等. 穴位注射对含顺铂化疗患者化疗相关恶心呕吐影响的临床试验研究 [J]. 针灸临床杂志，2013，29（10）: 33-38.

（王玉娟　徐天舒）

第七节 积 聚

积聚，是腹内结块，或痛或胀的病证。积属有形，结块固定不移，痛有定处，病在血分，是为脏病；聚属无形，包块聚散无常，痛无定处，病在气分，是为腑病。积聚的病因有情志失调，饮食所伤，感受寒邪，病后所致，病机主要为肝脾受损，气机阻滞，瘀血内结。其病位主要在肝脾。本病初起，气滞血瘀，邪气壅实，正气未虚，病理性质多属实；积聚日久，病势较深，正气耗伤，可转为虚实夹杂之证；病至后期，气血衰少，体质羸弱，则以正虚为主。

聚证一般预后良好。少数聚证日久不愈，可以由气入血转化成积块。症积日久，瘀阻气滞，脾运失健，生化乏源，可导致气虚、血虚，甚或气阴两亏，常危及生命。

西医学中，肝脾肿大、增生型肠结核、腹腔肿瘤等，多属"积"之范畴；胃肠功能紊乱、不完全性肠梗阻等原因所致的包块，则与"聚"关系密切。

积聚病因病机有别，治法自殊。聚证多实，治疗以行气散结为主，再针对病因辅以温通、导滞、化痰等法。积证治疗宜分初、中、末三个阶段：积证初期属邪实，应予消散；中期邪实正虚，予消补兼施；后期以正虚为主，应予养正除积。中医外治在积聚的治疗上有着重要的地位，对于轻症的积证、聚证有着良好疗效，对于重症也有着一定的缓解作用。本病常见的外治法有贴法、灸法、针刺法等。

一、针刺法

1. 适应证 肝硬化、脾肿大、腹部肿瘤表现为积证者。

2. 操作方法

（1）肝硬化：选穴董氏木炎穴、木斗穴、木留穴、上三黄穴（天黄穴、明黄穴、其黄穴）。木炎穴在手掌面无名指第二节偏尺侧三分线上，共三穴。木留穴在第三跖骨与第四跖骨叉口下处陷中，在跖骨与趾骨关节上一寸五分处。木斗穴在第三跖骨与第四跖骨之下缘，在跖骨关节与趾骨关节之中间骨缝，下缘骨缝中。上三黄穴在大腿内侧，明黄穴在大腿内侧的正中央处，明黄穴上三寸为天黄穴，明黄穴下三寸为其黄穴。其中木炎穴贴贴骨直刺 0.2 ~ 0.3 寸，三穴齐下；木斗、木留穴直刺 0.3 ~ 0.5 寸；上三黄穴直刺 1.5 ~ 2 寸，均不行手法。每日针刺 1 次，7 次为 1 个疗程。

（2）脾肿大：选穴董氏脾肿穴、木斗穴、木留穴、上三黄穴（天黄穴、明黄穴、其黄穴）、三重穴（一重穴、二重穴、三重穴）。脾肿穴在手掌面中指第二节正中央下二分半及上二分半处各一穴，共两穴。三重穴共三穴，其中一重穴在外踝骨尖直上三寸向前横开一寸处，二重穴在一重穴上二寸，三重穴在二重穴上二寸。其中脾肿穴直刺 0.2 ~ 0.3 寸，木斗、木留穴直刺 0.3 ~ 0.5 寸，上三黄穴直刺 1.5 ~ 2 寸，三重穴直刺 1 ~ 2 寸，均不行手法。每日针刺 1 次，7 ~ 10 次为 1 个疗程。

（3）腹部肿瘤：选穴董氏外三关穴，直刺 1 ~ 1.5 寸，不行手法。每日针刺 1 次，7 ~ 10 次为 1 个疗程。

3. 疗法特点 积聚属于疑难杂症，聚证辨证取穴，操作得法，效果尚佳，积证多只能缓解症状，而难以根治。

4. 注意事项 过度劳累、饥饿、精神紧张的患者，不宜立即针刺，需待其恢复后再治疗。体质虚弱的患者，刺激不宜过强，并尽量采用卧位。

二、灸法

1. 适应证 寒气搏结或气饮搏结引起的聚证及正气未衰的积证。

2. 操作方法

（1）聚证（温和灸）：取神阙、中脘、天枢、气海、关元。治疗时将艾条燃着端与施灸部位的皮肤，保持一定距离，固定不动（一般距皮肤约3cm），在灸治过程中使患者只觉有温热而无灼痛。每次灸10~15分钟，以施灸部位出现红晕为度。每日1~2次，一般7~10次为1个疗程。

（2）聚证（隔姜灸）：取中脘、天枢、气海、关元。治疗时取生姜一块，沿生姜纤维纵向切取，切成厚0.2~0.3cm厚的姜片，中间用三棱针穿刺数孔，将其放在穴区，置大或中等艾炷放在其上，点燃。待患者有局部灼痛感时，更换艾炷再灸。一般每次灸6~9壮，以皮肤局部潮红不起水疱为度。隔日一次，一般7~10次为1个疗程。

（3）积证（温和灸）：取章门、大横、期门、气海、关元、肝俞、膈俞。治疗时将艾条燃着端与施灸部位的皮肤，保持一定距离，固定不动（一般距皮肤约3cm），在灸治过程中使患者只觉有温热而无灼痛。每次灸10~15分钟，以施灸部位出现红晕为度。每日1~2次，一般7~10次为1个疗程。

（4）积证（隔药饼灸）：取章门、期门、气海穴、肝俞，治疗时用生附子3份、三棱2份、细辛1份，共研细末，以炼蜜调和制成0.5cm厚的药饼，用针穿刺数孔，将其放在穴区，置大或中等艾炷放在其上，点燃。待患者有局部灼痛感时，更换艾炷再灸。一般每次灸6~9壮，以皮肤局部潮红不起水疱为度。隔日一次，一般7~10次为1个疗程。

3. 疗法特点 对于寒气搏结或气饮搏结引起的聚证，艾灸效果要强于针灸。对于积证，多能缓解不适，难以根治。

4. 注意事项 注意烫伤及局部皮肤感染。疤痕体质患者慎用，治疗前应和患者进行充分沟通，告知可能会有疤痕产生。

5. 临床应用

林巧珍运用艾灸治疗急性单纯性肠梗阻50例，在基础治疗上予以艾灸足三里、中脘、合谷，每个部位5~15分钟，每日2次，观察患者的症状体征变化，结果总有效率98%。

三、穴位贴敷

1. 适应证 肝气郁滞和寒气搏结型的聚证。

2. 操作方法

（1）理气消胀散：生白芍、北柴胡、香附、乳香、没药以4:2:2:1:1的比例打粉调匀，临用掺少许冰片，用香醋调成半固态，贴敷与双侧期门、章门及神阙穴，留置6小时后取下。每日或隔日1次，5次为1个疗程。（苏州市中医医院脾胃病外治中心自制方）

（2）散寒消胀散：肉桂、丁香、厚朴、小茴香、细辛以2:2:2:1:1的比例打粉调匀，用生姜汁调成半固态，贴敷于章门、中脘、气海、神阙，留置6小时后取下。每日或隔日1次，5次为1个疗程。（苏州市中医医院脾胃病外治中心自制方）

3. 疗法特点 贴敷疗法为药物和穴位双重作用的一种治疗方法，可以使药物作用于局部，有利于吸收。此二方为苏州市中医医院脾胃病外治中心自拟贴敷用方，对于不全性肠梗阻、幽门梗阻有良好的治疗效果。

4. 注意事项 局部皮肤过敏、感染、破溃者禁用。

四、穴位注射

1. 适应证 各型积聚。

2. 操作方法 取穴为膈俞、肝俞、足三里、董氏三重穴。每次选取1~2个穴位，用丹参注射液，2mL无菌注射器。操作时患者坐位，局部皮肤常规消毒后，用无痛快速进针法将针刺入皮下组织，然后慢慢推进或上下提插，探得酸胀等"得气"感应后，回抽一下，如无回血，即可将药物注入，每穴注入药物1mL。每日1次，10日为1个疗程。

3. 疗法特点 穴位注射适用于各种类型的积聚，对穴位的刺激较持久，可作为针刺、艾灸等疗法的辅助治疗，增强疗效。

4. 注意事项 治疗时应对患者说明治疗特点和注射后的正常反应。如注射后局部可能有酸胀感、48小时内局部有轻度不适，有时持续时间较长，但一般不超过1日。严格消毒，防止感染，如注射后局部红肿、发热等，应及时处理。

5. 临床应用

劳景茂运用穴位注射新斯的明治疗粘连性肠梗阻30例，在西医非手术常规治疗基础上，给予新斯的明1 mg注射双侧足三里穴，结果30例中治愈15例，显效5例，有效4例，总有效率80%，高于单纯保守治疗组。

五、熨法

1. 适应证 寒气搏结引起的聚证。

2. 操作方法 取艾绵四两，捏如患大，川椒四两，拌艾中，粗草纸包安痞积上，以汤壶熨，内有响声即消。(《串雅外编》)

3. 疗法特点 该法出自《串雅外编》，简便易行，是治疗胃肠胀气的有效方法。

4. 注意事项 热熨时注意温度，以免引起低温烫伤。皮肤过敏、破溃及糖尿病周围循环障碍者不宜用此疗法。

六、贴敷法

1. 适应证 聚证及初中期积证。

2. 操作方法

（1）消痞膏：治积年恶痞，至重贴至两张即消，屡试神验。密陀僧六两，阿魏五钱，羌活、水红花子各一两，穿山甲三钱，香油一斤八两，火候照常熬膏法，膏成时，下麝香一钱，用布照痞大小摊贴。(《验方新编》)

（2）甲鱼膏：苋菜十斤，洗去泥，不必去根，以河水煎两大钵；用活甲鱼一个，中十二三两者，不必切碎，入苋菜汤连骨煮烂如膏，去渣，将甲鱼膏薄摊晒干，研末；用麻油八两熬至滴水成珠，下甲鱼膏末四两，搅匀成膏，收之。用青布褚纸一层，量块大小，摊贴七日即消。重者贴至两次，永不再发，屡试屡验。（《验方新编》）

（3）樗皮膏：臭椿树皮（去粗皮，只用白皮）二斤，切碎，入锅内水熬，沥去渣，用文武火熬成膏，薄摊布上。先以生姜搓出垢腻，后以膏药在锡茶壶烘热贴痞块上。其初微痛，半日后即不痛，俟其自落。（《验方新编》）

3. 疗法特点　该三种外治法均出自《验方新编》，为治疗痞积常用的疗法，对于聚证及初中期积证有一定疗效，但对于后期积证，特别是恶性肿瘤引起的积证效果有限。

4. 注意事项　局部皮肤破损或血液循环不良时严禁使用本法。

5. 临床应用

华忠等运用阿魏消痞膏治疗肝硬化 62 例，在常规治疗的基础上加用阿魏消痞膏，敷于神阙穴，每天换药 1 次，疗程为 45 天。治疗后治疗组的肝纤维化指标较对照组（常规治疗组）治疗后显著降低，差异有统计学意义。

七、离子导入法

1. 适应证　肠粘连引起的聚证。

2. 操作方法　直流电地榆离子透入剂。地榆 500g，煎取浓汁，将浸有药液的湿布衬垫与直流感应电疗机阳极相连，置于患部，阴极置于患部对侧，每日治疗 1 次，电流强度 10 ～ 20mA。每次治疗 20 分钟，12 ～ 18 次为 1 个疗程，间隔 1 日后可进行第 2 疗程。

3. 疗法特点　用中药离子导入仪将药物离子更深更有效的导入病灶部位，操作简便，使用方便，无痛苦。但药物浪费较大。

4. 注意事项　皮肤过敏、感染、溃疡者禁用。

5. 临床应用

孙海潮等运用中药离子导入治疗肝炎肝硬化 100 例，在基础治疗基础上同时给予离子导入治疗，取穴：章门、期门。方剂组成：黄芪 30g，当归 20g，僵蚕 20g，赤芍 30g，旱莲草 30g，牡蛎 30g，丹参 30g，茵陈 30g，水煎取汁 100mL。每日 1 次，每次 30 分钟，30 天为 1 个疗程。治疗后总有效率 90%，高于基础治疗的对照组。

参考文献

［1］林巧珍．艾灸治疗急性单纯性肠梗阻 50 例临床观察［J］．中国民族民间医药，2014（3）：48.

［2］劳景茂．穴位注射新斯的明治疗粘连性肠梗阻的临床研究［J］．临床和实验医学杂志，2012，11（4）：266-267.

［3］华忠，顾锡炳，朱银芳．阿魏消痞膏治疗肝硬化 62 例临床观察［J］．药品评价，2008，5（2）：93-94.

［4］孙海潮，郭锐，王敏利．中药离子导入治疗肝炎肝硬化临床观察［J］．湖北中医杂志，2010，32（3）：42-43.

（夏豪天）

第八节 瘿 病

瘿病是由于情志内伤，饮食及水土失宜，以致气滞、痰凝、血瘀壅结颈前所引起的，以颈前喉结两旁结块肿大为主要临床特征的一类疾病。本病包括西医学的甲状腺功能亢进、单纯性甲状腺肿、桥本氏甲状腺炎等。西医查体甲状腺弥漫性、对称性肿大，质地不等，无压痛。甲亢患者甲状腺功能血清总甲状腺素、游离甲状腺素升高，促甲状腺激素降低。I摄取率总摄取量增加，摄取高峰前移。

本病根据气滞、血瘀、火郁及阴伤程度不同而分为气郁痰阻型、痰结血瘀型、肝火旺盛型及心肝阴虚型。治疗以理气化痰，消瘿散结为基本治则。西药抗甲状腺药物治疗疗程约 1.5 ～ 2 年，停药后约有 50% 患者会再次复发。中医外治法有活血通络、调和阴阳的作用。

本病常用的外治法有离子导入、熏蒸法、硬膏外敷、耳针疗法、耳穴埋籽等，总结如下：

一、中药离子导入法

1. 适应证 瘿病气郁痰阻、痰结血瘀、肝火旺盛及心肝阴虚型。

2. 操作方法

（1）气郁痰阻

症状：颈部肿大，质软不痛，颈部胀满，胸闷，喜太息，胸胁窜痛，病情的波动常与情志因素有关，舌苔薄白，脉弦。

治法：理气舒郁，化痰消瘿。

方药：四海舒郁丸加减，方中以青木香、陈皮疏肝理气；昆布、海带、海藻、海螵蛸、海蛤壳化痰软坚，消瘿散结。胸闷、胁痛者，加用柴胡、郁金、香附理气解郁。咽喉不适加桔梗、牛蒡子、木蝴蝶、射干利咽消肿。

（2）痰结血瘀

症状：颈部肿块按之较硬或有结节，经久不消，伴胸闷，纳差，苔薄白或白腻，脉弦涩。

治法：理气活血，化痰消瘿。

方药：海藻玉壶汤加减。方中以海藻、昆布、海带化痰软坚，消瘿散结；青皮、陈皮、半夏、贝母、连翘、甘草理气化痰散结；当归、川芎养血活血，共同起到理气活血，化痰消瘿的作用。结块较硬及有结节者，可酌加黄药子、三棱、莪术、露蜂房、山甲片、丹参等，以增强活血软结，消瘿散结的作用。胸闷不适加郁金、香附理气开郁。郁久化火而见烦热，舌红、苔黄、脉数者，加夏枯草、丹皮、玄参以清热泻火。纳差、便溏者，加白术、茯苓、山药健脾益气。

（3）肝火旺盛

症状：颈前肿大，柔软光滑，伴有烦热，出汗，性情急躁，眼球突出，手指颤抖，面部烘热，口苦，舌质红，苔薄黄，脉弦数。

治法：清泻肝火。

方药：栀子清肝汤合藻药散加减。方中以栀子清泻肝火，柴胡、芍药疏肝清热，茯苓、甘草、当归、川芎益脾养血活血，栀子、丹皮清泻肝火，配合牛蒡子散热利咽消肿。藻药散以海藻、黄药子消瘿散结，黄药子且有凉血降火的作用。肝火亢旺，烦躁易怒，脉弦数者，可加夏枯草、龙胆草清肝泻火。但要注意黄药子的肝损副作用，服用者剂量不可过大，疗程不宜过久，且应定期复查患者肝肾功能。

（4）心肝阴虚

症状：瘿肿或大或小，质软，病起较缓，心悸不宁，心烦少寐，易出汗，手指颤抖，眼干目眩，倦怠乏力，舌质红，舌体颤动，脉弦细数。

治法：滋养阴精，宁心柔肝。

方药：天王补心丹加减。方中以生地黄、玄参、麦冬、天冬养阴清热；人参、茯苓、五味子、当归益气生血；丹参、酸枣仁、柏子仁、远志养心安神。肝阴亏虚，肝气不和而见胁痛隐隐，可用一贯煎加枸杞子、川楝子养肝疏肝。

以上方剂，水煎取汁 100mL，浸渍于 3 层绒布，置于约 3cm×3cm 的 2 个药物衬垫上，药物衬垫接电极，撕开电极防粘层，将电极分别放置于患者颈部甲状腺相应体表位置上，将电极固定在颈部，接通中频治疗仪，刺激强度以患者感觉舒适为度，一般有微弱或中等强度的针刺感即可，每次 20 分钟，每日 1 次，7 次为 1 个疗程。

3. 疗法特点 中药离子导入仪将药物更深更有效的导入病灶部位，操作简便，使用方便，患者无痛苦。但药材浪费较大。一般将药物打粉姜汁调和，涂于电极上用中频治疗仪离子导入，这样比较节省药材。

4. 注意事项

（1）颈部局部过敏、感染、溃疡者禁用。

（2）严格控制刺激强度，防止局部损伤。

（3）老年、体弱患者慎用。

5. 临床应用

罗会新采用中药离子导入法治疗甲亢伴甲状腺肿大，将具有软坚散结作用的中药（如黄药子、昆布、胆南星、半夏、浙贝母、山慈菇、龟甲等）浸泡煎成汁，将药垫浸透药汁置于甲状腺部位，连接好电离子导药机进行治疗，结果表明中药离子导入法对消除甲状腺肿大疗效显著。

二、中药局部熏蒸法

1. 适应证 各型瘿病。

2. 操作方法 气郁痰阻型，选用四海舒郁丸；痰结血瘀型，选用海藻玉壶汤；肝火旺盛型，选用栀子清肝汤合藻药散；心肝阴虚型，选用天王补心丹。各证型随证加减同中药离子导入。先将药物装入药袋，并用绳子把药袋口扎紧（防止药渣外漏，堵塞蒸汽孔），加开水浸泡半小时，将药袋和药汁一同放入熏蒸机中，再加适当的水，打开总开关，根据要求在控制面板上设定各参数。当听到电脑语音提示温度达到37℃后，请患者端坐，轻度抬起颈部，充分暴露甲状腺，熏蒸机对准甲状腺，适当调整距离，打开机器，并适当调整蒸汽量。治疗时间不宜超过30分钟。每日1次，2周为1个疗程。（图7）

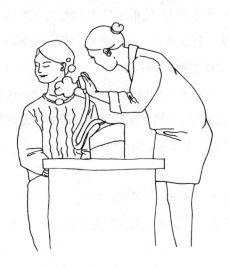

图7　中药局部熏蒸法

3. 疗法特点　作用直接，中药以气化的方式发挥作用，避免了口服药物对消化道的刺激，疗效确切，适用广泛。

4. 注意事项

（1）严格控制温度，防止患者烫伤。初次使用应缩短熏蒸时间。

（2）临床治疗过程中应注意观察患者有无恶心、呕吐、胸闷、气促、心跳加快等不适。水温不宜过高，严防汗出虚脱或头晕，若有不适立即停止熏蒸。

（3）治疗过程中应嘱患者适当饮水。

三、艾灸法

1. 适应证 气郁痰阻、痰结血瘀证型。

2. 操作方法 气郁痰阻选用肝俞、内关、足三里及局部肿块。痰结血瘀选用太冲、三阴交、内庭，有突眼加睛明、攒竹、四白、瞳子髎。将艾条燃着对准施灸部位的皮肤，保持一定距离，固定不动（一般距皮肤约3cm），在灸治过程中使患者只觉有温热而无灼痛，使用配套艾灸盒，点燃艾条后合上前盖，捆绑于颈部，操作更为方便。每次灸10～15分钟，以施灸部位出现红晕为度。每日1～2次，一般7～10次为1个疗程。

3. 疗法特点 艾灸法有温通经脉、调和气血、协调阴阳、扶正祛邪的作用，甲状腺局部艾灸可以达到恢复机体阴阳平衡、防病保健的目的，本法操作简便，无创伤，患者易于接受。体虚者更为适用。

4. 注意事项

（1）控制操作距离，防止局部烫伤。

（2）瘢痕体质患者慎用，治疗前应和患者进行充分沟通，告知可能会有瘢痕产生。

（3）用剩后的艾条应装入密封玻璃瓶中，并盖紧瓶盖以防止发生火灾。

（4）如局部皮肤有感染、溃疡、瘢痕者不宜使用。

5. 临床应用

闫晓瑞等采用艾灸治疗甲亢伴甲状腺肿大，取大杼、肺俞、风门、大椎、身柱、风池等穴为主，主配穴结合分2组，交替使用，临床操作分别采用麦粒灸、实按灸方法，每次灸7～10壮，至局部皮肤红晕，药气温热透达深部为度，临床疗效满意，可有效缓解甲状腺肿大。

四、中药硬膏外敷法

1. 适应证 各型瘿病。

2. 操作方法 气郁痰阻型，选用四海舒郁丸；痰结血瘀型，选用海藻玉壶汤；肝火旺盛型，选用栀子清肝汤合藻药散；心肝阴虚型，选用天王补心丹。各型随证加减法同中药离子导入。植物油提取药材成分，除去药渣，再加入樟丹熬制成黑色固体状，涂于布或纸上。使用时选择合适大小的膏药，将膏药背面置酒精灯上加热，使之烊化，贴药前可用手背试温，应防止烫伤，以患者耐受为宜，贴于颈部甲状腺，必要时用胶布固定。1天换药1次，7～10天为1个疗程。

3. 疗法特点 膏药疗效卓著，使用方便，节约药材，无创伤，患者在家里也可自行操作。

4. 注意事项

（1）应避免局部受压、潮湿。

（2）活动时注意动作不宜过大，防止膏药脱落。

（3）贴药时间视病情而定，夏天保留时间不宜过长。

（4）局部出现皮肤发红、起水疱、丘疹、瘙痒、糜烂时，停止使用。

5. 临床应用

胡方林等采用内外合治法治疗毒性弥漫性甲状腺肿，用甲亢平膏（蒲公英、玄参、雷公藤、夏枯草、黄药子、浙贝母、莪术等）外敷甲状腺，同时内服甲亢方，对照组口服丙硫氧嘧啶，结果显示治疗组临床控制及显效率明显优于对照组（$P<0.01$），治疗组可明显减轻甲状腺肿。王世红探讨中药内服结合中药外敷治疗甲亢的疗效。观察组外敷中药，方药组成：黄药子30g，大黄30g，全蝎10g，僵蚕10g，土鳖虫10g，蚤休15g，明矾5g，蜈蚣5条共研细末，用醋酒各半调敷，每料药可用3日，7料为1个疗程，以西药抗甲状腺药物为对照组，结果显示中药内服结合外敷有效率达87.5%，而西药治疗对照组有效率为46.2%。两组间差异有显著性。提示中药内服结合外敷治疗甲亢疗效显著，值得推广应用。蒋红卞等将化瘤膏（冰片、炮甲珠、半夏、莪术等）外敷于大鼠甲状腺模型上，结果表明：化瘤膏具有显著的抗甲状腺肿作用，而对 T_3、T_4、TSH 无明显影响。

五、耳针疗法

1. 适应证 各型瘿病。

2. 操作方法 取穴：甲状腺、内分泌、神门、肝、肾。选用28～32号的半寸长的不锈钢毫针，先用2%碘酒涂抹，再用蘸有75%酒精的棉球脱碘消毒。局部消毒耳郭穴区皮肤，进针时，用左手拇、食指固定耳郭，中指托着针刺部耳背，然后用右手拇指、食指及中指三指持针，在反应点进针。毫针强刺激，留针30分钟，隔日1次，或24小时埋针，两耳交替进行，埋针法即将皮内针埋入耳穴，多用揿针型皮内针，先将穴区皮肤严格消毒，左手固定耳郭，绷紧埋针处的皮肤，右手持镊子夹住消毒皮内针的针环，轻轻刺入所选穴区内，再用胶布固定。一般每次埋单侧耳，必要时可埋双侧。每天自行按压3～4次。留针时间2～4日。夏天宜短，冬季可长些。

3. 疗法特点 耳针操作简便，易于接受。

4. 注意事项

（1）严格消毒，防止感染。

（2）耳郭上有湿疹、溃疡、冻疮、破溃等，不宜使用。

（3）有习惯性流产的孕妇禁用耳针治疗；妇女怀孕期间也应慎用，尤其不宜用于子宫、卵巢、内分泌、肾等穴位。

（4）对年老体弱者、有严重器质性疾病者、高血压病者，治疗前应适当休息，治疗时手法要轻柔，刺激量不宜过大，以防意外。

（5）耳针法也可能发生晕针，应注意预防并及时处理。

5. 临床应用

刘泽洪等观察耳针揿针治疗甲亢伴失眠患者的疗效，揿针取交感、神门、皮质，对照组口服安定片和谷维素。结果显示：耳针揿针组总有效率95%，对照组总有效率45%，耳针揿针组优于其余各组（P<0.01）。结论：揿针可起到协调阴阳，扶正祛邪，滋阴降火，疏通经络的作用，从而达到改善睡眠的目的，因其具

有持续治疗作用，能巩固疗效，防止复发。

六、耳穴埋籽法

1. 适应证 各型瘿病。

2. 操作方法 取穴：甲状腺、内分泌、神门、肝、肾。选定穴位后，先以75%酒精消毒耳郭皮肤，用消毒干棉球擦净。用镊子将中间粘有王不留行子的小方胶布置于穴区，并粘牢贴紧。待各穴贴压完毕，即予按压，直至耳郭发热潮红。按压时宜采用拇食指分置耳郭内外侧，夹持压物，行一压一松式按压，反复对压每穴持续半分钟左右。每日按压 3 ~ 4 次，每周换贴1 ~ 2次，4周为1个疗程。

3. 疗法特点 操作简便，没有创伤，易于接受。

4. 注意事项

（1）严格消毒，防止感染。

（2）耳郭上有湿疹、溃疡、冻疮、破溃等，不宜使用。

（3）有习惯性流产的孕妇禁用；妇女怀孕期间也应慎用，尤其不宜用于子宫、卵巢、内分泌、肾等穴。

5. 临床应用

陈徐栋等观察耳穴压豆法联合中药治疗甲状腺功能亢进症的临床疗效，治疗组采用耳穴压豆法联合中药治疗，取内分泌、皮质下、脾、胃、肝、肾6个穴位，对称性取双耳内侧穴，消毒耳郭，镊子夹王不留行籽贴敷在选用的耳穴上，指导患者每日自行按压 3 ~ 5 次，每次每穴 30 ~ 60 秒，3天更换1次，双耳交替，3天为1个疗程，连续 30 个疗程。结果治疗组总有效率86.67%，显著高于对照组的 66.67%（$P<0.05$）。两组甲状腺功能在治疗后均有改善，治疗组优于对照组（$P<0.05$）。

参考文献

[1] 罗会新.综合方法治疗甲状腺功能亢进症 [J].天津中医，2002，19（2）：76.

[2] 闫晓瑞，高保娃，杨运宽.艾灸治疗甲状腺功能亢进症临床体会 [J].针灸临床杂志，2008，24（3）：24.

[3] 胡方林，刘鹏，罗长青，等.中药内外合治毒性弥漫性甲状腺肿临床观察 [J].中国中医药信息杂志，2008，15（3）：62-63.

[4] 王世红.中药内服结合中药外敷治疗甲状腺功能亢进症的疗效观察 [J].光明中医，2016，31（5）：664-665.

[5] 蒋红玉，吴正治，山林林，等.化瘤膏外敷治疗甲状腺肿的实验研究 [J].中国中医药科技，2004，11（1）：42-43.

[6] 刘泽洪，幸小玲.耳针撒针治疗甲状腺功能亢进伴失眠者 40 例 [J].陕西中医，2009，30（8）：1055-1056.

[7] 陈徐栋，徐力.耳穴压豆法联合中药治疗甲状腺功能亢进症状的临床观察 [J].山东中医药大学学报，2015，39（4）：334-336.

（张永文）

第九节 口 疮

口疮，是以唇、舌、颊、上颚等处黏膜发生单个或多个淡黄色或灰白色溃烂点，疼痛或刺激时疼痛为特征的口腔疾病，以青壮年多见，且易反复发作，甚至没有间歇期，相当于西医的复发性口疮。

现代医学多认为与机体免疫功能低下，微循环障碍、口腔局部感染及微量元素缺乏等因素有关，还受到胃肠疾病、细菌或病毒感染、神经营养障碍、精神因素、局部创伤、遗传等因素直接或间接的影响。

该疾病有明显的自愈性，症状轻者一般一天可痊愈，但周期性发作，间歇期几天或一个月不等，严重影响患者生活质量，并带来很大的精神压力。

口疮致病不外虚实两个方面，实则责之于脾胃积热，虚则责之于虚火上炎。口疮以热证为主，其辨证重点应辨实热与虚热之不同，当明察虚实，审证求因。治疗实证当以清热泻火，解毒通腑为主，虚证当以滋阴降火，补虚扶正为主。

本病常用外治法有涂搽、敷贴、含漱、推拿等疗法。

一、涂搽法

1. 适应证 各型口疮。

2. 操作方法 轻症可用蛋黄油涂搽，将 10 枚鸡蛋煮熟，去掉蛋白，取出蛋黄捣碎，放锅内文火加热，翻炒熬至焦黑，待褐色蛋黄油慢慢渗出，至出尽为止，装瓶备用。用时以棉签取适量涂于溃疡面。每日 3 ~ 4 次。重症可选用南京市中西医结合医院协定方：虚火上炎者用五倍子、吴茱萸、枯矾、白及，按重量 3∶1∶1∶1 配伍。脾胃积热者用煅石膏、青黛、冰片，按重量 2∶2∶1 配伍。将中药粉碎过 120 目筛呈粉状，药粉均匀地搽于溃疡面，以药末覆盖住溃疡而为度，每日 4 次，7 日为 1 个疗程。

3. 疗法特点 外用药末涂搽可直接接触溃疡和黏膜，收敛溃疡面，能够快速止痛，同时对多种致病菌有抑制作用，疗效明显高于内服法。

4. 注意事项 用药 30 分钟内禁饮食和漱口。30 分钟后用清水漱口。

5. 临床应用

李文胜等使用具有清热解毒、止痛生肌的复方中药末喷至患处治疗，发现其疗效显著，治疗后不易复发，使用安全、方便，是治疗该病的理想制剂。

二、敷贴法

1. 适应证 口腔溃疡反复发作，顽固不愈者。

2. 操作方法 自拟方：吴茱萸，胡黄连，生大黄，生南星，按重量 3 : 1 : 1 : 0.5 配伍共研细末，以瓷瓶或罐盛，勿令泄气。每次用 8 ~ 10g，用少量食醋调成两块饼状，分别敷于两足涌泉穴，外用长布条或绷带包扎固定。24 小时揭去，连续 3 次为 1 个疗程。

3. 疗法特点 涌泉穴敷贴药物，除通过皮肤吸收发挥作用外，并能通过经络传导，调整机体阴阳，达到治疗口疮的目的。这种疗法也体现了中医学"上病下取"的特色。

4. 注意事项 对于病程较长者可适当延长敷贴天数，以巩固疗效。

5. 临床应用

李义珍用吴茱萸敷贴涌泉穴治疗证属阴虚火旺的复发性阿弗它性口腔溃疡患者较单独使用口炎清冲剂的患者明显提高。

三、含漱法

1. 适应证 各型口疮均可辨证使用。

2. 操作方法 轻症用生理盐水或生姜自然汁。清水漱口后再用生理盐水或生姜自然汁漱口 3 分钟。一日 3 ~ 5 次。反复不愈者可选用中药含漱液。中药含漱液辨证选用，脾胃积热者选用黄连 10g，黄柏 10g，金银花 10g，蒲公英 15g，大青叶 15g，五倍子 15g，硼砂 10g（溶化），冰片 5g（溶化）。虚火上炎者选用五倍子 15g，吴茱萸 6g，白及 10g，硼砂 10g（溶化）、冰片 5g（溶化），所选药物水煎 2 次，取药汁 500mL，后两味硼砂及冰片研细末，入药液中溶化，装瓶密盖，患者用漱口液漱口，每次 1 ~ 2 分钟再吐出，漱口后 30 分钟内不进食饮水等，每日 4 ~ 6 次，7 日为 1 个疗程。

3. 疗法特点　《滇南本草》记载："口疮，用生姜自然汁漱口，涎出即效。"说明含漱剂能直达病所，发挥收湿敛疮，生肌定痛的作用。

4. 临床应用

王建凯等对 180 例口腔黏膜病患者进行临床研究，发现口康欣含漱液治疗口腔黏膜病有明显疗效。

四、推拿法

1. 适应证　各型口疮。

2. 操作方法　推补肾水，推清天河水，揉总筋，揉小天心，揉小横纹，推四横纹，推清板门，推清肺金，揉二人上马。若伴有发热，小天心后加一窝风穴，二穴提前操作若伴有腹泻，停推清肺金。每日治疗 1 次，病情较重者可每日 2 次。操作时，可用麻油或茶水做介质，以加强功效。7 ~ 10 次为 1 个疗程，1 个疗程过后可休息 2 ~ 3 天，4 个疗程结束治疗。

3. 疗法特点　推拿能够治疗口疮，其作用机理可能是由于推拿提高了机体的防御机能，活跃吞噬细胞，促进抗体的形成等。

4. 临床应用　陈秀珍运用推拿疗法治疗小儿口疮 28 例，经 2 个疗程治疗，治愈 10 例。小儿推拿的手法简单易行，且易被接受，疗效亦好，应予提倡和推广。

参考文献

［1］李文胜，李文红.复方中药外治法治疗复发性口疮80例临床观察［J］.四川中医，2009，27（4）：99-100.

［2］李义珍.单味吴茱萸临床新用［J］.时珍国医国药，2002，12（6）：542-543.

［3］王建凯，谷群英，王守儒.口康欣含漱液治疗口腔黏膜病的临床疗效观察［J］.四川中医，2007，25（4）：93-94.

［4］陈秀珍.推拿治疗小儿口疮28例［J］.河北中医，2001，23（6）：456.

（沈　波）

第七章 肢体经络病证

7

第一节 头 痛

头痛是指由于外感与内伤，致使脉络拘急或失养，清窍不利所引起的以头部疼痛为主要临床特征的疾病。又称"血管性头痛、紧张性头痛、三叉神经痛"等。头痛多由颅内外动脉扩张、颅内痛觉敏感组织被牵拉或移位、颅内外感觉敏感组织炎症等反应引起。表现为前额、额颞、颠顶、顶枕部甚至全头部疼痛，性质或为跳痛、刺痛、胀痛、钝痛、空痛等。可以突然发作，也可反复发作。疼痛持续时间可以数分钟、数小时、数天或数周不等；有外感、内伤引起头痛的因素，或有反复发作的病史。

外感头痛，治疗较易，预后良好。内伤头痛，虚实夹杂，治疗较难，只要辨证准确，精心治疗，也可以使病情得到缓解，甚至治愈。若并发中风、心痛等则预后较差。

西医方面，积极预防和治疗各种原发病，对症治疗：纠正颅内压、收缩扩张的血管、松弛收缩的肌肉、封闭神经或酌情加用各种镇静剂或安定剂、使用止痛药物等。

中医头痛之病因分外感与内伤两类。外感头痛，多因六淫邪气侵袭，内伤头痛多与内伤情志、体虚久病、先天不足有关。本病病位在头，多与肝、脾、肾三脏功能失调有关。外感头痛属实证，以风邪为主，故治疗以疏风，兼以散寒、清热、祛湿。内伤头痛多属虚证或虚实夹杂证，虚者以滋阴养血，益肾填精；实证当平肝、化痰、行瘀；虚实夹杂者，酌情兼顾并治。外治法通过药物或非药物疗法作用于肢体、经穴直达腠理，能起到活血化瘀、通络止痛的作用，常用外治法有：针刺、耳穴、刮痧、贴敷、熏蒸疗法、推拿、中药泡足等。

一、针刺疗法

1. 适应证 各类头痛。

2. 操作方法 患者取平卧位，充分暴露患处皮肤，局部皮肤消毒后，根据疾病不同分期选取不同穴位，病变部位散刺、得气后留针 30 分钟，每日 1 次，每 10 次为 1 个疗程。

（1）外感头痛：毫针泻法。主穴：百会、风池、太阳、列缺。风寒头痛者，加风门。风热头痛者，配大椎、曲池。风湿头痛者，加阴陵泉、丰隆。

（2）内伤头痛：①实证头痛：毫针泻法。主穴：百会、头维、风池。配穴：肝阳上亢者，加太冲、太溪、侠溪。痰浊头痛者，加太阳、阴陵泉、丰隆。瘀血头痛者，加阿是穴、血海、膈俞、内关。②虚证头痛：风池用平补平泻。余穴均用补法。以督脉及足阳明、足少阳经穴为主。主穴：百会、足三里、风池。配穴：血虚头痛者，加三阴交、肝俞、脾俞。肾虚头痛者，加肾俞、太溪、悬钟。

（3）循经取穴，颠顶痛者，加通天、前顶、太冲、涌泉；前头痛者，加上星、头维、合谷、内庭；后头痛者，加天柱、后顶、后溪、昆仑；侧头痛者，加太阳透率谷、外关、足临泣。

3. 疗法特点 针刺治疗头痛有较好的疗效，具有直达病所的治疗优势，临床上可明显减轻症状，减少发作频率。

4. 注意事项 如多次治疗无效，或头痛持续且逐步加重，需查明原因，注意与颅脑实质性病变做鉴别，以便及时采取有效的综合治疗措施。

5. 临床应用

孙远征临床治疗 60 例无先兆偏头痛患者，针刺组主穴：取百会、风池、太阳、合谷、太冲，针刺后使用电针仪调整为疏波 40 分钟。配穴：①急性发作期：根据疼痛部位经络循行远端配穴，每日 1 次，共治疗 3 日；②缓解期：根据内伤头痛分型辨证取穴，每日 1 次，每星期治疗 5 次，共治疗 4 星期。药物组：①急性发作期口服麦角胺 2mg，日最大剂量 6mg，共服用 3 日；②缓解期口服普萘洛尔，每次 10 ~ 60mg，每日 2 次，共服用 4 周。结果：针刺组总有效率为 90.0%，药物组为 70.0%。结论：急性期针刺治疗及缓解期针刺预处理可明显缓解患者头痛，疗效优于口服药物。

二、耳穴疗法

1. 适应证 各类头痛。

2. 操作方法

（1）耳穴放血：取穴：枕、额、脑、神门。每次取 2 ～ 3 穴。留针 20 ～ 30 分钟，每 10 分钟行针 1 次。病程较长的头痛可在耳背静脉放血。

（2）王不留行籽耳压法：用酒精棉球擦拭耳郭皮肤后，将王不留行子贴压穴处，以有酸麻胀热等感觉为度。每天按压 2 ～ 3 下，每次约 2 分钟，并作稍加揉按，7 次为 1 个疗程。休息 1 ～ 2 天后再贴第 2 个疗程。主穴取耳尖、神门、皮质下、枕；配穴取肝、心、脾、肾、内分泌、胃、三焦。太阳头痛加膀胱，阳明者加额，少阳者加颞，厥阴者加肝。

3. 疗法特点 及时止痛，预防作用好，具有简、便、效、廉的特点。

4. 注意事项 严格消毒，防止感染，有创面或炎症部位禁针，防止化脓性软骨膜炎的发生。注意防止发生晕针，一旦发生及时处理。

5. 临床应用

宋冲等临床治疗 200 例头痛患者，治疗组患者采用中医辨证结合耳穴压豆治疗，对照组患者采用中医辨证治疗。结论：采用中医辨证结合耳穴压豆治疗头痛效果显著，可有效改善患者的临床症状，值得临床推广应用。

三、刮痧疗法

1. 适应证 各类头痛。

2. 操作方法 患者取合适的体位。找准穴位后，进行常规消毒，然后在所选穴位上均匀地涂抹刮痧油或润肤乳。操作时，一手持刮痧板，一手扶患者。刮痧时取单一方向，动作柔和，用力均匀，先刮百会至风府，风池至肩井，头维至率谷，包括刮后背、椎体、椎体旁。以局部皮肤发红发热或出痧为度，随症加减如下：

（1）外感头痛者加刮双侧太阳穴处，刮手少阳三焦经之络穴外关；

（2）肝阳头痛者加刮足厥阴肝经之原穴太冲穴处；

（3）痰浊头痛者加刮中脘、阴陵泉、丰隆等穴处；

（4）血虚头痛者加刮肾俞、太溪穴、足三里、血海、三阴交等；

（5）肾虚头痛者加刮肾俞、太溪等穴、血海、三阴交等；

（6）偏头痛者重点刮拭头部两侧，加刮率谷、翳风穴等。

3. 疗法特点 工具简单，操作简单，能有效地净化体内环境，清洁经络，促进新陈代谢，改善微循环，活化细胞，增强脏腑功能，提高人体免疫力。

4. 注意事项 颅内有占位性病变和颅外伤致头痛，不宜刮痧治疗。刮痧多次无效者或头痛继续加重者，应进一步检查头痛病因，并改用其他治疗方法。

5. 临床应用

胡书凤等将120例外感头痛患者分成试验组和对照组。试验组患者辨证刮痧疗法，对照组辨证口服中成药。两组分别在治疗前5分钟、治疗后30分钟采用McGill疼痛问卷（MPQ）进行评分，治疗后24h进行临床综合疗效评价。结论：特定穴位刮痧疗法和口服中成药均可缓解外感头痛患者的头痛程度，改善临床综合症状，刮痧对外感头痛患者的镇痛效果优于口服中成药。

四、推拿疗法

1. 适应证 各种头痛。

2. 操作方法

（1）外感头痛：在项背部太阳经施以㨰法、一指禅推法，重点按揉风池、风府、肩井、大椎、肺俞、风门、定喘、曲池、合谷穴3~5分钟。擦背部两侧膀胱经，以透热为度。

（2）内伤头痛：

①肝阳头痛指按揉肝俞、阳陵泉、太冲、行间，每穴约1分钟；

②血虚头痛指按揉中脘、气海、关元、足三里、三阴交、膈俞；每穴约1分钟；掌摩腹部均5分钟左右，擦背部督脉，以透热为度。

③痰浊头痛用一指禅推法推中脘、天枢穴各约两分钟；指按揉脾俞、胃俞、大肠俞、足三里、丰隆，每穴约1分钟。

④肾虚头痛指按揉肾俞、命门、腰阳关、气海、关元、太溪，每穴1~2分钟；擦背部督脉、腰部，以透热为度。

⑤瘀血头痛分抹前额1~2分钟；指按揉攒竹、太阳，每穴1~2分钟；指按揉合谷、血海、太冲；每穴1~2分钟，擦前额部，以透热为度。

3. 疗法特点 疗效确切，无创伤。

4. 注意事项

（1）排除脑脓肿、病毒性脑炎、乙脑、流脑、脑血管疾病等。

（2）手法宜轻柔，渗透力要强。

（3）可配合中西药治疗。

5. 临床应用

刘梅军临床治疗68例颈源性头痛患者，对照组接受针灸治疗，观察组采用推拿治疗，比较两组患者的临床疗效生活质量。结果：治疗14天后，观察组QLQ~C30生活质量评分显著高于对照组；观察组总有效率为显著高于对照组。结论：推拿更能有效提高颈源性头痛的临床疗效。

五、贴敷、熏蒸疗法

1. 适应证 各类头痛。

2. 操作方法

（1）各种头痛：川芎15g，晚蚕沙30g，僵蚕20~30g，香白芷15g，将药物共放入砂锅内，煎至3碗，用厚纸将砂锅口封住。用法视疼痛部位大小，于盖纸中心开一孔，令患者痛位对准纸孔，满头痛者，头部对准砂锅口（两目紧闭或用手巾包之），上面覆盖一大方巾罩在头部，以药液散发的热气熏蒸，每天 1 剂，每剂用 2 次，每次熏 10 ~ 15 分钟，7 天为 1 个疗程。

（2）太阳头痛：白附子、葱白捣烂，取豆大颗粒贴敷太阳穴。

（3）风寒头痛：川芎 15g，香白芷 30g，荆芥、薄荷、葱白（切碎）各 15g。上药共研粗末，炒热后布包熨患处。若属风湿头痛则去荆芥，加羌活、川乌各 15g。每天 1 次每次 15 分钟左右，7 天为 1 个疗程。

（4）高血压头痛、肝阳头痛：取吴茱萸适量研为细末，米醋适量调为稀糊状，外敷于双足心涌泉穴，每日换药 1 次，7 天为 1 个疗程，连续 1 ~ 2 个疗程。

3. 疗法特点 简便易行。

4. 注意事项

（1）孕妇、皮肤过敏、有疮、疖、痈和皮肤破损者不能采用。

（2）贴敷当天避免吹电风扇，避免在过冷的空调房中停留。

（3）应禁食生冷、辛辣、荤腥等食物。

（4）贴敷遇有发热应暂停贴敷。

5. 临床应用

刘惠萍临床治疗 100 例外伤性头痛患者，对照组采用西医治疗配合常规护理，观察组采用双侧太阳穴贴敷头痛膏，比较两组疗效和治疗满意率。结论：双侧太阳穴贴敷头痛膏治疗外伤性头痛效果明显，操作简单，临床推广性强。

六、中药泡足疗法

1. 适应证 肝阳头痛。

2. 操作方法 取菊花、桑叶、桑枝、夏枯草各适量，水煎取汁浸足，每日 2 ~ 3 次，每次 10 ~ 15 分钟，连续 5 ~ 7 天。若足浴后再按摩双足心涌泉穴 100 次，疗效更佳。

3. 疗法特点 简便易行。

4. 注意事项

（1）注意卫生。

（2）皮肤有破溃、出血、感染禁止。

（3）饥饿状态下禁止。

5. 临床应用

徐青青临床治疗 48 例偏头痛失眠症患者，随机分为治疗组与对照组，均口服中药，治疗组联合应用中药足浴治疗。结论：中药足浴联合应用中药口服治疗偏头痛失眠症，疗效提高，无明显不良反应。针对不同患者个体化护理，是提高患者的睡眠质量，促进患者早日康复的重要保证。

参考文献

［1］孙远，郭文海.针刺治疗无先兆偏头痛的疗效观察［J］.医药前沿，2016，6（17）：307-308.

［2］宋冲，占伟，杨纲.中医辨证结合耳穴压豆治疗头痛临床研究［J］.亚太传统医药，2015，11（1）：70-71.

［3］胡书凤，冯金星.特定穴位刮痧治疗外感头痛疗效观察［J］.中国中医急症，2016，25（7）：1423-1425.

［4］刘梅军.推拿治疗颈源性头痛的临床疗效分析［J］.按摩与康复医学，2016（1）：36-37.

［5］刘惠萍，宋翌萱.双侧太阳穴贴头痛膏治疗外伤性头痛效果观察及护理［J］.心理医生，2016.22（19）：196-197.

［6］徐青青.中药足浴联合口服治疗偏头痛失眠症疗效观察与护理体会［J］.中国保健营养，2013，（11）：383-384.

（吴剑钰　王智强）

第二节　痹　证

痹证是肢体经络关节气血痹阻，失于濡养，而出现疼痛、肿胀、重着、酸楚、麻木、变形、僵直及活动受限等症状，甚则累及脏腑的一类疾病的总称。西医学中多种风湿免疫系统疾病都可归于痹病范畴，也称风湿病，包括风湿性关节炎、类风湿关节炎、强直性脊柱炎、骨性关节炎、痛风性关节炎、系统性红斑狼疮等。

中医认为该病因感受风寒湿三气合而为病，或因日久正虚，内生痰浊、瘀血、毒热，正邪相搏而成。治疗上以祛邪活络、缓急止痛为原则，因邪气杂至，祛风、散寒、除湿、清热、祛痰、化瘀通络等治法应相互兼顾，久病耗伤正气而虚实夹杂者，应扶正祛邪。外治法通过药物或非药物疗法作用于皮肤、经穴直达腠理，能疏通经络，达到调和气血，温经通络，祛风除湿之功效，常用方法有熏洗、贴敷、热熨、中药离子导入等疗法。

一、熏洗法

1. 适应证　风寒湿痹、风湿热痹、痰瘀痹等。

2. 操作方法　可选用南京市中西医结合医院协定方：制川草乌各15g，伸筋草15g，透骨草15g，威灵仙15g，川椒15g，红花10g，皂角刺10g，制南星15g。行痹加防风、秦艽、羌独活各10g，痛痹加桂枝15g，吴茱萸15g，附子15g，着痹加苍术、路路通、海桐皮各15g，热痹减川草乌加忍冬藤、络石藤、生地黄、黄柏各15g，虚痹日久加五加皮、杜仲、狗脊、桑寄生各15g。

将中药放入煎药锅内，加水浸泡，先用武火煎开，再用文火煎。每次使用时需加热药液至温热，用毛巾取覆盖于患膝处，时间为20分钟。每剂煎取的药液当天使用，早晚各一次，2周为1个疗程，连续2个疗程。

3. 疗法特点 熏洗法治疗痹症可以使药力直达病所，祛风除湿，通经活络，对患者疼痛、肿胀、僵硬和功能等方面改变较为明显。

4. 注意事项 如熏洗无效或病情反而加重者，则应停止熏洗，可同时合用内治等其他疗法，或改用其他方法治疗。

5. 临床应用

熏洗方是南京市中西医结合医院自拟经验方，临床应用 10 余年之久，既往用来治疗风湿性关节炎、类风湿关节炎、骨关节炎等，在改善患者疼痛、酸楚、僵硬重着感等方面取得了不错的效果。顾莉华等通过随机、单盲、安慰治疗平行对照设计临床试验进行研究，结果发现外洗治疗组与对照组在疼痛、肿胀、功能、症状积分等方面比治疗前都有显著的改善。

二、外敷法

1. 适应证 各型痹证。

2. 操作方法 可选用南京市中西医结合医院协定方（同熏洗法），共研细末。外敷时用鸡蛋清、白面、白酒将药面调成糊状，平摊在布上（约 0.5cm 厚），贴敷于患处，每日换药 1 次。10 天为 1 个疗程。

3. 疗法特点 药物外敷经皮渗透，易吸收，通过穴位刺激和特定部位的药物的吸收来达到治疗作用，在缓解关节疼痛和功能活动方面有一定疗效。

4. 临床应用

张晓晓中药热敷结合刺络放血拔罐治疗肩关节周围炎临床疗效显著，且复发率低，值得临床推广。

三、热熨法

1. 适应证 风寒湿痹、痰瘀痹等。

2. 操作方法 药物：制南星20g，制川乌、制草乌各15g，乳香、没药各

15g，独活 15g，细辛 10g，桂枝 15g，共研细末，加食醋、蜂蜜、白酒、葱白捣烂，再加鲜生姜适量，白胡椒 30 粒（研细），放锅内炒热，用布包。药熨部位根据疼痛部位选择，腰腿疼痛可用督脉脊旁及环跳、委中、足三里等穴。肩颈疼痛可选用风池、肩井、大椎等穴。四肢关节痛可选用关节周围及关节近端内侧穴位。

药熨时将布袋置于患肩痛处回旋运转，来回熨烫。开始时用力轻而速度快，随着布袋温度的降低用力增强，同时速度减慢，药袋温度降低时更换药袋，每次 30 分钟，每日 2 次，2 周为 1 个疗程。

3. 疗法特点 本方有祛风除湿、温经通络的作用。临床用于治疗关节炎、腰膝痛均有明显效果。

4. 注意事项 熨烫温度以局部有温热舒适感而不烫伤皮肤为度。药熨袋温度不宜超过 70℃，老年患者不宜超过 50℃。药熨过程中若冷却后应立即更换或加热，若患者感到局部疼痛或出现水疱应立即停止操作，并进行相应处理。

5. 临床应用

梁葵心等采用常规的西医治疗配合四子散热罨包药熨穴位对风寒痹阻型项痹疗效显著，经济实用。（四子散热罨包制备：将苏子 30g，莱菔子 30g，白芥子 30g，吴茱萸 30g，粗盐 250g，一起碾成粗粉，装入布袋中备用）

四、中药离子导入

1. 适应证 各个证型均可选用。

2. 操作方法 采用南京市中西医结合医院协定方（由制川乌、制草乌、透骨草、细辛、桂枝等中药组成）熬制成的药液浸湿小药垫，患者取端坐位或卧位，采用电脑中频药物导入治疗仪，将药垫放在正极，用绷带绑住两个极，然后根据患者的承受能力调节大小，电流强度应有麻、颤、震动感为宜。取穴：患肢内外膝眼。每次 20 分钟。14 天为 1 个疗程，2 个疗程之间间隔 7 天，2 个疗程后观察疗效。

3. 疗法特点 中药离子导入治疗痹症时，通过直流电的作用，把不同的中药作离子导入患部，从而发挥中药补益肝肾、活血通络的作用，效果明确。

4. 注意事项 关节近期的急性损伤不宜使用，在关节部位合并有皮损、皮肤病、急性创伤等病症者，不宜使用。

5. 临床应用

孙超等利用中药舒筋止痛液（当归、牛膝、红花、羌活、紫花地丁、透骨草、防风、蒲公英和甘草等）离子导入治疗 75 例患者，治疗 4 周后，观察结果显示总有效率为 84.0%。

中医治疗痹证的外治方法众多，可根据疼痛部位及病性选择使用。如全身四肢关节疼痛宜用熏洗法、离子导入法及敷贴法；疼痛局限者，宜用熨法。如属寒痹，宜用热熨法；热痹宜用药物敷贴法等。所用药物亦宜辨证加减。

参考文献

[1] 顾莉华，郭晓霞，程鑫，等."石氏熏洗方"熏蒸治疗膝骨关节炎的临床研究 [J].中国中医骨伤科杂志，2011，19（12）：24-25.

[2] 张晓晓.热敷结合刺络放血拔罐治疗肩关节周围炎 30 例 [J].中国中医药现代远程教育，2016，14（15）：87-88.

[3] 梁葵心，伍慧群.四子散热罨包药熨穴位治疗风寒痹阻型项痹的效果观察 [J].实用中西医结合临床，2015，15（4）20-21.

[4] 孙超，冯俊奇，孙军强，等.中药离子导入治疗膝骨关节炎 75 例 [J].人民军医，2009，52（6）：378.

（沈 波）

第三节　痿　证

痿证是指肢体筋脉弛缓，软弱无力，不能随意运动，或伴有肌肉萎缩为临床特征的一种病证。又称"运动神经元疾病、重症肌无力"等。部分患者发病前有感冒、腹泻病史，有的患者有神经毒性药物接触史或家族遗传史。多由指神经－肌肉接头传递功能障碍、脊髓及脊神经根受压，或中毒、感染、变态反应而引起。临床表现为肢体筋脉迟缓不收，下肢或上肢，一侧或双侧，软弱无力，甚则瘫痪，部分患者伴有肌肉萎缩。由于肌肉痿软无力，可有睑废，视歧，声嘶低喑，抬头无力等症状，甚则影响呼吸、吞咽。

若失治误治，渐至于大肉脱削，百节缓纵不收，脏气损伤，效果多欠佳。若出现呼吸困难，吞咽困难，舌体瘫痪，预后较差。

西医目前的治疗只是暂时缓解和减轻症状。主要分为病因、对症和各种非药物支持治疗。如神经生长因子、抗氧化和自由基清除、手术治疗、糖皮质激素及免疫抑制剂等。

中医认为外感温热毒邪、内伤情志、饮食劳倦、先天不足等，均可致肌肉筋脉失养，而发为痿证。实证治疗宜清热、润燥、利湿，虚证宜益气、健脾、滋肝肾，并应重视"治痿独取阳明"的原则。外治法通过药物或非药物疗法作用于肢体、经穴直达腠理，能起到活血化瘀、通利筋脉的作用，常用外治法有：熏蒸疗法、梅花针刺疗法、推拿疗法、中药足浴疗法、艾灸疗法。

一、熏蒸疗法

1. 适应证　各型痿证。

2. 操作方法　外用熏蒸方：透骨草 50g，海桐皮 30g，红花 30g，乳香 30g，没药 30g，鸡血藤 30g，赤芍 30g，桑枝 20g，牛膝 30g，豨莶草 20g，艾叶 20g。水煎取液 200mL，与 600mL 热水共置入中药熏蒸仪，患者取坐位，调整熏蒸仪蒸汽喷口与皮肤之间的距离为 25 ~ 30cm，温度保持在 55℃左右，每天 1 剂，每次 30 分钟，每天 1 次，10 天 1 个疗程。

3. 疗法特点 中药熏蒸通过热、药的协同作用，加速血液、淋巴液的循环，促进新陈代谢，同时热能促使皮肤、黏膜充血，扩张毛孔，中药通过扩张的毛孔渗透肌肤、孔窍、腧穴被吸收，促进局部血液循环，达到疏通经络，祛风止痛，通利筋脉的作用。

4. 注意事项 皮肤有破溃者不用；注意喷口与皮肤距离，皮肤感觉减退者，防止局部皮肤烫伤；用药后观察皮肤，如局部皮肤有丘疹、奇痒或局部肿胀等过敏现象时，需停止用药，将原有的药物擦拭或清洗干净，并遵医嘱内服或外用抗过敏药物。

5. 临床应用

苏文博、李志悦等临床治疗 84 例 DPN 患者，随机分为对照组和中药熏洗观察组，治疗 1 个疗程。观察其治疗前后临床症状、体征、神经传导速度的变化。结果治疗后两组患者胫神经传导速度较治疗前均有显著提高，且观察组的总有效率优于对照组。结论：中药熏洗治疗糖尿病周围神经病变疗效显著。

二、梅花针刺疗法

1. 适应证 各型痿证。

2. 操作方法 循经叩刺：痿证多选择督脉和足太阳膀胱经，平均用力叩刺。主穴：脾俞、气海俞、关元俞、督俞、大椎、身柱、至阳、脊中。局部叩刺：对于阳性反应区可在局部围刺或散刺。针刺前先消毒梅花针，同时检查梅花针是否弯曲有钩。将针头消毒完毕后，再给患者皮肤消毒，手握针柄后端，食指压在针柄中端，运用手腕之力和针柄的弹力进行弹叩，轻叩皮肤，立即提起，反复进行。叩时下针与皮肤垂直，用力以皮肤潮红、不出血为度。按着循经、主穴、局部叩刺进行。每日 1 次，7 次为 1 个疗程。

3. 疗法特点 梅花针属于刺皮的浅表刺法，无痛或微痛；操作方便，不受医疗条件的限制；可长期作为治疗手段；见效快，结合推拿，往往当场见效。

4. 注意事项 严格无菌操作，避免局部感染。针刺部位有皮肤损伤者、溃疡、皮炎、皮疹；严重贫血者；严重器质性心脏病者忌用。

5. 临床应用

徐氏临床采用梅花针合温针治疗眼肌型重症肌无力，针刺足三里、隐白。针后在病侧上睑部严格消毒，用梅花针在局部反复叩刺，再用艾条在叩刺部位灸 10 分钟。共治疗 36 例，临床治愈 24 例，显效 11 例，无效 1 例，总有效率 97.2%。结论：梅花针合温针治疗眼肌型重症肌无力效果显著。

武氏临床医案：李某，女，17 岁。暑假期间，经行方止，帮父母在田间劳动，蹲 4 个小时左右，出现双足下垂，软弱无力，足趾不能活动，走路须用力抬高下肢，呈跨越步态，小腿肌肉松弛，察舌质淡，苔薄白，脉细弱无力，诊为双下肢痿证，用梅花针轻度顺经叩刺第 2 腰椎至骶椎两旁及足阳明经皮部，隔日 1 次，6 次痊愈，结论：梅花针治疗痿证疗效显著。

三、推拿疗法

1. 适应证 各型痿证。

2. 操作方法 患者俯卧在推拿床上，操作者沿着脊柱两侧膀胱经区域和肩胛骨区域从上往下擦推拿油，用手掌掌部推拿膀胱经，力要作用在皮下，从上往下，推至皮肤潮红，同时用掌根或肘部在"天宗穴"为中心的苹果大小区域磨红。推拿的 1 个疗程以 10 ～ 15 次为宜，疗程之间宜休息 2 ～ 3 日。

3. 疗法特点 通过局部推拿疗法可刺激身体多个穴位及经络，以此改善血液循环、加速新陈代谢，使筋脉得以濡养。改善神经组织营养，从而改善神经症状和体征。以期达到疏通经络、推行气血、驱邪扶正、调和阴阳的疗效。

4. 注意事项 推拿前术者要取穴精准，掌握常用穴位取穴方法和操作手法，以求取穴精准，手法正确；用力恰当，过小起不到应有的刺激作用，过大易产生疲劳，且易损伤皮肤；循序渐进，推拿的次数要由少到多、力量由轻逐渐加重、穴位逐渐增加；体质较差者每日次数不宜过多、时间不宜太长，以 3 ~ 5 分钟为宜。

5. 临床应用

张金东等运用推拿疗法、针灸、穴位注射、维生素治疗手痿 100 例临床观察，结果：治愈 45 例，显效 43 例，有效 10 例，无效 2 例，总有效率 98%。结论：推拿疗法治疗手痿效果显著。

钟鸿临床医案：王某，男，39 岁，农民。患者于 5 个月前外感风寒后，渐觉全身乏力，行走困难，伴有复视，病情逐渐加重，朝轻暮重。近两月来出现咀嚼无力，无吞咽及呼吸困难。舌淡边有齿印、苔白脉细症肌无力。中医诊断：痿症（脾胃气虚型）。推拿疗法、针刺、捏脊手法三法合用，每天 1 次，10 次为 1 个疗程。1 个月后自觉症状改善，连续针灸推拿 5 月余，患者全身无力及复视消失，咀嚼正常，肌疲劳试验阴性。巩固 2 个疗程出院，结论：推拿疗法治疗痿证效果显著。

四、中药足浴疗法

1. 适应证 各型痿证。

2. 操作方法 外用足浴方：透骨草 50g，桂枝 15g，红花 30g，艾叶 30g，川椒 20g，木瓜 20g，桃仁 20g，豨莶草 20g。加适量水文火煮沸后，再煮 30 分钟，煎至 2500 ~ 3000mL，离火后置入专用足浴箱内，先熏足，待药液温度降至 40℃左右并调至此温度，再将足放入药液中浸泡 30 分钟，每日睡前一次，每次 30 分钟，4 周为 1 个疗程。

3. 疗法特点 通过对足部反射区良性刺激，可将中药浴液中的药物离子、药物性能输送到全身及病患部位，从而达到行气活血、祛风除湿、疏通经络的作用。

4. 注意事项 皮肤有破溃者不用；皮肤感觉减退者，足浴过程中注意防止烫伤。

5. 临床应用

袁月红临床治疗 90 例 DPN 患者，随机分为中药足浴治疗组和对照组，50 例 DPN 患者采用中药足浴方式治疗，足浴方为丹参、透骨草、木瓜、鸡血藤与伸筋草各 30g，当归、威灵仙、生草乌、生川乌、川芎各 15g，川牛膝 10g。2 次/天，2 周为 1 个疗程。40 例 DPN 患者使用甲钴胺治疗作为对照，连续治疗两周后发现治疗组的空腹、餐后血糖较对照组明显下降，且治疗组的胫神经、腓浅神经、腓总神经传导速度增加幅度较对照组更为显著，结论：中药足浴治疗痿证效果显著。

五、艾灸疗法

1. 适应证 寒性、阴性、阳虚型痿证。

2. 操作方法 用纯净细软的艾绒 150g 平铺在 40cm 见方的桑皮纸上。将人参 125g，穿山甲 250g，山羊血 90g，千年健 500g，钻地风 300g，肉桂 500g，小茴香 500g，苍术 500g，甘草 1000g，防风 2000g 及麝香少许，共为细末，取药末 24g 掺入艾绒内。紧卷成爆竹状，外用鸡蛋清封固，阴干后备用，施灸时，将太乙针的一端点燃，用布 7 层包裹其烧着的一端，立即紧按与应灸的腧穴或患处（灸的部位与梅花针穴位相似），进行灸熨，针冷则再燃再熨，如此反复灸熨 7~10 次为度。每日 1 次，7 次为 1 个疗程。

3. 疗法特点 灸法是一种简便、价廉、有效的方法，可补药疗针疗的不足，所用的艾叶芳香，有开毛窍、透肌肤作用，点燃后其温热之力，渗透体表腧穴，有温经通络、驱散寒邪、益气血、通筋络的作用。

4. 注意事项 痿证并发有实热证或阴发热、邪热内炽时（如肺部感染、严重贫血、急性感染）不宜使用；皮肤痈、疖肿、坏疽并有发热者，均不宜使用。

5. 临床应用

杜氏等临床医案：患者，男，64 岁，以"四肢无力 5 年余，头晕 6 个月余，加重 15 天"为主诉初诊。予以艾灸配合针刺夹脊穴治疗，单次治疗：待夹脊穴均操作完后取针，随后灸神阙、关元、气海、足三里、百会温针灸 30 分钟。双次治疗：针刺夹脊穴后，随后灸腰阳关、肾俞、气海俞、大椎、百会。治疗每日 1 次，5 次为 1 个疗程。治疗 10 次后，患者可独自行走，全身肌肉力气增加，仅在移动速度过快时出现头晕，大便基本成形，偶有夜尿，生活能够自理，疗效明显。

姜建勇、杨禾欣等临床治疗 30 例眼肌型重症肌无力。病程最短 1 个月，最长 2 年；症状仅表现为眼睑下垂者 15 例，伴复视者 8 例，既伴有复视又伴有斜视者 7 例。将补中益气丸平均分成两半，压成圆饼状，放于百会、膻中及眼周穴位丝竹穴、阳白、攒竹、太阳，在药饼上放置小艾炷点燃，每穴 3～5 壮，以施灸局部皮肤潮红为度，隔日 1 次，1 个月为 1 个疗程。结果：补中益气丸做饼于上述穴位施灸，使药物通过穴位、经络发挥作用，效果显著。

参考文献

［1］苏文博，李志悦，刘春香，等.中药熏洗治疗糖尿病周围神经病变的临床研究［J］.时珍国医国药，2014，25（11）：2714–2716.

［2］徐化金，高学军.温针合梅花针治疗重症肌无力眼肌型 36 例［J］.河北中医，2001，23（1）：47.

［3］武斌庭，张晓枫.梅花针循经叩刺皮部治疗痿证［J］.山西中医，1997，

13（5）：30-31.

[4] 张金东，冯邵华，刘颖新，等.针灸推拿、辨证分型、穴位注射、维生素治疗手痿 100 例临床观察［J］.实用中医内科杂志，2014，28（11）：137-139.

[5] 钟鸿.针灸推拿治痿心得［J］.针灸临床杂志，2004，20（10）：40-41.

[6] 袁月红.中药足浴治疗糖尿病周围神经病变临床探讨［J］.中医临床研究，2014，6（13）：100-102.

[7] 杜萍，刘奇，余曙光，等.针刺夹脊穴配合艾灸治疗痿证验案［J］.中国民间疗法，2015，23（5）：32-33.

[8] 姜建勇，杨禾欣.隔药饼灸治疗眼肌型重症肌无力 30 例［J］.针灸临床杂志，2001，17（3）：38.

（郑培华　史国娟）

第四节 腰 痛

腰痛又称"腰脊痛",是指因外感、内伤或挫闪导致腰部气血运行不畅,脉络绌急或失于濡养引起以腰部一侧或两侧或正中发生疼痛为主要症状的一种病证。腰痛一症涉及西医多种疾病,西医学中腰肌劳损、强直性脊柱炎、腰肌纤维炎、腰椎骨质增生、腰椎间盘病变等凡以急慢性腰痛为主要症状的疾病均可归为此类范畴。疾病不同,病因病机亦不同,临床表现各异。

腰痛的西药治疗主要是口服镇痛消炎药物、阿片类药物,或者局部药物注射,减轻或解除疼痛。但长期服用 NSAIDS/COX-2 及阿片类药物会产生诸多不良反应。

中医认为腰痛有外感腰痛、内伤腰痛、瘀血腰痛,外感腰痛多因久居湿地、涉水冒雨、汗出当风、夏季贪凉,腰府失护,六淫邪毒,乘虚而入,造成经脉受阻,气血运行不畅而发腰痛;内伤腰痛多因禀赋不足、久病体弱、劳奴过甚、年老体衰、房事不节导致肾精亏虚,腰府失濡养而发病;瘀血腰痛多重抬物,或暴力扭转,或坠堕跌打,或体位不正,用力不当,屏气闪挫,导致腰部经络气血运行不畅,气血阻滞不通,瘀滞阻络而发生疼痛。临床治疗腰痛的中医外治方法主要有普通针刺法、电针疗法、浮针疗法、艾灸疗法、推拿疗法、牵引疗法、熏蒸疗法等。

一、浮针疗法

1. **适应证** 各型腰痛。

2. **操作方法** 患者俯卧位,暴露腰部,先明确阳性反应点(痛点或压痛点),在距离阳性反应点下方、两侧或上方15cm处确定一个进针点,常规消毒后,手持针柄,将针尖对准阳性反应点,与皮肤呈15°～35°角左右快速刺入,透过皮肤后将针身平贴皮下纵向进针，深度为 10cm 左右，不行提插、捻转。这时患者应没酸麻胀痛等感觉，若有说明针刺过深或过浅，须将针退回重新进针。然后，退出针芯，将套管部分留在患者体内，胶布固定，留针 1 ~ 2 天，因针身未深入肌层，留针期间一般患者可照常活动。留置 1 天后拔出软套管，间歇 1 天，再行浮针疗法，间歇期间辅以揉、四指推法在病灶局部推拿 10 分钟。

3. 疗法特点 取效快，治疗疼痛时，扫散完毕即可收效；镇痛效应明显，对于组织疼痛有着迅速 、肯定的疗效；安全无副作用，不但没有药物治疗的毒副作用，无传统针灸引起的断针、弯针、滞针情况，晕针现象也比传统针刺疗法更少发生。

4. 注意事项

（1）患者在过于饥饿、疲劳、精神紧张时，不宜立即针刺。

（2）常有自发性出血或损伤后出血不止者，不宜针刺。

（3）皮肤有感染、溃疡、疤痕或肿瘤的部位，不宜针刺。

（4）浮针疗法留针时间长，相对传统针刺疗法而言，较易感染。浮针器具只能一次性使用，同时要注意消毒。特别是对容易感染的患者，如糖尿病患者，当加倍小心，慎防感染。

（5）留针期间，应注意针口密封和针体固定，嘱患者避免剧烈活动和洗澡，以免汗液和水进入机体引起感染。

（6）当肢体浮肿时，如不佳，改用他法治疗。例如系统性红斑狼疮、类风湿关节炎的治疗，大量的激素导致水肿，在这种情况下，浮针疗法镇痛效果差。

（7）对软组织伤痛，如果浮针疗法治疗后只有近期效果，病情反复发作，应考虑免疫系统疾病所致。

（8）禁用于局部红肿热痛患者。

5. 临床应用

浮针疗法是由南京中医药大学浮针医学研究所所长符仲华教授于 1996 年发

明的一种侵入性的非药物治疗方法，主要运用一次性浮针针具（简称浮针）在局限性病痛的周围皮下疏松结缔组织进行扫散等针刺活动。浮针疗法以治疗软组织疼痛类疾病为主，临床大多用于痛证。将浮针疗法用于治疗腰椎间盘突出症，是近年来该疗法在临床应用中的一大热点。如徐华明等观察发现浮针与普通针刺疗法在改善疼痛程度、改善腰椎活动功能方面皆有明确疗效，且浮针远期疗效较普通针刺为好，复发率低。张计臣等观察浮针治疗腰椎间盘突出症的临床疗效，将80例腰椎间盘突出症患者随机分为治疗组和对照组，每组40例，治疗组采用浮针治疗，对照组采用毫针针刺治疗，2个疗程后进行疗效评价。结果显示治疗组总有效率为97.5%，对照组为85%，浮针疗法治疗本病疗效优于毫针针刺。

刘志良等将80例慢性腰肌劳损患者随机分为治疗组和对照组各40例，分别采用浮针和电针治疗，观察和比较两组患者症状和体征的改善情况。结果显示治疗组总有效率为95%，对照组总有效率为85%，两组间差异有统计学意义，表明浮针治疗慢性腰肌劳损疗效较好。

二、热敏灸疗法

1. 适应证 虚证、寒证腰痛。

2. 操作方法 首先，调定灸态，要求环境安静、患者情绪放松、呼吸和缓、意守施灸点，医生守神。其次，确定灸位，对穴位热敏高发部位腰俞、命门、至阳、关元俞、阿是穴、委中、阳陵泉等穴区进行热敏探查，标记热敏穴位。具体操作：腰俞、命门、至阳穴循经往返灸和接力灸，振奋阳气，可觉热感沿着背腰骶部督脉传导，灸至热敏灸感消失；腰部压痛点单点温和灸，自觉热感透向深部甚至腹腔或向四周扩散，或自觉局部有紧、压、酸、胀痛，或向下肢传导，灸至热敏灸感消失；关元俞患侧单点温和灸，自觉热感透向深部并向四周扩散，或有紧、压、酸、胀、痛感或向下肢传导，部分的感传可直接到达脚跟部，如感传仍不能传至脚跟部，再取一支点燃的艾条分别放置承扶、委中、阳陵泉、昆仑穴进行温和灸。每次选取 2 ~ 3 个穴位，每天 1 次，10 次 1 个疗程。

3. 疗法特点 疗效稳定、复发率低。

4. 注意事项

（1）施灸前，与患者做好沟通，详细讲解操作的过程及艾灸过程中会出现的灸感，一方面消除患者的紧张感和恐惧感，另一方面保证患者以舒适自然的体位配合治疗，同时避免在艾灸过程中乱动而出现烫伤。

（2）糖尿病、出血性疾病、大量咳吐血、肿瘤晚期、感觉障碍、孕妇的腰骶部禁灸。

（3）过饥、过饱、过劳的患者不宜施灸。

（4）艾灸过程如出现水疱，应根据水疱的大小采取不同的处理方案。水疱较小时，应保护好水疱，勿使其破裂，一般数日可自行吸收痊愈，如水疱过大，宜用针灸针或者注射器针头从水疱下方刺孔，排除水疱中的渗出液，外用消毒敷料保护，一般数日可愈。

（5）施灸过程注意安全，避免失火，灼伤患者、医者及诊室。

（6）施灸结束后一定要复查艾条是否完全熄灭，避免复燃。

（7）如果发生晕灸，应立即停灸，及时处理。

5. 临床应用

唐福宇将 120 例患者随机分为热敏灸组和传统艾灸组，对比传统艾灸法与热敏灸治疗腰椎间盘突出症的疗效差异。热敏灸组在腰背部及下肢热敏化高发区寻找热敏穴，实施灸疗，每日 1 次；传统艾灸组温和灸夹脊穴、次髎、秩边、环跳、委中、阳陵泉、昆仑，每日 1 次。两组疗程均为 7 天，疗程结束及半年后随访观察其疗效及复发率。结果：经治 1 疗程后，热敏灸组愈显率为 65.0%，优于传统艾灸组的 50.0%，差异有统计学意义；有效以上患者半年后随访，热敏灸组愈显率为 62.3%、复发率为 26.4%，传统艾灸组分别为 34.2%、46.3%，热敏灸组疗效优于传统艾灸组且复发率低于传统艾灸组。结果表明热敏灸是治疗腰椎间盘突出症的有效疗法，其疗效稳定、复发率低。

三、推拿疗法

1. 适应证 各型腰痛。

2. 操作方法 ①滚揉舒筋法：患者取俯卧位，自然放松。术者立于一侧，自大杼穴开始由上而下，经背腰膀胱经滚揉至环跳、委中、承山、昆仑等穴3～5分钟。②点拨、推理腰肌：术者立于健侧，依次点压、按揉、弹拨肾俞、腰阳关、志室、大肠俞、环跳及阿是等穴，以产生酸、麻、胀感觉为度；双手拇指在压痛点上方自棘突旁把骶棘肌向外下方推开，由上而下直至髂骨后上棘，反复操作3～4遍。③捏拿腰肌：术者用两手拇指与其余四指指腹对合用力，捏拿腰部肌肉1～2分钟。捏拿方向与肌腹垂直，从腰1起至腰骶部及臀大肌，由上而下，先轻后重，先患侧后健侧，重点捏拿腰椎棘突两侧骶棘肌和压痛点最明显处。④理筋整复法：患者俯卧，医者先施腰椎后伸扳法数次，然后施腰部斜扳法，常可听到患者腰部有"咔嗒"声响。⑤推拿揉擦法：推拿揉捏腰部3～5遍；直擦腰部两侧膀胱经，横擦腰骶部，均以透热为度。每日1次，7次为1个疗程。

3. 疗法特点 本病属于腰脊、腰骶、骶髂及两侧的肌肉、筋膜、韧带、滑膜等软组织或椎间小关节的急性损伤。若手法治疗及时得当，效果极佳。

4. 注意事项

（1）损伤早期宜卧硬板床休息1～2周，以减轻疼痛，缓解腰肌痉挛，防止继续损伤。

（2）治疗时应根据患者的具体情况，选择适宜的体位与手法，无须强求某一体位或手法，以免加重损伤。

（3）注意局部保暖，疼痛缓解后宜做腰部背伸活动，后期加强腰部各种功能锻炼，如前屈后伸、左右侧屈、左右回旋等，以促进气血循行，防止粘连，增强肌力。

5. 临床应用

推拿手法治疗腰痛临床疗效肯定，有单纯推拿手法治疗和综合疗法治疗，综合疗法具有调节点多、疗效显著等特点，受到临床医生和患者的欢迎。

腰椎间盘突出症是因腰椎间盘变性、纤维环破裂、髓核突出，压迫和刺激相应水平的神经根、马尾神经或脊髓，引起腰痛、下肢放射痛或有膀胱直肠功能障碍等症状及体征的疾病。黄湧研究表明推拿手法治疗效果显著，与腰椎生理曲度的改善有一定联系。

四、牵引疗法

1. 适应证　椎间盘源性腰痛、早期强直性脊柱炎患者、腰椎小关节紊乱等。

2. 操作方法　取腰椎疼痛处。患者取俯卧位，根据病情、体质、年龄调整最适合的牵引重量，以体重的 1/4 ~ 2/5 为宜，时间 15 ~ 20 分钟，牵引时操作者用掌根横向推按摇晃患者腰椎 5 ~ 10 次。牵引结束后嘱患者平卧休息 10 分钟，下地时应佩戴腰围保护。每日 1 次，7 ~ 10 日为 1 个疗程。

3. 疗法特点　牵引可拉宽椎间隙，降低盘内压，促进突出物的回纳；牵引时掌根推按摇晃可纠正腰椎小关节的紊乱，进一步调整腰椎序列，解除椎体间肌肉及韧带的痉挛，恢复腰椎生物力平衡。因此本法具有安全有效无毒副作用特点。

4. 注意事项

（1）牵引前和患者做好解释工作，消除患者紧张情绪，嘱咐其牵引时不要屏气或用力对抗。

（2）胸背固定带和骨盆固定带要扎紧，但胸部固定带不应妨碍患者正常呼吸，同时避免卡在腋窝而损伤臂丛神经。高龄或体质虚弱者以轻度牵引为限。

（3）牵引后嘱患者继续平卧休息数分钟后再起身。

（4）注意治疗期间嘱患者卧硬板床休息，避免久坐劳累，加强腰背肌功能锻炼。

（5）脊髓疾病、腰椎结核、肿瘤、马尾神经综合征表现的腰椎管狭窄症、椎弓断裂、重度骨质疏松、严重高血压、心脏病、出血倾向的患者禁止牵引。

5. 临床应用

牵引的方法和种类很多，按牵引的方式可分为机械性牵引和非机械性牵引；按牵引的速度可分为慢速牵引和快速牵引；按牵引的角度可分为平行牵引和成角牵引；按牵引的体位可分为卧位（仰卧或俯卧）、坐位或站位牵引。正确的牵引方法、模式、定位、定量是决定临床疗效的关键。

任鸿以腰椎曲度筛选下腰痛患者，对比两种不同牵引方式的疗效，以探求下腰痛病机及科学牵引的治疗方法。治疗组采用"俯卧背伸牵引"治疗，对照组采用"仰卧水平牵引"，经20天治疗后比较，显效率（治疗组84.62%，对照组46.15%），有效率（治疗组96.16%，对照组82.69%），两组比较，差异有显著性意义。结论：腰背拮抗肌力比值的改变引起腰骶部力学失衡，椎曲改变，从而引起椎管和神经根管的改变及后关节囊的高张力状态，导致或加重神经牵张、卡压及微循环障碍，引起炎症反应，继发周围软组织缺血、痉挛、粘连等，是引起下腰痛的主要原因。依据椎曲的变化，进行"顺曲"牵引，调整力线，纠正拮抗肌失衡状态，再配合理筋、辅助个性化的肌肉力量训练，是提高下腰痛治疗疗效，减少复发的有效途径。

陈庆法应用快速牵引法治疗腰椎间盘突出症患者940例，取得显著疗效，明显优于进行常规牵引治疗的940例患者。

符晓观察间歇牵引和持续牵引治疗腰椎间盘突出症的疗效，通过比较治疗前、后的下背痛评价表得分及其评测验结果，发现两种治疗方法均有显著疗效，间歇牵引的疗效优于持续牵引。

五、熏蒸疗法

1. 适应证 腰椎间盘突出症、强直性脊柱炎、骨质增生。

2. 操作方法 中药熏蒸方一般为活血化瘀、舒筋通络、祛风除湿止痛之药，如羌活、独活、川乌、草乌、当归、赤芍、桃仁、牡丹皮、川牛膝、桑枝、伸筋草、苍术、透骨草、海桐皮、络石藤等。具体熏蒸操作方法如下：将浸泡过的原药倒入熏蒸锅中（可选用卧式中草药熏蒸治疗机、电脑熏蒸治疗床，或自行制作熏蒸设备），加热，熏蒸患处，患者取仰卧位，熏蒸腰部，20～30分钟/次，每天1次，10次1个疗程，可连续治疗2个疗程。

3. 疗法特点 熏蒸疗法中药以气化的方式经皮吸收进入血液，避免了口服药物对消化道的刺激作用，减轻了肝、肾功能的毒性，同时也具有温度的双重治疗作用，临床疗效确切，适应证广泛。

4. 注意事项

（1）严格掌握适应证，预防休克、虚脱意外。

（2）控制好水温，在38～45℃之间为宜，以免烫伤。

（3）熏蒸过程随时观察患者有无恶心、呕吐、胸闷、气促、心跳加快等不适反应。

（4）控制好室温，注意保暖，避免感冒。

（5）体质差、年龄过大、急性扭伤尚有出血倾向者慎用。

（6）患有高热、恶性贫血、活动性肺结核、严重心脑血管疾病、已化脓的患者，孕妇及月经期妇女不可用。

5. 临床应用

中药熏蒸又称药透疗法、热雾疗法等，通过蒸煮中药至沸腾产生蒸汽熏蒸全身或局部以达到治病的目的，现代医学又称为中药汽雾透皮疗法。中药熏蒸历史悠久，最早见于《五十二病方》，至今中药熏蒸已经有上千年的历史，其临床应用与研究已经取得了较大的发展。

毛彬将84例腰椎间盘突出症患者随机分为对照组和熏蒸组，对照组采用腰椎牵引、药物及推拿联合治疗，熏蒸组在对照组治疗基础上进行中药熏蒸辅助治疗,将白芷、姜黄、当归、没药、栀子各150g,莪术、大黄、延胡索、三棱、细辛各100g装入药袋内浸泡1小时后煎煮30分钟,取煎煮液并将20g冰片加入其中作为熏蒸药液,将药液装入熏蒸治疗仪中,加热至水雾产生,将温度调节至45℃,使患者仰卧于熏蒸床上,将腰椎疼痛部位置于熏蒸窗口。治疗结束后观察两组患者的临床疗效、主要症状及体征评分、随访评分及改善率。结果表明,中药熏蒸可作为一种辅助疗法。

吴克采用药物(透骨草、伸筋草、艾叶、芙蓉叶、川椒、川乌、乳香、没药、丹参、肉桂、红花、芫花、薄荷、冰片)熏蒸治疗腰椎间盘突出,有效率为98.2%,证明中药薰蒸疗法如选择具有温经散寒、祛风除湿、活血 化瘀、利水消肿、通络止痛的药物,再集温热效应、经络效应、药物局部渗透效应为一体,可使药物的有效成分通过开泄的腠理直达病所,从而起到镇痛的作用。

刘福华等将确诊的60例AS患者,随机分为30例治疗组,30例对照组。对照组口服沙利度胺、洛索洛芬钠,治疗组在其基础上蠲痹强脊方熏蒸,组方为:熟地黄30g,川续断15g,狗脊20g,羌胡30g,苍术30g,鸡血藤30g,川乌10g,草乌10g。10天为1个疗程,治疗2个疗程后,通过统计分析,蠲痹强脊方熏蒸治疗对于缓解AS患者的临床症状、减轻活动期炎性反应均有良好的作用,且安全性高。

参考文献

[1]周仲瑛.中医内科学[M].北京:中国中医药出版社,2008.

[2]徐华明,陈振峰,邹俊武.浮针治疗腰椎间盘突出症临床观察[J].按摩与康复医学,2010,1(8):35-38.

[3]张计臣,徐贵云.浮针治疗腰椎间盘突出症疗效观察[J].上海针灸杂

志，2011，30（7）：472-474.

[4]刘志良，潘清洁.浮针疗法治疗慢性腰肌劳损临床疗效观察［J］.针灸临床杂志，2010，26（12）：32-33.

[5]陈日新，陈明人，康明非.热敏灸实用读本［M］.北京：人民卫生出版社，2009.

[6]唐福宇，黄承军，陈日新，等.热敏灸治疗腰椎间盘突出症疗效观察［J］.中国针灸，2009，29（05）：382-384.

[7]黄湧，顾非.推拿手法治疗对腰椎间盘突出症患者腰椎生理曲度影响的临床应用［J］.颈腰痛杂志，2012，33（02）：141-142.

[8]任鸿，赵轶群，王颖，等.腰痛、腰曲改变与牵引方式的临床研究［A］.第九次全国整脊学术交流大会论文集［C］.北京：中华中医药学会，2013：30-32.

[9]陈庆法.快、慢牵引治疗腰椎间盘突出症患者的疗效分析［J］.中华物理医学与康复杂志，2006，28（06）：422-423.

[10]符晓.两种牵引方式治疗腰椎间盘突出症的疗效评价［J］.中华物理医学与康复杂志，2002，24（7），403-404.

[11]毛彬.中药熏蒸疗法治疗腰椎间盘突出症84例临床疗效研究［J］.中国中医基础医学杂志，2013，19（08）：967-969.

[12]吴克，张元富，李霞，等.腰椎间盘突出症的辨证熏蒸治疗［J］.中华现代中西医杂志，2002，2（5）：441-442.

[13]刘福华，尹国富，石海军，等.蠲痹强脊方熏蒸治疗强直性脊柱炎60例［J］.中医研究，2012，25（2）：9.

（张会芳）